Kohlhammer

Psychoanalyse im 21. Jahrhundert
Klinische Erfahrung, Theorie, Forschung, Anwendungen

Herausgegeben von Cord Benecke, Lilli Gast, Marianne
Leuzinger-Bohleber und Wolfgang Mertens

Berater der Herausgeber
Ulrich Moser
Henri Parens
Christa Rohde-Dachser
Annne-Marie Sandler
Daniel Widlöcher

Wolfgang Mertens

Psychoanalyse im 21. Jahrhundert

Eine Standortbestimmung

Kohlhammer

1. Auflage 2014

Alle Rechte vorbehalten
© 2014 W. Kohlhammer GmbH Stuttgart
Gesamtherstellung:
W. Kohlhammer Druckerei GmbH + Co. KG, Stuttgart
Printed in Germany

ISBN: 978-3-17-022273-1

Geleitwort zur Reihe

Die Psychoanalyse hat auch im 21. Jahrhundert nichts von ihrer Bedeutung und Faszination verloren. Sie hat sich im Laufe ihres nun mehr als einhundertjährigen Bestehens zu einer vielfältigen und durchaus auch heterogenen Wissenschaft entwickelt, mit einem reichhaltigen theoretischen Fundus sowie einer breiten Ausrichtung ihrer Anwendungen. In dieser Buchreihe werden die grundlegenden Konzepte, Methoden und Anwendungen der modernen Psychoanalyse allgemeinverständlich dargestellt. Worin besteht die genuin psychoanalytische Sichtweise auf Forschungsgegenstände wie z. B. unbewusste Prozesse, Wahrnehmen, Denken, Affekt, Trieb/Motiv/Instinkt, Kindheit, Entwicklung, Persönlichkeit, Konflikt, Trauma, Behandlung, Interaktion, Gruppe, Kultur, Gesellschaft u. a. m.? Anders als bei psychologischen Theorien und deren Überprüfung mittels empirischer Methoden ist der Ausgangspunkt der psychoanalytischen Theoriebildung und Konzeptforschung in der Regel zunächst die analytische Situation, in der dichte Erkenntnisse gewonnen werden. In weiteren Schritten können diese methodisch trianguliert werden: durch Konzeptforschung, Grundlagenforschung, experimentelle Überprüfung, Heranziehung von Befunden aus den Nachbarwissenschaften sowie Psychotherapieforschung.

Seit ihren Anfängen hat sich die Psychoanalyse nicht nur als eine psychologische Betrachtungsweise verstanden, sondern auch kulturwissenschaftliche, sozialwissenschaftliche sowie geisteswissenschaftliche Perspektiven hinzugezogen. Bereits Freud machte ja nicht nur Anleihen bei den Metaphern der Naturwissenschaft des 19. Jahrhunderts, sondern entwickelte die Psychoanalyse im engen Austausch mit geistes- und kulturwissenschaftlichen Erkenntnissen. In den letzten Jahren sind vor allem neurowissenschaftliche und kognitionspsychologische Konzepte und Befunde hinzugekommen. Dennoch war und ist die klinische Situation mit ihren spezifischen Methoden der Ursprung psychoanalytischer Erkenntnisse. Der Blick auf die Nachbarwissenschaften kann je nach Fragestellung und Untersuchungsgegenstand bereichernd sein, ohne dabei allerdings das psychoanalytische Anliegen, mit spezifischer Methodik Aufschlüsse über unbewusste Prozesse zu gewinnen, aus den Augen zu verlieren.

Auch wenn psychoanalytische Erkenntnisse zunächst einmal in der genuin psychoanalytischen Diskursebene verbleiben, bilden implizite Konstrukte aus einschlägigen Nachbarwissenschaften einen stillschweigenden Hintergrund wie z. B. die derzeitige Unterscheidung von zwei grundlegenden Gedächtnissystemen. Eine Betrachtung über die unterschiedlichen Perspektiven kann den spezifisch psychoanalytischen Zugang jedoch noch einmal verdeutlichen.

Der interdisziplinäre Austausch wird auf verschiedene Weise erfolgen: Zum einen bei der Fragestellung, inwieweit z. B. Klinische Psychologie, Entwicklungspsychologie, Entwicklungspsychopathologie, Neurobiologie, Medizinische Anthropologie zur teilweisen Klärung von psychoanalytischen Kontroversen beitragen können, zum anderen inwieweit die psychoanalytische Perspektive bei der Beschäftigung mit den obigen Fächern, aber auch z. B. bei politischen, sozial-, kultur-, sprach-, literatur- und kunstwissenschaftlichen Themen eine wesentliche Bereicherung bringen kann.

In der Psychoanalyse fehlen derzeit gut verständliche Einführungen in die verschiedenen Themenbereiche, die den gegenwärtigen Kenntnisstand nicht nur klassisch freudianisch oder auf eine bestimmte Richtung bezogen, sondern nach Möglichkeit auch richtungsübergreifend und Gemeinsamkeiten aufzeigend darstellen. Deshalb wird in dieser Reihe auch auf einen allgemein verständlichen Stil besonderer Wert gelegt.

Wir haben die Hoffnung, dass die einzelnen Bände für den psychotherapeutischen Praktiker in gleichem Maße gewinnbringend sein können wie auch für sozial- und kulturwissenschaftlich interessierte Leser, die sich einen Überblick über Konzepte, Methoden und Anwendungen der modernen Psychoanalyse verschaffen wollen.

Die Herausgeberinnen und Herausgeber:

Cord Benecke, Lilli Gast, Marianne Leuzinger-Bohleber und Wolfgang Mertens

Inhalt

Inhalt

1 Psychoanalyse als Methode, Theorie und Praxis

Einführung

Es ist immer noch zu wenig bekannt, dass die Psychoanalyse nicht nur die älteste, am gründlichsten beforschte und wohl auch anspruchsvollste Psychotherapieform darstellt, sondern dass sie ihre Theorien und Konzepte einer Methode verdankt, die sich von den herkömmlichen psychologischen und sozialwissenschaftlichen Forschungsmethoden deutlich unterscheidet. Dabei gibt es kein menschliches Thema, bei dem nicht psychoanalytisches Denken und Forschen gefragt sind.

Nach einem kurzen Überblick über eine kulturkritisch eingestellte psychoanalytische Erkenntnishaltung und über die Aktualität der Psychoanalyse erfolgt in diesem Kapitel eine erste Übersicht über Theorie, Methode und Praxis, eine Einteilung, die bereits Freud vornahm, die aber auch für die zeitgenössische Psychoanalyse grundlegend ist. Weitere Überblicke sind den Themen der mittlerweile zahlreichen Therapieverfahren sowie den diversen Anwendungsfeldern der Psychoanalyse gewidmet.

Lernziele

- Einschätzen können, warum psychoanalytisches Denken zentral für menschliches Erleben und Handeln ist und warum diesem so viele Widerstände entgegengesetzt werden
- Mit den Argumenten für die Aktualität der Psychoanalyse vertraut werden und sich mit kritischen Gegenargumenten auseinandersetzen können
- Die Unterscheidung von psychoanalytischer Theorie, Methode und Praxis kennenlernen

13

- Sich einen Überblick über die Disziplinen der Psychoanalyse verschaffen
- Die Grundzüge der psychoanalytischen Methodologie kennenlernen
- Einen Überblick über die Verfahren der psychoanalytischen Praxis in der Klinik und in anderen Anwendungsfeldern bekommen

1.1 Warum Psychoanalyse?

Auf Schritt und Tritt begegnen jedem von uns tagtäglich Phänomene, die unserem Wunsch, etwas unmittelbar zu verstehen, Grenzen setzen: Wie kommt es, dass sich ein für seine herausragende intellektuelle Kritik bekannter Rhetorikprofessor an seinen NSDAP-Beitritt als junger Mann nicht mehr erinnern kann? Wie kann es geschehen, dass ein erfolgreicher Liedermacher auf dem Höhepunkt seiner Karriere sein Leben durch Drogen und Alkohol zu zerstören beginnt? Warum haben zwei junge Menschen, deren Liebe wie ein Fels in der Brandung zu sein schien, sich nach wenigen Jahren völlig auseinander gelebt? Wie kommt es, dass auch intelligente Menschen immer wieder von narzisstischen Politikern angezogen werden und diesen ihre Stimme geben? Warum töten sich scheinbar friedliebende Menschen im Namen ihrer religiösen Ideale? Wieso werden missbrauchte Kinder später selbst häufig zu Vergewaltigern? Warum verliert jemand an der Börse viel Geld, obwohl er zuvor viele Artikel über die Risiken von Börsenspekulationen gelesen hat? Warum wählt ein Firmeninhaber einen untauglichen Manager als seinen Nachfolger, der die Firma innerhalb weniger Jahre in den Konkurs treibt? Wie kann es geschehen, dass ein erfolgreicher Mensch eine außereheliche Affäre beginnt und damit seinen Beruf und seine Reputation aufs Spiel setzt? Wie lässt sich verstehen, dass ein engagierter Verfechter eines ökologiebewussten Umgangs mit endlichen Ressourcen mit dem Gedanken liebäugelt, sich ein überdimensioniertes SUV anzuschaffen?

Meistens werden dafür biologische, genetische oder umweltbedingte Ursachen gefunden wie hormonelle Veränderungen, Midlife crisis, schlechte Erbanlagen, Gedächtnisverlust, strukturelle Gewalt; aber auch psychologische Konzepte wie posttraumatisches Belastungssyndrom, kognitive Dissonanz, Gruppendenken und Herdentrieb werden bemüht, um Unverständliches erklärbar zu machen.

Es ist naheliegend, dass bei all diesen Themen psychoanalytische Konzepte und – sofern es sich ergibt – auch psychoanalytische Praxis und ihre Methoden gefragt sind. Genau genommen gibt es kein menschliches Thema, bei dem nicht psychoanalytisches Denken und Forschen erforderlich sind und dies aus einem einfachen Grund: Menschliches Handeln ist immer ein Geflecht aus bewussten Vornahmen und unbewussten Handlungsgründen, die im Kontext einer spezifischen Kultur und Gesellschaft entstanden sind. Und da diese als eine Art biographische Aufschichtung zu denken sind, kommt man ohne eine diachrone Betrachtung von lebensgeschichtlichen Einflüssen und Verarbeitungsprozessen in einem bestimmten soziokulturellen Umfeld nicht aus.

Was aber waren und sind immer noch die Gründe dafür, dass psychoanalytische und im weiteren Sinn tiefenpsychologische Erkenntnisse es so schwer haben, auf eine breitere Akzeptanz zu stoßen? Ist es die narzisstische Kränkung, nicht »Herr im eigenen Hause« zu sein, die Freud als Rezeptionsbarriere formulierte und die in den letzten Jahren interessanterweise von Hirnforschern wieder geltend gemacht wird, wenn sie behaupten, dass das bewusste Ich eine illusionäre Größe und die Willensfreiheit eine Fiktion sei? Sind es die aus forschungstechnischer Sicht sehr viel größeren Schwierigkeiten, das Unsichtbare unbewusster Vorgänge, die erschlossen werden müssen und nicht einfach am sicht- und messbaren Verhalten abgegriffen werden können, zu erforschen? Aber hat schließlich nicht auch die moderne Atomphysik erst einmal das Zeitalter der klassischen Physik überwinden müssen und letztere wiederum den unmittelbaren Augenschein des konkret Erfahrbaren? Stellt psychoanalytisches Denken vielleicht größere Anforderungen an das abstrakte Denken, deren Konstrukte nicht unmittelbar beobacht- und messbar sind?

Und hängen damit vielleicht auch die Schwierigkeiten im Denken zusammen, die viele Menschen empfinden, wenn sie sich unbewusste Prozesse in sich selbst vorstellen sollen? Allenfalls kann man anderen Menschen noch ein unbewusstes Seelenleben zugestehen, aber sich selbst? Alle Gedanken sind doch bewusst gedachte und alle Entscheidungen bewusst getroffene. Einzig in einer übermäßig affektiven Handlung oder in einem z. B. durch äußere Substanzen veränderten Gehirnzustand lassen sich unbewusste Vorgänge vorstellen. Ansonsten aber gelten alle Handlungen doch überwiegend als rational geplant. Dass der

15

Augenschein eines angeblich über sich selbst autonom verfügenden Ichs trügt, ist mit dem gesunden Menschenverstand nicht zu vereinbaren. Sollten wir deshalb nicht doch unsere psychische Entwicklung und unsere geistige Gesundheit ausschließlich biologisch orientierten Psychiatern überlassen, die uns schon die richtigen chemischen Dosierungen empfehlen, wenn uns unsere Selbstbeobachtung im Stich lässt? Sind nicht Stimmungsaufheller heutzutage viel besser geeignet, allgegenwärtige Depressionen zu bekämpfen? Wozu dann noch eine aufwändige Auseinandersetzung mit sich selbst? Es sollte uns aber auf jeden Fall aufhorchen lassen, wenn wir erfahren, dass Psychopharmaka nicht nur bislang noch ungenügend erforschte Nebenwirkungen für den Menschen zur Folge haben können, sondern auch dass Fische wie z. B. Barsche aufgrund der gewaltigen Mengen an Arzneimittelrückständen, die in den Weltmeeren gelandet sind, bereits ein verringertes Sozialverhalten aufweisen und ihr Immunsystem dadurch verändert wird (Brodin et al., 2013).

Gegen diese introspektive und selbstreflexive »Denkfaulheit«, die sogar die Ökobilanz zu beeinträchtigen beginnt, wird in den folgenden Kapiteln dafür plädiert, den Umgang mit den Manifestationen unbewusster Prozesse nicht allein der pharmazeutischen Industrie oder der neurowissenschaftlichen Forschung zu überlassen, die uns jeden Tag mit neuen Erkenntnissen überrascht, die freilich nur auf den ersten Blick wirklich erstaunlich und neu wirken, sondern sich der Bewusstmachung, der Auseinandersetzung und den »Individuationsaufgaben« zu stellen. Dies soll heißen, sich quer zu dem derzeitigen Boom der Neurowissenschaften und Pharmakotherapie mit den psychologischen Phänomenen der eigenen Existenz im gesellschaftlichen Umfeld, in dem wir gegenwärtig leben, zu befassen und auseinanderzusetzen. Um einem Missverständnis vorzubeugen: Selbstverständlich können neurowissenschaftliche Erkenntnisse faszinierend sein und in den letzten Jahren wurde die Neuropsychoanalyse als neue Disziplin mit einer eigenen Fachzeitschrift gegründet, in der international bekannte Wissenschaftler und Psychoanalytiker als Herausgeber und Autoren fungieren (s. auch den in dieser Reihe erscheinenden Band »Psychoanalyse und Neurowissenschaften«).

Gewarnt wird aber vor einer ausschließlich instrumentellen und auf technische Verwertung abzielenden Naturbeherrschung der positivistischen Wissenschaften, die ungeachtet aller nicht mehr wegzudenkender Erleichterungen, die der wissenschaftlich-technische und medizinische Fortschritt mit sich brachte, nicht nur bedauernswerte reflexive und ethische Leerstellen hinterlassen, sondern auch die Gefahr einer potenziell sich selbst zerstörenden Menschheit hervorgebracht hat, deren Anzeichen nicht mehr zu übersehen sind (s. ▶ Kap. 2). Vor allem die psychoanalytische Kulturkritik hat mit unterschiedlichen Schwerpunktsetzungen immer wieder auf die Grenzen eines überwiegend an ökonomisch verwertbaren Fakten orientierten Menschen- und Weltbildes aufmerksam gemacht (s. den in dieser Reihe geplanten Band »Psychoanalyse und Sozialwissenschaften«).

So ist die Gefahr nicht ganz von der Hand zu weisen, dass auch im Bereich der Psychotherapie eine unpersönliche und von Sinnzusammenhängen abgeschnittene Zweckrationalität Einzug halten könnte, die dann die Ausgangsbasis für ökonomische Kosten-Nutzen-Analysen darstellen soll (s. ▶ Kap. 6). Da viele heutige Menschen sich vermutlich in ihrem Selbstverständnis nach derartigen Vorgaben zu modellieren beginnen und in der Konsequenz ihre eigenen, zutiefst menschlichen Belange als überflüssig empfinden, wenn sie sich nicht einem unmittelbaren Verwertungs- und Karriereinteresse unterwerfen lassen, werden ethische und politische Dimensionen in der psychoanalytischen Kulturkritik von großer Brisanz.

Zwar mutet das Eintreten für eine Erkenntnishaltung, die einer humanistischen und aufklärerischen Disziplin verpflichtet ist, gelegentlich wie ein Kampf gegen Windmühlenflügel an, aber dennoch darf das Einstehen für eine andere Erkenntniskultur nicht aufgegeben werden. Damit wird einer überwiegend zweckrationalen und instrumentellen Wissenschaftsauffassung und ihrer von ökonomischen Eliten gesteuerten Verwertungspraxis eine Auffassung entgegengesetzt, die sich vor allem durch Respekt vor der Eigengesetzlichkeit und Autonomie innerer wie äußerer Natur charakterisieren lässt.

1.2 Zur Aktualität der Psychoanalyse

Die Schriften psychoanalytischer Autoren – angefangen von Sigmund Freud, über Melanie Klein, Donald Winnicott, Michael Balint, Heinz

Kohut, Jacques Lacan bis hin zu Judith Butler, Julia Kristeva, Jessica Benjamin, Stephen Mitchell, Jean Laplanche und anderen – werden in der Gegenwart auch von Nichtpsychoanalytikern wie Kulturwissenschaftlern, Historikern, Literaturwissenschaftlern und Philosophen gründlich beforscht. So haben sich zum Beispiel Gernot und Hartmut Böhme, Pierre Bourdieu, Donald Davidson, Jacques Derrida, Michel Foucault, Peter Gay, Axel Honneth, Norman Holland, Odo Marquard, Paul Ricoeur, Richard Rorty, Richard Wolheim mehr oder weniger intensiv mit der Psychoanalyse Freuds und seiner Nachfolger im 20. Jahrhundert auseinandergesetzt (s. die in dieser Reihe geplanten Bände »Psychoanalyse als transdisziplinärer Diskurs«, »Philosophische Grundlagen der Psychoanalyse« und »Psychoanalyse als Erkenntnistheorie – psychoanalytische Erkenntnisverfahren«).

Viele Wissenschaftler beschäftigen sich somit bis zum heutigen Tag mit den Fragen, die Freud und diejenigen, die sein Werk fortsetzten, aufgeworfen haben. Denn nicht nur als klinische Behandlungspraxis, mit der die Psychoanalyse in der Öffentlichkeit oftmals ausschließlich – allerdings zu Unrecht – gleichgesetzt wird, ist sie bekannt geworden, sondern ihre Konzepte und Methoden wurden auch für viele human- und sozialwissenschaftliche Forscher attraktiv. Denn die Psychoanalyse ermöglicht es, als eine einzigartige Methode in großer Differenziertheit und Dichte unbewusste Prozesse zu studieren und diese nicht etwa nur in der klinischen Praxis einzusetzen, sondern sie auch auf das Studium gesellschaftlicher und kultureller Phänomene anzuwenden. Und die zurzeit so sehr im Mittelpunkt stehende Psychotherapieforschung sollte nicht übersehen lassen, dass sich psychoanalytische Forscher im 20. Jahrhundert mit vielen Phänomenen der menschlichen Natur beschäftigt haben.

Die Psychoanalyse ist aber nicht nur deswegen für andere Disziplinen von Interesse, weil sie sich mit unbewussten Prozessen im Menschen befasst, sondern auch weil psychoanalytische Forscher den veralteten szientifischen Denkrahmen verlassen haben (s. ▶ Kap. 5). Denn dieser bleibt entweder an Verhaltensdaten oder bewusstseinspsychologischen Phänomenen fixiert, reflektiert nicht oder kaum die philosophischen Voraussetzungen der jeweiligen als wissenschaftlich postulierten Methoden, hinterfragt zu wenig den gesellschaftlichen, kulturellen und ökonomischen Kontext von Erkenntnisprozessen und Institutionen und bleibt deshalb an ein veraltetes naturwissenschaftliches Menschenbild fixiert (s. den o.g. Band »Psychoanalyse als Erkenntnistheorie …«).

Gleichwohl genießt dieses in der medialisierten Öffentlichkeit wegen seiner an den gesunden Menschenverstand appellierenden Einfachheit und Komplexitätsreduktion durchaus noch Ansehen, auch wenn sich zunehmend Zweifel an wissenschaftlichen Ergebnissen, die mit diesem methodologischen Hintergrund gewonnen werden, einstellen. Denn Menschen sind mehr als ihre Gehirne und ihre Gene; sie sind aber auch mehr als die Geschichte ihrer Lernerfahrungen, mehr als ihr bloßes Geformtwerden durch soziale und politische Kräfte. Obwohl all diese Faktoren bedeutsam sind, fehlt in diesen Erklärungsmustern die subjektive Aneignung, die vermittelnde und gestaltende Kraft unbewusster emotionaler und triebhafter Einflüsse, aber auch die tätige Auseinandersetzung mit diesen kraft der menschlichen Reflexionsfähigkeit und nicht zuletzt auch des Willens.

Trotzdem schätzen nun manche Kritiker die Erklärungskraft psychoanalytischer Konzepte bereits als erschöpft ein, weil sie entweder vom Alltagsdenken längst eingemeindet oder von anderen Wissenschaften teilweise in ihre eigenen Modelle übernommen worden seien. So sei z. B. die Redeweise vom Unbewussten, von der traumatischen Kindheit und deren Folgen, von Verdrängung und Fehlleistungen längst in den alltäglichen Wortschatz eingegangen und Stoff unzähliger Talkshows und Filme. Ja, die Psychotherapeutisierung des Alltags, das permanente und übersteigerte Interesse am eigenen Ego führe allmählich zum Überdruss, wie die israelische Soziologin Eva Illouz (2007) argumentiert. Oder das, was an der Freud'schen Psychoanalyse überlebensfähig sei, würde längst in anderen Disziplinen, wie der Klinischen Psychologie, der Wahrnehmungs-, Gedächtnis-, Entwicklungs- und Sozialpsychologie oder der Neurophysiologie auf nunmehr endlich wissenschaftliche Weise untersucht und sei damit von irrtümlichen Annahmen und Spekulationen Freuds und seiner Nachfolger befreit worden.

Dies ist jedoch nur zu einem geringen Teil richtig: Zwar stimmt es, dass einige psychoanalytische Begriffe längst Teil der Kultur des 20. und beginnenden 21. Jahrhunderts geworden sind. Aber es sind zumeist Begriffe, die aus dem Kontext des psychoanalytischen Denkens herausgelöst worden sind und in vereinfachter Redeweise benützt werden. Und zweifelsohne trifft es auch zu, dass psychoanalytische Fragestellungen, wie z. B. die Fähigkeit, unbewusst Entscheidungen zu treffen, mittlerweile ebenfalls von anderen psychologischen Disziplinen untersucht werden (s. ▶ Kap. 8). Hierbei hatten Psychoanalytiker allerdings oftmals den Eindruck, dass andere Forscher sich aus der psychoanalytischen Disziplin wie aus einem Steinbruch bedienen. Dies könnte durchaus legitim sein, wenn sie nur die Quelle der Fundstücke benennen würden. Dies geschieht aber nur sehr selten. Noch wichtiger ist allerdings, dass die jeweiligen Konzepte aus dem psychoanalytischen Gesamtkontext herausgelöst werden und damit ihre gefühlsmäßige und existenzielle Intensität einbüßen. So wird z. B. aus der Verdrängung von Bewusstseinsinhalten, die in einem Kind immer wieder ablaufen, um massive Todes- oder Verlustängste abzuwehren, das Unterdrücken oder Ausblenden unangenehmer Stimuli, die im Laborexperiment studentischen Versuchspersonen dargeboten werden. Und wenn sie dann im Sinne dieser empirisch zurechtgestutzten und dekontextualisierten Verdrängungshypothese statistisch nicht signifikant reagieren, wird daraus der Schluss gezogen, dass diese zentrale Freud'sche Annahme nun endgültig empirisch widerlegt sei.

Die Erklärungskraft psychoanalytischer Konzepte ist also keineswegs bereits erschöpft. Die Psychoanalyse befindet sich derzeit eher in einer Phase der Konsolidierung, in der eine weltweite Pluralität von theoretischen Richtungen, Konzepten und Methoden, die aber alle ihre Abstammung mehr oder weniger dem ursprünglichen psychoanalytischen Anliegen Freuds verdanken, entstanden ist. Wird dies von einigen Autoren als ein Zustand der Babylonisierung bezeichnet, so erblicken andere in der gegenwärtigen Vielfalt psychoanalytischer Zugangsweisen zu unbewussten Prozessen und entsprechender Konzepte eine adäquate Antwort auf die Komplexität der zur Diskussion stehenden Phänomene. Denn kein einzelner Forscher, keine Denkrichtung, keine Methode allein ist heutzutage in der Lage, die zu untersuchenden Themen differenziert und erschöpfend genug zu erfassen. Aus diesem Grund braucht es die Vielfalt der unterschiedlichen Methoden und Konzepte sowie den multi- und interdisziplinären Abgleich, soweit dieser sinnvoll ist.

Die Entwicklungsdynamik der Psychoanalyse, die seit dem Tod ihres Gründers nunmehr schon seit einem dreiviertel Jahrhundert anhält, steht in der Geschichte der Wissenschaften durchaus einzigartig da. Ansonsten sterben Forschungsprogramme, die sich der Entdeckung weitgehend eines einzigen Menschen verdanken, in aller Regel mit dem Tod des Betreffenden aus. So ist es z. B. der Soziobiologie mit der Postulierung eines »egoistischen Gens« von Edward O. Wilson ergangen oder so wird auf die wissenschaftstheoretische Auffassung Karl Poppers innerhalb der Wissenschaftsphilosophie mittlerweile nur noch in historischen Darstellungen Bezug genommen (s. ▶ Kap. 5).

Die Psychoanalyse jedoch erfreut sich eines kräftigen Daseins. Ihre Verbreitung über die ganze Welt, ihre begeisterte Aufnahme selbst oder vor allem in Ländern, die staatsdiktaktorisch oder kommunistisch sind, die vielfältigen interkulturellen Diskurse (für China z. B. Gerlach, 2011, Haag, 2011, Schlösser, 2011), viele Dutzende von renommierten internationalen Fachzeitschriften und eine ungebrochene Flut von Veröffentlichungen legen davon ein beredtes Zeugnis ab. So viel Erfolg schließt natürlich nicht aus, dass sich ein Heer von Kritikern gebildet hat, die sich bis zum heutigen Tag zumeist das Werk des Gründungsvaters Freud vorknöpfen, um seine angebliche Unwissenschaftlichkeit zu belegen (einen guten Überblick zur »Anti-Freud-Literatur« gibt Thomas Köhler, 1996). Diese dezidierten »Anti-Freudianer« hefteten sich zwar wie Jagdhunde an die Fersen Freuds, waren aber nur sehr vereinzelt dazu in der Lage, sich einen Überblick über die Weiterentwicklung der Psychoanalyse im 20. Jahrhundert zu verschaffen. Und wenn sie dazu ansatzweise fähig waren, wie z. B. der Wissenschaftsphilosoph Adolf Grünbaum, verblieben sie in einem sehr engen und mittlerweile überholten Verständnis von Wissenschaftlichkeit (s. ▶ Kap. 5).

1.3 Psychoanalytische Theorie

Der Beginn der Psychoanalyse wird auf das Jahr 1895 datiert, in dem Sigmund Freud den *Entwurf einer Psychologie* ausarbeitete und zusammen mit Josef Breuer die *Studien über Hysterie* herausgab. Im allgemeinen Bewusstsein gilt jedoch das Jahr 1900 mit der *Traumdeutung* als der eigentliche Beginn des weitgespannten Werks von Freud, das von der Psychologie des Alltags über die Entwicklungspsychologie, Klinische Psychologie, Behandlungstechnik, Persönlichkeitspsychologie, Kulturtheorie bis hin zur Institutionenkritik reicht.

Oftmals verstehen Laien unter der Psychoanalyse nur eine Theorie und Kunst der Krankenbehandlung, dabei ist sie eine umfassende Theorie über den Menschen. Denn was sollte sie sonst sein? Wenn man unbewusste Prozesse des Psychischen zum Thema der wissenschaftlichen Beforschung und des Nachdenkens macht, kommt man nicht umhin, selbstverständlich auch normalpsychologische Vorgänge zu untersuchen, denn unbewusste Vorgänge zeigen sich ja nicht nur bei Menschen, die Probleme mit sich selbst und anderen haben, sondern bei jedermann (s. die geplanten Bände der Reihe zu den Themen »Psychoanalyse – die Lehre vom Unbewussten«, Wahrnehmen, Erinnern, Fühlen, Denken, Entscheiden und »Emotion und Motivation«). Und des Weiteren studieren Psychoanalytiker natürlich nicht ein von allen kulturellen und historischen Bezügen abstrahierendes Modell der menschlichen Psyche, sondern die Beziehungen der Menschen zu ihrer Gesellschaft und Kultur, in der sie leben (s. den geplanten Bd. »Sozialpsychologische Grundlagen der Psychoanalyse«). Wenn man die Kultur aber nicht als ein Gebilde betrachtet, das losgelöst von menschlichen Einwirkungen entstanden ist, muss man umgekehrt auch thematisieren, warum sich Menschen bewusst und unbewusst diejenige Kultur schaffen, in der sie leben und unter der sie möglicherweise auch leiden (s. die geplanten Bde. »Psychoanalyse als transdiziplinärer Diskurs« und »Psychoanalyse und Soziologie«).

Des Weiteren leben Menschen nicht nur als atomistische Individuen, sondern erfahren sich von Geburt an in Beziehungen. Sozialpsychologische, persönlichkeitspsychologische und entwicklungspsychologische Konzepte, mit dem spezifisch psychoanalytischen Erkenntnisinteresse beforscht, gehören somit ebenfalls zur psychoanalytischen Theoriebildung (s. die geplanten Bde. »Sozialpsychologische Grundlagen der Psychoanalyse«, »Entwicklungspsychologische Grundlagen der Psychoanalyse« und »Persönlichkeitspsychologische Grundlagen der Psychoanalyse«).

Während die akademische Psychologie und die Medizin im 20. Jahrhundert dem psychoanalytischen Denken aus Konkurrenzgründen eher ablehnend gegenüberstanden, wurde es in vielen Nachbardisziplinen der Geistes- und Kulturwissenschaften, vereinzelt auch von Naturwissenschaftlern eher wohlwollend aufgenommen. In der Gegenwart empfinden viele Außenstehende allerdings zunehmend mehr Schwierigkeiten, mit der starken Diversifizierung innerhalb der einzelnen Richtungen Schritt halten zu können und rekurrieren deshalb oftmals allein auf das Denken Freuds. Auch wenn dieses zweifelsohne der Ursprung tiefenpsychologischen und psychoanalytischen Denkens bleibt, entsteht dennoch das Problem, dass die vielen Weiterentwicklungen kaum noch zur Kenntnis genommen werden können (Ermann 2009, 2010 und s. den geplanten Band »Psychoanalyse im 20. Jahrhundert. Ein historischer Überblick«).

Selbstverständlich gehören die Konzepte Freuds aber keineswegs bereits zur Geschichte des 19. und 20. Jahrhunderts. Viele seiner klinischen Einsichten, anthropologischen und kulturkritischen Ideen sind zeitüberdauernd und tauchen auch im gegenwärtigen Denken, manchmal in anderen sprachlichen Verpackungen wieder auf. Ja, manche seiner Erkenntnisse gewinnen sogar eine überraschende Aktualität (s. ► Kap. 8). Das oftmals konstatierte »Veralten der Psychoanalyse« lässt sich zudem auch gegen den Strich lesen: Das mittlerweile oftmals als wissenschaftlich überholt eingeschätzte Menschenbild Freuds enthält Aussagen über die Conditio humana, wie z. B. die der Ratio zugrunde liegende Dimension des dranghaften Wünschens und intensiver Gefühle, die nicht nur als massive Sehnsucht nach einem sinnhaft erfüllten Leben bei vielen heutigen Menschen angesichts einer immer stärkeren Erlebnisverdünnung, Virtualisierung und Fragmentierung der Lebensbedingungen erfahrbar wird. Diese stellt auch das emotionale Fundament unserer Existenz dar (Panksepp 1998, 2005).

Dennoch beschwor Freud gegen die Auflösungserscheinungen des Subjekts, die bereits ab Mitte des 19. Jahrhunderts einsetzten und vor allem in Friedrich Nietzsche und Karl Marx ihre Fürsprecher fanden, die »leise Stimme des Intellekts«, die sich trotz aller Abhängigkeit von neurotisch verqueren Triebwünschen und fehlgeleiteten Sozialisationsprozessen letztlich doch noch ausreichend Gehör verschaffen und die Einheit des Ichs verbürgen soll (s. ► Kap. 4 u. 8).

Im Folgenden (► Tab. 1.1) werden die psychoanalytischen Theorien lediglich aufgezählt, da die meisten in den Bänden der Reihe *Psychoanalyse im 21. Jahrhundert* eine ausführliche Darstellung erfahren.

Tab. 1.1: Überblick über psychoanalytische Theorien

Psychoanalytische Theorien
Psychoanalytische Trieb- und Motivationstheorien
Psychoanalytische Theorien des Unbewussten
Psychoanalytische Emotionstheorien
Psychoanalytische Symbol- und Sprachtheorien
Psychoanalytische Wahrnehmungstheorien
Psychoanalytische Denktheorien
Psychoanalytische Entwicklungstheorien
Psychoanalytische Allgemeine Krankheitslehre

Tab. 1.1: Überblick über psychoanalytische Theorien – Fortsetzung

Psychoanalytische Theorien
Psychoanalytische Spezielle Krankheitslehre
Psychoanalytische Psychosomatik
Neuro-Psychoanalyse
Psychoanalytische Behandlungstechnik
Psychoanalytische Erkenntnistheorie und Methodologie
Psychoanalytische Psychotherapieforschung
Psychoanalytische Ausbildungsforschung
Psychoanalytische Sozialpsychologie
Ethnopsychoanalyse
Psychoanalytische Psychobiographie
Psychoanalytische Psychohistorie
Psychoanalytische Kulturtheorie

Die Psychoanalyse hat sich im Lauf der Jahrzehnte zu einem umfangreichen Theoriegebäude entwickelt, deren Fundamente von Freud gelegt
wurden. Da die Forschungsgegenstände, mit denen sie sich befasst, in
kulturelle, geschichtliche und gesellschaftliche Kontexte eingebunden
sind, gibt es kein axiomatisches Wissen, das linear fortschreitend aufeinander aufbaut. Dennoch können selbstverständlich Theoriekomplexe
voneinander abgegrenzt und innerhalb der jeweiligen Disziplinen natürlich durchaus Erweiterungen und Revisionen der ursprünglichen
Konzeptbildungen identifiziert und beschrieben werden, wie dies exemplarisch anhand der psychoanalytischen Triebtheorie (s. ▶ Kap. 3) geschehen soll.

1.4 Psychoanalyse als eine spezifische Methodologie

Psychoanalytische Theorie lässt sich nicht ohne Nennung ihrer Methoden beschreiben, die ein spezifisches Forschungsfeld konstituieren. In
einem jahrzehntelangen Diskurs wurde erörtert, dass die Psychoana-

lyse methodisch als ein Wissenschaftstypus definiert werden kann, der sich weder auf die herkömmliche naturwissenschaftliche Methodik noch auf eine geisteswissenschaftliche Hermeneutik festlegen lässt (s. ▶ Kap. 5 und die geplanten Bde. »Philosophische Grundlagen der Psychoanalyse« und »Psychoanalyse als Erkenntnistheorie – Psychoanaltische Erkenntnisverfahren«). Sie nimmt zwar Elemente dieser beiden Wissenschaftstraditionen in sich auf, wie z. B. in der Grundlagen- und Psychotherapieforschung, hat aber vor allem im klinischen Setting ein eigenes Erkenntnisverfahren und eine eigene Methode entwickelt, um über die geläufigen Methoden des Erklärens und Verstehens hinauszugehen und das »innere Ausland« (Freud) zu erschließen. Die Psychoanalyse hat mit Freud beginnend eine Forschungshaltung entwickelt, bei der es zu einer tendenziellen Aufhebung der herkömmlichen Subjekt-Objekt-Erkenntnisrelation kommt. Dies wird am deutlichsten, wenn wir an das positivistische Ideal des »Von uns selbst schweigen wir« (Rauschenbach, 1996) denken: Dieser Ausblendung der inneren Welt des Forschers setzt die Psychoanalyse die Reflexion der eigenen Subjektivität entgegen, die gerade nicht unterdrückt, sondern als fühlendes Erkenntnisinstrument eingesetzt wird, um sich dem »Anderen der Vernunft« anzunähern.

Weil der Psychoanalytiker nur am Rande an bewusstseinsfähigen und abfragbaren Wissensbeständen interessiert ist, hauptsächlich aber an Beziehungsszenen, in denen sich autobiographisch verdrängte und/oder nicht-bewusste Interaktionszusammenhänge manifestieren, erschließt er diese in einem intuitiven und abduktiven Vorgehen mittels seiner eigenen introspektiv wahrnehmbaren Bilder- und Gefühlswelt. Aus diesem Grund muss er seine eigenen, jeweils in ihm anklingenden sinnlich-emotionalen Reaktionsformen als seine Subjektivität ernst nehmen.

Der Einsatz kontrollierter Subjektivität wird zwar in jahrelangen Erkenntnisprozessen theoretisch und praktisch geschult, bleibt aber trotzdem fehleranfällig und deshalb permanent reflexionsbedürftig (s. ▶ Kap. 5). Der noch in der ersten und zweiten Analytikergeneration nach Freud relativ selbstverständlichen Evidenz des Gegenübertragungseindrucks werden deshalb heute in der Praxis zumeist Supervision und Intervision, in der Forschung eine Triangulation des methodischen Vorgehens an die Seite gestellt: Die intuitive, ganzheitliche und abduktive Erkenntnishaltung im psychoanalytischen Setting wird nach Möglichkeit durch Offline-Forschung (Moser, 1991), Instantiierung von Modellen z. B. anhand von Computersimulationen (Moser et al., 1969), komparative Kasuistik (z. B. Stuhr et al., 2001), Hypothesenprüfung in Experimenten (z. B. Leuschner et al., 1994) sowie durch interdisziplinäre Forschung validiert (z. B. Leuzinger-Bohleber & Pfeifer, 2002) (s. ▶ Tab. 1.2).

Tab. 1.2: Psychoanalytische Methoden

Psychoanalytische Methoden
Im Klinischen Kontext
Analytisches Erstgespräch
Szenisches Verstehen
Zuhören im Modus der gleichschwebenden Aufmerksamkeit
Beobachten nonverbaler Ausdrucksphänomene
Kontinuierliches Reflektieren des Dialoghandelns
Im Forschungskontext
Beobachtung, Experiment, Interview in einem psychoanalytischen Kontext
Verfahren der psychodynamischen Diagnostik
Verfahren der psychodynamischen Psychotherapieforschung
Inter- und multidisziplinäre Forschung
Im angewandten Kontext
Tiefenhermeneutische Textanalyse
Tiefenhermeneutische Kulturanalyse
Psychobiographische Methode
Filminterpretation in Gruppen

1.5 Psychoanalytische Praxis

»Wir werden auch sehr wahrscheinlich genötigt sein, in der Massenanwendung unserer Therapie das reine Gold der Analyse reichlich mit dem Kupfer der direkten Suggestion zu legieren ... Aber wie immer sich auch diese Psychotherapie fürs Volk gestalten, aus welchen Elementen sie sich zusammensetzen mag, ihre wirksamsten und wichtigsten Bestandteile werden gewiß die bleiben, die von der strengen, der tendenzlosen Psychoanalyse entlehnt worden sind« (Freud, 1919, S. 192 f.).

Seitdem ist fast ein Jahrhundert vergangen und über Gold, Kupfer, »rite Psychoanalyse« und Suggestion, hohe und niedrige Frequenz, Liegen oder Sitzen u. a. m. ist viel diskutiert und gestritten worden. Dabei ist ein stattlicher Korpus an Abwandlungen und Modifizierungen des ursprünglichen Standardverfahrens entstanden (▶ Tab. 1.3), das nunmehr je nach psychischer Verfassung des Patienten, seiner spezifischen Erkrankung und seinen mentalen Möglichkeiten eine differenzierte Indikationsstellung ermöglicht, die im Rahmen der kassenärztlichen Versorgung durch ein umfangreiches Regelwerk definiert wird (Rüger et al., 2012).

Tab. 1.3: Psychoanalytisch begründete Therapieverfahren sowie Anwendungen in nichttherapeutischen Berufsfeldern

Überblick über psychoanalytisch begründete Therapieverfahren
Ambulante analytische Psychotherapie
Psychoanalyse (Standardverfahren)
Analytische Psychotherapie
Tiefenpsychologisch fundierte Psychotherapie
Analytische Gruppenpsychotherapie
Tiefenpsychologisch fundierte Gruppentherapie
Analytische Kinder- und Jugendlichentherapie
Tiefenpsychologisch fundierte Kinder- und Jugendlichentherapie
Analytische Paar- und Familientherapie
Stationäre psychodynamische Therapie
Tiefenpsychologisch fundierte Einzel- und Gruppentherapie
Psychodynamische Gestaltungstherapie
Körpertherapeutische Verfahren, Entspannung, konzentrative Bewegungstherapie
Musik- und Tanztherapie
Weitere aus der Psychoanalyse abgeleitete Anwendungsformen
Psychoanalytische Kurztherapie
Psychoanalytische Fokaltherapie
Psychoanalytisch orientierte 10-Stunden-Beratung
Psychodynamische Beratung
Analytische Krisenintervention
Niederfrequente psychoanalytische Psychotherapie

Tab. 1.3: Psychoanalytisch begründete Therapieverfahren sowie Anwendungen in nichttherapeutischen Berufsfeldern – Fortsetzung

Überblick über psychoanalytisch begründete Therapieverfahren
Auf spezielle Krankheits- und Altersgruppen zugeschnittene (z. T. manualisierte) Verfahren
Strukturbezogene Psychotherapie (Rudolf)
Übertragungsfokussierte Psychotherapie (Kernberg et al.)
Mentalisierungsbasierte Psychotherapie (Bateman und Fonagy)
Psychoanalytisch-interaktionelle Methode (Streeck)
Kurzzeittherapie von Persönlichkeitsstörungen, Depression, u. a. (Tress et al.)
Kurzzeittherapie von Angststörungen (Hoffmann und Bassler)
Kurzzeittherapie von Panikstörungen (Milrod et al.)
Modifizierte anal. Psychotherapie bei Pat. mit einer Psychose (Mentzos)
Psychoanalytische Therapie mit älteren Menschen (Radebold)
Traumatherapeutische Behandlungsansätze bei posttraumatischen Belastungsstörungen
Mehrdimensionale psychodynamische Traumatherapie – MPPT (Fischer)
Psychodynamisch imaginative Traumatherapie – PITT (Reddemann und Sachse)
Verschiedene psychoanalytisch orientierte Therapieverfahren mit nichtverbalen Methoden
Psychoanalytisch orientierte Tanztherapie (Trautmann-Voigt)
Psychoanalytisch orientierte Musiktherapie (Nöcker)
Analytische Körpertherapie (Geissler, Heisterkamp, Moser)
Katathym-imaginative Psychotherapie (Leuner, Dieter)
Anwendungen der Psychoanalyse in nicht explizit als therapeutisch ausgewiesenen Berufsfeldern
Balint-Gruppenarbeit
Psychoanalytische Institutionenberatung
Psychoanalytisches Coaching
Psychodynamisch orientierte Organisationsentwicklung
Psychoanalytische Politikberatung
Psychoanalytische Diplomatieberatung

1.6 Angewandte Psychoanalyse

Unter angewandter Psychoanalyse werden jene Formen verstanden, die nicht im klassischen psychoanalytischen Setting mit der Grundregel der freien Assoziation und der analogen Haltung der gleichschwebenden Aufmerksamkeit und einer fest vereinbarten Stundenfrequenz, sondern im Feld, d. h. zum Beispiel in Wirtschaftsunternehmen, sozialen Einrichtungen, Klassenzimmern, Krankenhäusern, Gefängnissen, stattfinden (s. ▶ Tab. 1.4).

Tab. 1.4: Einige Bereiche der Angewandten Psychoanalyse

Angewandte Psychoanalyse
Psychoanalytische Pädagogik
Psychoanalytische Sozialarbeit
Psychoanalyse im Strafrecht
Psychoanalyse in der Seelsorge
Psychoanalyse und Palliative Care

Und schließlich sollen noch die Dialoge und Projekte erwähnt werden (s. ▶ Tab. 1.5), die die Psychoanalyse seit Freud mit vielen Nachbardisziplinen geführt hat (z. B. Böker, 2010):

Tab. 1.5: Psychoanalyse im Dialog mit Nachbarwissenschaften

Weitere Disziplinen, die psychoanalytisch studiert werden und mit denen Dialoge und gemeinsame Projekte stattfinden
Psychoanalyse und Bildende Kunst
Psychoanalyse und Literatur
Psychoanalyse und Theater
Psychoanalyse und Musik
Psychoanalyse und Film
Psychoanalyse und Neurowissenschaft
Psychoanalyse und Biologie
Psychoanalyse und Philosophie

Tab. 1.5: Psychoanalyse im Dialog mit Nachbarwissenschaften – Fortsetzung

Weitere Disziplinen, die psychoanalytisch studiert werden und mit denen Dialoge und gemeinsame Projekte stattfinden
Psychoanalyse und Anthropologie
Psychoanalyse und Sprachwissenschaft
Psychoanalyse und Religion
Psychoanalyse und Ethik
Psychoanalyse und Recht
Psychoanalyse und Ökonomie
Psychoanalyse und Politik
Psychoanalyse und Sport
Psychoanalyse und Technik
Psychoanalyse und Ethnologie
Psychoanalyse und Architektur
Psychoanalyse und Sozialgeographie

Beispiel: Psychoanalyse und Sozialgeographie

Auch eine auf den ersten Blick scheinbar fernab von der Psychoanalyse liegende Disziplin wie die (Sozial-)Geographie kann nicht umhin, sich mit der Psychodynamik des Raums, v. a. des heimatlichen Raums auseinander zu setzen.

So hat z. B. nach Jüngst (2000) die herkömmliche Geographie diesen Bezug zum fühlenden Menschen weitgehend außer Acht gelassen. Nicht nur Landschaften, sondern auch von Menschen geschaffene Gebilde wie Häuser, Markt- und Spielplätze, Parkanlagen und Brücken werden von ihren Benutzern und Betrachtern mit allen Sinnen erlebt; sie weisen eine präsentative Symbolik auf, wie Jüngst in Anlehnung an die Sprachphilosophin Marie Langer und an den Psychoanalytiker Alfred Lorenzer aufzeigt. Diese präsentative Symbolik geschieht vor und jenseits einer diskursiven Symbolik, die verbalisierbare Zeichen verwendet, und ist doch in unseren Sinneserfahrungen ständig lebendig. Vor allem hat sie einen Zugang zu unseren emotionalen Tiefenschichten, die – wenn sie auch keineswegs immer bewusst in Worte zu fassen sind – doch unser atmosphärisches Wohlbehagen auf Schritt und Tritt regulieren. Warum schätzen wir eine bestimmte Architektur? Warum fühlen wir uns in bestimmten Räumen behaglich? Warum lieben manche die endlosen Weiten, andere hügelige Landschaften, wiederum andere steil aufragende Berge? Seit Mitscherlichs Klassiker über die »Unwirtlichkeit der Städte«, in denen er die lieblose Billigarchitektur und die öden Einfamilienhäuser entlang den Vorortstraßen der Städte mit psychoanalytischen Argumenten anprangerte, sind einige Arbeiten erschienen, die eine Verbindung von Geographie, Raum- und Stadtplanung sowie Architektur zu gehaltvollen psychodynamischen Fragestellungen geknüpft haben.

Zusammenfassung

In diesem Einführungskapitel wurde nach einigen Bemerkungen über die Aktualität der Psychoanalyse eine Übersicht über ihre verschiedenen Theorien, ihre Methoden, ihre je nach Indikation angezeigten klinischen Therapieverfahren sowie über weitere Möglichkeiten ihres Einsatzes in diversen Bereichen gegeben. Psychoanalytikerinnen und Psychoanalytiker machen von ihrem reichhaltigen Erfahrungswissen Gebrauch, wenn sie zum Beispiel mit Ärzten, Juristen, Lehrern, Seelsorgern Balintgruppen veranstalten, Architekten, Diplomaten, Stadtplaner beraten oder in Institutionen und Organisationen psychodynamische Einzel- und Gruppenarbeit durchführen.

Literatur zur vertiefenden Lektüre

Bohleber, W. & Drews, S. (Hrsg.) (2001). *Die Gegenwart der Psychoanalyse – die Psychoanalyse der Gegenwart.* Stuttgart: Klett-Cotta.

Ehlers, W. & Holder, A. (2009). *Psychoanalytische Verfahren. Basiswissen Psychoanalyse.* Stuttgart: Klett-Cotta.

Hamburger, A. (2013). »Arbeit in der Tiefe«. Vorarbeiten zu einer skeptischen Kulturanalyse. In H. Hierdeis (Hrsg.), *Psychoanalytische Skepsis – skeptische Psychoanalyse* (S. 123–183). Göttingen: Vandenhoeck & Ruprecht.

Haubl, R. & Habermas, T. (Hrsg.) (2008). *Freud neu entdecken. Ausgewählte Lektüren.* Göttingen: Vandenhoeck & Ruprecht.

Kutter, P. & Müller, P. (2008). *Psychoanalyse. Eine Einführung in die Psychologie unbewusster Prozesse.* Stuttgart: Klett-Cotta.

Roudinescou, E. (2002). *Wozu Psychoanalyse?* Stuttgart: Klett-Cotta.

Fragen zum weiteren Nachdenken

- Wie lässt es sich erklären, dass eine Disziplin wie die Psychoanalyse, die nicht nur für über die Hälfte der kassenfinanzierten ambulanten Psychotherapieversorgung der Bevölkerung in Deutschland zuständig ist, sondern auch seit über einem Jahrhundert maßgeblich an vielen kulturellen Bewegungen und Entwicklungen beteiligt ist, immer noch so wenig im öffentlichen Bewusstsein präsent ist?
- Wie lässt es sich ferner erklären, dass sobald davon die Rede ist, dass nunmehr objektive Nachweise von psychischen Phänomenen im Gehirn gefunden worden sind, der Scheinwerferkegel der öffentlichen Aufmerksamkeit sich darauf richtet?

2 Möglichkeiten und Grenzen der Psychoanalyse als ein Projekt der Aufklärung – Warum die Psychoanalyse auch im 21. Jahrhundert unverzichtbar bleibt

Einführung

Das Freud'sche Projekt der Aufklärung war wie bei Kant gegen selbstverschuldete Unmündigkeit gerichtet. Jedoch wurde sie von Freud aus ihren rationalistischen Höhen heruntergeholt und als eine Aufgabe betrachtet, die mit vielen persönlichen Widerständen verknüpft ist.

Die Aufklärung charakterisiert größtenteils das Zeitalter der Moderne, in der die Fortschritte der Naturwissenschaften und der Technik zu revolutionären Veränderungen des Welt- und Menschenbildes geführt haben. Mit ihrer Betonung des positiven Wissens und dem Primat der Ratio gegenüber Mythen, Aberglauben und Metaphysik entstand ein neues menschliches Selbstbewusstsein. Seit geraumer Zeit hat nun aber das Projekt der Moderne selbst erhebliche Kritik erfahren. Denn es scheint, als habe die Orientierungslosigkeit der Menschen damit eher noch zugenommen.

Die Überbetonung wissenschaftlicher Rationalität führte nicht nur zu einem generellen Sinn- und Orientierungsverlust, sondern auch zu einer Erschütterung des psychoanalytischen Aufklärungsanliegens. Denn warum soll man sich selbst besser erkennen, wenn die Frage nach dem Sinn des menschlichen Lebens damit offensichtlich nicht beantwortet werden kann?

Inwieweit hängt die seit geraumer Zeit diagnostizierte Krise der Psychoanalyse mit diesem zunehmenden Orientierungsverlust zusammen? Hat die Aufklärung die Menschen überfordert, so dass es in der Gegenwart eher zu einem Erstarken fundamentalistischer Glaubensüberzeugungen und magischen sowie esoterischen Denkens kommt? Ist es sinnvoll, darauf innerhalb der psychoanalytischen Zunft mit verstärkten Forschungsbemühungen zu reagieren?

Oder gar mit der Rückkehr zu einer religiös gläubigen Haltung, die dem Aufklärer Freud Zeit seines Lebens suspekt war? Oder brauchen wir angesichts der gewaltigen Herausforderungen, die auf die Menschheit im 21. Jahrhundert zukommen werden, nicht erst recht einen achtsamen Umgang mit unserem emotionalen Unbewussten, das den größten Teil unserer Person, unserer Beziehungen miteinander und unseren Umgang in Institutionen ausmacht?

Lernziele

- Beantworten können, inwieweit sich Freud mit seinem Aufklärungsanliegen von dem Kant'schen »sapere aude« unterscheidet
- Darüber nachdenken, welche Kräfte einer Auseinandersetzung mit unbewussten Prozessen in uns im Wege stehen
- Eine Antwort auf die Frage finden, ob Freud bezüglich der Erkennbarkeit individueller und kollektiver Selbsttäuschung letztlich nicht doch zu optimistisch war
- Ein Gespür dafür entwickeln, wie Selbstüberschätzung und ein Unwille zur Auseinandersetzung mit sich selbst zusammenhängen
- Was lässt sich unter einer »Hermeneutik der Selbstentdeckung« verstehen?
- Das Konzept des »inneren Analytikers« kennenlernen
- Auf die Frage eine Antwort geben können, ob das psychoanalytische Projekt der Aufklärung letztlich nicht doch gescheitert ist
- Warum lässt sich die Auseinandersetzung mit der inneren Welt am besten in einer dialogischen Form führen?
- Mit welchen Phänomenen des Zeitgeistes muss sich die Psychoanalyse in der Gegenwart auseinandersetzen, um an ihrem humanen Aufklärungsanliegen festhalten zu können?

2.1 Die Psychoanalyse als Erbe der Aufklärung

Die Freud'sche Psychoanalyse reiht sich ein in die Tradition der Aufklärung. Diese begann in der Neuzeit mit Bacons Empirismus und

Descartes Rationalismus. Der Empirismus trat dem Vertrauen auf den Augenschein der Sinne mit kritischem erkenntnistheoretischen Denken entgegen. Zusammen mit dem Rationalismus, mathematischen Berechnungen und technologisch verbesserten Beobachtungen ging aus ihm eine neue Denk- und Wissenschaftsepoche hervor. Das statische und hierarchische aristotelisch-christliche Weltbild des Mittelalters begann einem Streben nach Freiheit und Rationalität in einem viele Jahrzehnte dauernden Prozess zu weichen, dessen vorläufiger Höhepunkt in Kants »sapere aude – habe Mut, dich deines eigenen Verstandes zu bedienen« (Kant 1784) gipfelte.

Dieses Aufklärungsanliegen gehörte zum Zeitalter der Moderne, die auf Wissenschaft und damit auf die Emanzipation und Überwindung von Herrschaft setzte, sofern diese sich unbewiesenen metaphysischen Glaubenssätzen und politischen sowie kirchlichen Machtansprüchen verdankte. Freud stand – naturwissenschaftlich als Neuroanatom sozialisiert – eindeutig in dieser geschichtlichen und philosophischen Tradition. Sein psychoanalytisches Projekt der Aufklärung unterscheidet sich jedoch von dem Kant'schen »sapere aude«, weil es unbewusste psychodynamische Prozesse berücksichtigt, die den »selbstverschuldeten Zustand der Unmündigkeit« nicht nur als einen Mangel an Mut erscheinen lassen, sondern vor allem bedingt durch unbewusste Ängste.

2.2 Das Kant'sche »sapere aude« wird von Freud vom Kopf auf die Füße gestellt

Betrachten wir noch einmal den von Kant geforderten Verstandesgebrauch. Er soll uns dazu verhelfen, uns aus unmündig machenden Verhältnissen zu befreien. Dazu gehört eine Befreiung von Vorurteilen, Aberglauben, Dogmen und politischen Ideologien jeglicher Art.

Für Freud war allerdings nicht nur der Verstandesgebrauch, den man sich mehr oder weniger bewusst vornehmen kann, sondern vor allem die Auseinandersetzung mit den unbewusst gewordenen oder gebliebenen Wünschen und Ängsten wichtig. Denn der Einsatz des bewussten

Verstandes ist offenbar nur bedingt tauglich, um sich in wichtigen An-
gelegenheiten für oder gegen etwas entscheiden zu können. Allzu oft
erweisen sich willentlich gefasste Entschlüsse entweder als nicht durch-
führbar oder sie verlieren nach kurzer Zeit ihre handlungslenkende
Kraft.

Freud kam deshalb nach einer gründlichen Beschäftigung mit den
»Vordenkern des Unbewussten« (Gödde, 1999) und aufgrund seiner
eigenen klinischen Erfahrung zu der Überzeugung, dass es kurzschlüs-
sig ist, unbewusste Vorgänge bei der Auseinandersetzung mit kulturellen Überzeugungen und Dogmen, eigenen Vornahmen und Willens-
entschlüssen unberücksichtigt zu lassen. Denn aus psychoanalytischer
Sicht ist vor allem eine Befreiung von den Schatten der Vergangenheit notwendig, die in Form von Ängsten, einschüchternden Verbo-
ten, kindlichen Riesenerwartungen, überhöhten und unrealistischen
Selbstbildern, zur Sucht gewordenen Gewohnheiten, nicht nur unsere
Handlungsfreiheit und unser Erleben in der Gegenwart auf neurotische
Weise einengen, sondern auch den Umgang mit uns selbst und mit anderen Menschen schwierig werden lassen.

Nur die Bewusstmachung dieser unbewussten Vorgänge – so die
Freud'sche Auffassung – lässt uns offensichtlich freier, selbstbewuss-
ter, sozial kompetenter, humorvoller, versöhnlicher, bescheidener, aber
gleichzeitig auch abgegrenzter, individuierter und kritischer werden.
Gegen diese Bewusstwerdung richten sich jedoch immer wieder mäch-
tige Widerstände: Man soll Vater und Mutter ehren, Lehrern, kirchlichen und staatlichen Autoritäten nicht widersprechen, sich den verinnerlichten Geboten ohne Auflehnung fügen, unserem Bewusstsein bzw.
unserem »gesunden Menschenverstand« vertrauen, der scheinbar allein die richtige Entscheidung treffen kann und ebenso wissenschaftlichen Lehren vertrauen. All diese Eingebungen verhindern aber mehr
oder weniger, dass wir uns mit ängstigenden und kränkenden Erfahrungen konfrontieren, deren Bewusstmachung nicht nur zu einem Er-
wachsenwerden, zu einer Auseinandersetzung mit kindlich magischen
Glaubensinhalten, sondern auch zu größerer Selbstbestimmung und zu
einer Versöhnung mit unserer Natur führen würde. Diese geistige Weiterentwicklung hätte auch zur Folge, dass wir einen entfremdeten Umgang mit uns selbst, bei dem wir uns entweder omnipotent und selbst-
überschätzend oder minderwertig und schlecht oder gar sündig fühlen,
verringern könnten. Da allerdings viele antiaufklärerische Elemente in
unserer Kultur immer noch eine starke Hochschätzung erfahren und

von vielen Menschen geteilt werden, ist es nicht einfach, zu erkennen, welchen Weg zur Selbstentwicklung wir gehen können.

Weil diese Auseinandersetzung mit unbewussten Prozessen in uns sehr viel schwieriger, wenngleich auch keineswegs unmöglich ist, gilt Freud in seiner Forderung nach Aufklärung sehr viel wirklichkeitsnäher als Kant, dessen Rationalismus ihn übersehen ließ, wie schwer sich die meisten Menschen damit tun, mit bewussten Vorsätzen allein Einstellungen und Erlebnisweisen ändern zu können und den Hinweisen auf eine Selbstkorrektur ihrer bisherigen Entwicklung genügend Aufmerksamkeit zu schenken.

Und selbst wenn Selbsterkenntnis und Wahrheitssuche keineswegs ein erfolgreiches Leben im herkömmlichen Sinn wie Reichtum, Ansehen, Macht und Einfluss zur Folge haben müssen, so sind sie doch für die emotionale Ausgeglichenheit und ein befriedigendes Miteinander unerlässlich. In diesem Punkt blieb Freud der Aufklärung verpflichtet; eine illusionslose Analyse der unbewussten Beweggründe menschlichen Handelns und die Konfrontation damit sind fortschrittlicher als Aberglauben, ideologische Überzeugungen und religiöse Frömmigkeit, aber auch wirksamer als die allzu schnelle therapeutische Heilung der Symptome oder das Zukleistern mit esoterischem Humbug. Denn erst die zumeist mühsam erkämpfte Einsicht in unbewusste Handlungsgründe sowie das Abtrauern von unrealistischen Idealen der Größe und Einzigartigkeit, aber auch das Vertrauen in autonome Entwicklungskräfte verhelfen zu einem vernunftgemäßeren Leben.

2.3 War Freud mit seinem Aufklärungsanliegen allzu optimistisch?

Trotz Freuds größerem Realismus können wir uns aber dennoch fragen, ob er aus heutiger Sicht nicht doch zu optimistisch gewesen ist, was die Erkennbarkeit individueller und kollektiver Selbsttäuschung anbelangt. Nicht nur hat uns die Geschichte der Psychoanalyse selbst einige dunkle Seiten ihrer institutionalisierten Praxis gelehrt, sondern auch bekannte herausragende Persönlichkeiten, die sehr viel Wert auf Wahrhaftigkeit,

Authentizität und Selbstreflexion legten sowie auch Psychoanalytikerinnen und Psychoanalytiker konnten ihren eigenen hehren Idealen immer nur annäherungsweise gerecht werden. Wer als Aufklärer begann, konnte sich später oftmals dem Sog, in kollektive Illusionen zu flüchten, nicht entziehen. Mittlerweile ist auch bekannt, dass z. B. einige US-amerikanische Psychoanalytiker in der Zeit nach dem Zweiten Weltkrieg für die CIA gearbeitet haben, deren Methoden sich zum Teil mit denen der Geheimpolizei didaktorischer und autoritärer Staaten des 20. Jahrhunderts decken.

Vielleicht kam Friedrich Nietzsche der Wahrheit in diesem Punkt doch näher: »Wie kann sich der Mensch kennen?«, fragte der große Tiefenpsychologe vor Freud, »Er ist eine dunkle und verhüllte Sache; und wenn der Hase sieben Häute hat, so kann der Mensch sich sieben mal siebzig abziehn und wird noch nicht sagen können: ›das bist du nun wirklich, das ist nicht mehr Schale‹« (1873/1999, S. 340).

Und in seinem unverwechselbaren Stil, sprach er die Schwierigkeit an, die sich ergibt, wenn Menschen glauben, auf die Schnelle zu einer gründlichen Selbstwahrnehmung zu gelangen (1887/1999, S. 247 f.): »Wir sind uns unbekannt, wir Erkennenden, wir selbst uns selbst: das hat seinen guten Grund. Wir haben nie nach uns gesucht, – wie sollte es geschehn, dass wir eines Tages uns fänden? ... ›Jeder ist sich selbst der Fernste‹, – für uns sind wir keine ›Erkennenden‹.«

Um die Frage beantworten zu können, wie man ein wahrhaftiges Leben leben kann, muss sich jeder Mensch mit sich selbst auseinandersetzen. Dabei konfrontiert uns die Psychoanalyse mit unseren Selbsttäuschungen, die uns auf Schritt und Tritt begleiten.

So spricht ein Sterbender unmittelbar vor seinem Tod in Dostojewskijs Roman »Die Dämonen« die Sätze »... ich habe mein ganzes Leben lang gelogen, sogar dann, wenn ich die Wahrheit sagte. Ich habe nie um der Wahrheit willen gesprochen, sondern nur um meiner selbst willen, ich habe das auch früher gewusst, aber klar eingesehen, habe ich es erst jetzt. Das Allerschwerste im Leben ist: zu leben und nicht zu lügen ... und ... der eigenen Lüge nicht zu glauben ...«.

Es geht aber nicht nur um individuelle Selbsttäuschungen, sondern auch und vielleicht vor allem um kollektive Selbsttäuschungen, wie sie in Ideologien, Aberglauben, Glauben, aber auch in wissenschaftlichen Überzeugungen zum Ausdruck kommen können.

»Theoretisch ist die Psychoanalyse aufgrund der ungeheuren Bandbreite der Themen, die sie ›hinterfragt‹, dem ›Projekt Autonomie‹ zuzuordnen. Es gibt nichts, was Priester, Mullahs, Rabbis, Parteifunktionäre oder Lehranalytiker tabuisieren können. Prinzipiell steht alles der unzensurierten Untersuchung offen«, schreibt der Philosoph und Psychoanalytiker Joel Whitebook (2009, S. 23).

Psychoanalyse stellt die Tendenz, sich selbst, seine eigene Familie, seine Firma, seine Nation, seinen Glauben, seine wissenschaftliche Überzeugung für das einzig Gute und Wahre zu halten, auf radikale Weise infrage; sie unterminiert und destruiert damit die menschliche Neigung zur Größensucht, zum Nationalismus, zur religiösen Intoleranz, aber auch zur Überschätzung wissenschaftlicher Ergebnisse. Mit welcher Selbstverständlichkeit haben z. B. Landesfürsten und Adelige über ihre »Untertanen« verfügt; mit welcher ungeheuren Selbstüberschätzung haben europäische Kolonisatoren andere Völker überfallen, versklavt und ihnen die eigene Religion oktroyiert; mit welcher Selbstherrlichkeit verbietet ein Papst den Gebrauch empfängnisverhütender Mittel; mit welcher Arroganz halten sich heutzutage Männer in Führungspositionen ihren Mitarbeitern gegenüber für intellektuell haushoch überlegen und mit welcher Überheblichkeit werden Frauen von Spitzenpositionen ferngehalten? Mit welcher Selbstsucht lassen wir es uns Heutigen in den reichen Ländern dieser Welt auf Kosten der Armen und der nachkommenden Generationen gut gehen?

Aber auch mit welcher Chuzpe haben amerikanische psychoanalytische Standesorganisationen jahrelang an einem ärztlichen Ausbildungsmonopol für psychoanalytische Therapieausübung festgehalten? Oder mit welch hochmütiger Gewissheit wurde von den USA ausgehend jahrzehntelang eine homosexuelle Geschlechtspartnerorientierung zur Perversion erklärt, obwohl Freud hierzu eine andere Auffassung hatte?

Menschen neigen offensichtlich – in unterschiedlichem Ausmaß – dazu, sich selbst, ihre Überzeugungen, ihren Glauben, vor allem auch ihre einzigartige Stellung unter den Lebewesen zu überschätzen. Und deshalb verwundert es nicht, dass die Psychoanalyse mit der Bezweiflung so vieler lieb gewordener Annahmen, Selbsttröstungen und Verheißungen als massive Kränkung unserer Eigenliebe erlebt wird und dass man sie deshalb eigentlich am liebsten loshaben möchte. Aber – so könnte nun ein Einwand lauten – ist die Psychoanalyse hierin tatsächlich so außergewöhnlich oder verkörpern Psychoanalytiker nicht selbst einen grandiosen Anspruch hinsichtlich ihrer angeblichen Einzigartigkeit, was ihr emanzipatorisches und dekonstruierendes Erkenntnisinteresse anbelangt? Haben nicht kritische Geschichts- und Sozialwissenschaft, Ideologie- und Religionskritik, postmoderne Dekonstruktion, investigativer Journalismus oder manche Philosophen, wie z. B. Sloterdyk, einen sehr ähnlichen Anspruch?

Inwieweit gilt also noch der Satz, den Jürgen Habermas in einer Zeit der Hochblüte der Psychoanalyse in Deutschland und zu einem Zeitpunkt, als er sich selbst noch mit ihr befasste, schrieb: »Die Psychoanalyse ist für uns als das einzig greifbare Beispiel einer methodisch Selbstreflexion in Anspruch nehmenden Wissenschaft relevant« (1968, S. 262 f.).

Wenn Freud jedoch nur Illusionen zerstört hätte, könnte man den Anklang, den er dann doch bei vielen Menschen trotz der genannten Begrenzungen gefunden hat, nicht erklären. Freud hat aber auch eine Hermeneutik der Selbstentdeckung grundgelegt, wobei die Auseinandersetzung mit unbewussten Vorgängen einen neuen persönlichen Erfahrungsraum eröffnete (vgl. Zaretzky, 2006). Dies war aus sozialwissenschaftlicher Sicht möglich geworden, weil Freud die Entstehung des verdrängten Unbewussten bei Menschen in der Moderne als Ausdruck einer Nichtübereinstimmung zwischen den gesellschaftlich jeweils geltenden kulturellen Symbolen und der inneren symbolischen Welt des Individuums auffassen konnte. Denn Öffentlichkeit und Privatheit, soziokulturelle Normen und persönliches Leben fielen in der Moderne immer stärker auseinander. Es hing sicherlich auch mit der zunehmenden Affektkontrolle und dem Individualisierungsdruck zusammen, dass sich eine private Innenwelt herauszubilden begann.

Wir können heute im Rückblick auf diverse totalitäre Gesellschaften um Einiges besser erkennen, wie sehr sich diese innere Welt vor allem in Ländern mit starker struktureller Gewalt, mit Unterdrückung von nach Meinungsfreiheit strebenden Impulsen, mit Zensur und staatlicher Gewaltausübung gegen die Öffentlichkeit behaupten muss, ja vielleicht überhaupt erst in dieser Intensität so entstehen musste. Während es nach Freuds Auffassung vor allem sexuelle und aggressive Triebimpulse waren, die im familiären und öffentlichen Miteinander der Kontrolle und Verdrängung unterlagen, so sind es heute eher die Bedürfnisse nach einem selbstbestimmten und einigermaßen würdevollen Leben in einem umfassenderen Sinne jenseits staatlicher und religiöser Bevormundung, politischer Diktaturen, ökonomischer und konsumistischer Gängelungen. Denn wir haben nicht zuletzt auch durch die Psychoanalyse, die längst zu einem Bestandteil westlicher Kulturen geworden ist, gemerkt, welche gewaltigen Räume an Sinngenerierung sich jenseits der bestehenden Weltanschauungen und Ideologien für jeden Einzelnen von uns öffnen, wenn wir uns mit uns selbst, mit anderen Menschen und mit der Kultur, in der wir leben, kritisch auseinandersetzen. Unser menschliches Miteinander wird von permanenten Bedeutungserweiterungen begleitet, die vor allem seit der Erfindung des Buchdrucks bis hin zu den modernen elektronischen Medien eine ungeheure Beschleunigung erfahren haben. Wenn wir uns mit einem Menschen von vor 20 oder 30 000 Jahren vergleichen, dessen Gehirn anatomisch nicht viel anders gestaltet war als das heutiger Menschen, dann wird die gewaltige Veränderung mittels der kulturellen Evolution ersichtlich, die unsere Bewusstseinsentwicklung bis zum heutigen Tag durchlaufen hat. Allerdings müssen die Informationen und Erfahrungen auch »geerdet«, d. h. in emotional bedeutungsvolle Netzwerke eingegliedert werden können, was am wirkungsvollsten im Dialog mit anderen Menschen geschieht. Die Psychoanalyse hat mit ihren spezifischen Methoden, unbewusste Vorgänge dialogisch und szenisch bewusst zu machen und Verbindungen zwischen symbolisierbaren Inhalten zu schaffen, auf einzigartige Weise zu dieser Evolution des Bewusstseins beigetragen.

Der Psychoanalytiker Ralph Zwiebel (2001) spricht von einem »inneren Analytiker«, den jeder Mensch in sich trägt und mit dem er seine Erfahrungen, Gefühle, Stimmungen, Phantasien und Träume permanent beobachten, reflektieren und miteinander in Beziehung setzen kann. Jeder Mensch verfügt also im Prinzip über die Gabe, seine eigene innere Welt unmittelbar zu beobachten. Allerdings ist diese Fähigkeit unterschiedlich ausgebildet. So gibt es Menschen, die aus zumeist unbewussten Gründen nicht selbstreflexiv sein wollen, die sich ihrer Gefühle nicht gewahr werden, Schwierigkeiten erleben, mit den als bedrohlich erlebten Affekten umgehen und sie angemessen regulieren zu können. Und natürlich leben Menschen nicht als beziehungslose Monaden, sondern haben Weltanschauungen, Ideologien und Zeitgeistphänomene in sich aufgenommen, deren kritische Durchdringung so anstrengend und mühsam wie das Sägen von dicken Brettern sein kann. Der gekonnte Umgang mit der inneren Welt kann also keineswegs als selbstverständlich gelten, so notwendig er auch immer ist.

2.4 Ist die Aufklärung gescheitert?

Bei der Kritik an der Moderne seitens der sogenannten Post- oder Spätmoderne, die sich im Übergang vom industriellen Zeitalter zur Informationsgesellschaft in der zweiten Hälfte des 20. Jahrhunderts entwickelte, ist der positivistische Anspruch von Wissenschaft in der Moderne nun aber selbst kritisch hinterfragt worden. Denn trotz der ungeheuren Wissensvermehrung, der großen technischen und medizinischen Errungenschaften, die noch zu Beginn des 20. Jahrhunderts niemand für möglich gehalten hätte, ist die Hoffnung, dass die Wissenschaft eines Tages viele, wenn nicht gar alle (zwischen-)menschlichen Probleme lösen wird, mittlerweile einer ziemlichen Ernüchterung gewichen. Die unvorstellbaren Verbrechen der industriell bewerkstelligten Massenvernichtung im Nationalsozialismus, der Einsatz von Atombomben, technische Großkatastrophen, die weltweit nie endenden Kriege, die rücksichtslose Ausbeutung der Natur und die nicht aufhaltbare Klimaerwärmung auf Kosten der nachfolgenden Generationen, die Indienstnahme und Funktionalisierung von Wissenschaften für Herrschaftsinteressen haben zu einer ziemlich kritischen Besinnung auf die bisherige Idealisierung einer nur aufklärerischen Funktion von Wissenschaften geführt. Die Möglichkeit, dass immer wieder psychopathische Despoten und Parteifunktionäre skrupellos Macht über ein Volk ausüben können, die ökonomische Ausbeutung großer Teile der Weltbevölkerung, die Abhängigkeit von einer globalisierten Hochfinanz und auch die von Menschen mit verursachten Naturkatastrophen haben die Begrenztheit der wissenschaftlichen und technischen Ratio schmerzlich erkennen lassen.

Eine gut entwickelte Vernunft ist offenbar ein knappes Gut und ob Wissenschaft und Technik überwiegend mit einem emanzipatorischen Erkenntnisinteresse eingesetzt werden, wird leider nicht am Schreibtisch einer kleinen Denk-Elite entschieden. Aber die Sehnsucht nach einem selbstbestimmteren Leben und einer größeren Autonomie des Einzelnen ist dennoch unübersehbar, die selbstverständlich nicht mit einer Ichbezogenheit, schrankenlosem Egoismus oder dem Streben nach immer mehr Komfort zu verwechseln ist, sondern mit freundschaftlicher Verbundenheit und Achtung für das Leben der Anderen einher geht. Denn wirkliche Autonomie ist ohne ein humanes Miteinander nicht zu haben.

2.5 Inwieweit ist das Aufklärungsanliegen nicht nur befreiend, sondern auch überfordernd?

Wenn Menschen in einem viel stärkeren Maß als in der Tradition der Bewusstseinsphilosophie und -psychologie nun aber auch für ihre auf den ersten Blick unerklärlichen Handlungen verantwortlich sind, weil sie diese nicht länger projektiv einem Gott, den Genen, dem Gehirn oder äußeren Systemzwängen überantworten können, sondern erkennen müssen, dass sie für ihre Gedanken, Handlungen und Entscheidungen Verantwortung tragen, wenn ihnen ferner bewusst wird, dass sie permanent neue Bedeutungshorizonte erreichen können, sofern sie Tabus und Denkhemmungen hinter sich lassen, dann bringt diese selbstreflexive Bewusstseinserweiterung natürlich nicht nur Erleichterung mit sich. Die Freiheit, die damit einhergeht, kann auch zu intensiver Angst, zum Erleben von Unbehaustheit, zum Verlust der Mitte, zur Ent-Emotionalisierung und Schizoidisierung, zur identitäts- und heimatlosen Flexibilisierung sowie narzisstischen und histrionischen Außengesteuertheit führen, wie verschiedene Gesellschaftsdiagnosen im 20. Jahrhundert gelautet haben.

Aber trotz all dieser pessimistisch klingenden Einschätzungen lässt sich das Rad der Bewusstseinsevolution nicht mehr zurückdrehen. Wie auch die verschiedenen revolutionären Bewegungen in anderen Ländern, wie z.B. im Nahen Osten, in Russland oder China zeigen, lässt sich das Bedürfnis nach einer Erweiterung der selbstreflexiven Fähigkeiten, der Selbstbestimmung und Selbstentwicklung nicht aufhalten. Ein wirklich sinnvolles Leben, in dem der Betreffende nicht immer wieder von erschütternden, unlenkbar und unkontrollierbar erscheinenden Erfahrungen, die er mit sich selbst und seiner privaten und beruflichen Umwelt macht, überrollt wird, lässt sich nur mit einer einigermaßen ausreichenden Selbstreflexion, innerer Unabhängigkeit und mit der Überwindung eines archaischen Weltbilds zuwege bringen, wie dies vor allem angesichts fundamentalistisch religiöser Bewegungen in der Gegenwart notwendig wird (s. ▶ Kap. 9). Und ebenso kann die Eroberung immer neuer Bedeutungsräume nur dann erreicht werden, wenn eine Auseinandersetzung mit entsprechenden Ängsten, Tabus und Denkhemmungen stattfindet. Natürlich liegt ein Einwand auf der Hand: Was ist, wenn die ökonomischen und politischen

Voraussetzungen nicht gegeben sind, wenn Hunger, schlechte schulische Ausbildung und Arbeitslosigkeit den Betreffenden anfällig für Ideologien jedweder Art machen? Setzt eine selbstreflexive Bewusstseinsentwicklung nicht auch ein weitgehendes Freisein von ökonomischer Not voraus? Ist diese Bewegung nicht das Privileg einer kleinen Elite, die sich um die Sicherung ihrer materiellen Existenz nicht allzu viel Gedanken zu machen braucht?

Mit einiger Sicherheit lässt sich aufgrund mannigfacher klinischer Erfahrung diesem folgendes Argument entgegenhalten: Die Einschränkung von Selbstreflexion, die Angst vor einer Auseinandersetzung mit der inneren Welt, die Weigerung, sich mit dem gesellschaftlichen und individuell biografischen Hergestelltsein seines Selbst- und Weltbildes zu befassen, die Aufrechterhaltung von ideologischen Scheuklappen findet man in allen gesellschaftlichen Schichten. Und deshalb trifft man auch immer wieder auf Menschen, die trotz materieller Ungesichertheit zu erstaunlichen Reflexionsleistungen, zur differenzierten Introspektion und zum Mut, zu sich selbst ehrlich zu sein und anderen Menschen mit entsprechender Achtsamkeit und Einfühlung zu begegnen, in der Lage sind.

2.6 Zur dialogischen Form der Aufklärung

Wir können uns selbst nicht auf direktem Weg wahrnehmen. Wir können lediglich unsere Handlungen mit der personellen und sächlichen Umwelt beobachten, diese Handlungen mit denen anderer vergleichen, uns von anderen Menschen sagen lassen, wie sie unsere Handlungen erleben und auf der Grundlage dieser Beobachtungen Rückschlüsse auf unser bewusstes Selbstverständnis vornehmen, das wir als einigermaßen konsistent über verschiedene interpersonelle Situationen hinweg und auch als zeitlich überdauerndes Konstrukt postulieren. Oft genug sind diese Schlüsse aber fehlerhaft, weil sie zu stark von unserer Eigenliebe und sozialen Erwünschtheit geleitet sind, Abwehrvorgängen unterliegen, aber auch schlicht und einfach, weil uns die mentalen Voraussetzungen dafür fehlen, die uns in unserer familiären und schulischen Sozialisation nur unzureichend beigebracht wurden.

Die Auseinandersetzung mit sich selbst, um selbstreflexiver zu werden, kann deshalb nur zu einem geringen Teil allein im stillen Kämmerlein geschehen. Sondern sie ist überwiegend ein dialogisches Geschehen, das ein kundiges Gegenüber benötigt. Sokrates' Hebammentechnik hat zum psychoanalytischen Prototyp des Dialogs, in dem vermeintliche Gewissheiten immer wieder in Frage gestellt werden und mit dem Menschen geholfen wird, die Frage nach dem, wie sie leben sollen, selbst zu stellen und zu beantworten, deshalb mehr beigetragen als philosophische Klausur und einsame Meditation, so wertvoll letztere auch immer sind.

Denn bei der einsamen Selbsterforschung muss man sich vor Selbstüberschätzung in Acht nehmen. Die Introspektion mit der cartesianischen Illusion eines privilegierten Zugangs zu seinen »wirklichen« Handlungsgründen und Gefühlen (s. ▸ Kap. 7) ist kein Garant dafür, sich selbst kennenzulernen. Denn zum einen neigen Menschen in der Regel zur Selbsterhöhung und zum anderen sind die dabei auftretenden Gefühle der Angst und der Scham zu unangenehm, um sie ohne das Beisein eines einfühlsamen Gegenübers länger als ein paar Augenblicke ertragen zu können.

Goethe wusste um diesen Sachverhalt, den wir Heutigen uns immer wieder mühsam vergegenwärtigen müssen. So lässt er im *Tasso* den Antonio sagen: »Es ist wohl angenehm, sich mit sich selbst zu beschäftigen, wenn es nur so nützlich wäre. Inwendig lernt kein Mensch sein Innerstes erkennen: denn er misst mit eigenem Maß sich bald zu klein und leider oft zu groß. Der Mensch erkennt sich nur im Menschen, nur das Leben lehret jedem, was er sei!« (Tasso, II, 3)

Die mitten im Leben stehende und dialogische Form der Aufklärung setzt somit ein Gegenüber voraus, das von seiner Persönlichkeit, seiner praktischen Kompetenz und seinem Wissen her dazu geeignet ist, in einen Austausch mit derjenigen Person zu treten, die nach einem besseren Leben, einem souveräneren Umgang mit sich selbst und seinen Mitmenschen strebt. Dies kann ansatzweise und im besten Fall durchaus auch im Alltag in Freundschaften, Liebesbeziehungen, ja selbst unter Kollegen vonstatten gehen.

Aber in seiner professionellen Form geschieht es in Form des analytischen Diskurses. Der Analytiker ist darin ausgebildet, sich nicht nur mit seinem Analysanden vorübergehend zu identifizieren, sondern auch immer wieder einen Schritt zurückzutreten und den Gefühlen, die die Begegnung in ihm wachruft, nachzuspüren und darüber zu reflektieren, um sie für das Verstehen der unbewussten Beziehungsprozesse nutzen zu können. Ebenso muss er darüber nachdenken, was seine Äußerungen bei seinem Gesprächsgegenüber bewirken. Und anders als in der sokratischen Mäeutik muss der Analytiker diejenigen Übertragungen erkennen, mit denen sein Analysand einen Teil seiner unbewussten problematischen Beziehungsgeschichte mit ihm wiederholen möchte, und er muss diese in sich selbst bewältigen, um anders als die früheren Beziehungspersonen seines Analysanden konstruktiv und überlegt damit umzugehen. Nur dann wird es ihm gelingen, dass dieser anschließend bewusst und auf andere Weise über sie verfügen kann. Würde der Analytiker mit den Übertragungen und Projektionen seines Analysanden verschmelzen oder sich ihnen unbewusst anpassen, hätte sein Patient keinen Erkenntnisgewinn, denn er würde dann nur das vertraute Eigene im Anderen erkennen und wie ein Kind sein eigenes Erleben mit der Wirklichkeit gleichsetzen.

Das Sichselbsterkennen findet also im Dialog statt, der aufgrund der Übertragungsvorgänge, in denen biografisch frühere Seinsmodi bei beiden Beteiligten zum Tragen kommen, aber auch progressive Entwicklungsprozesse im Hier und Jetzt vonstatten gehen, aus einem dichten Gewebe von verkörperten Gefühlsprozessen besteht.

Es hat für die dabei stattfindenden Veränderungsprozesse im Lauf der Jahrzehnte verschiedene psychoanalytische Formulierungen gegeben, wie zum Beispiel: das Unbewusste bewusst machen, wo Es war, soll Ich werden, wo neurotische Kompromissbildungen vorherrschten, sollen realitätsadäquatere Formen des jeweiligen Kompromisses gefunden werden, aus neurotischen Übertragungen sollen angemessenere Formen des Wahrnehmens und Erlebens werden, aus unmentalisierten affektiven Spannungen sollen verbalisierbare Gefühle werden, aus projizierten Selbstbildern und wahllos introjizierten Erwartungen und Stimmungen des Gegenübers soll eine klarere und abgegrenztere Identität resultieren oder wo bislang ein Verfügenwollen über das Gegenüber in Form des Agierens und Induzierens verinnerlichter neurotischer Rollenerwartungen vorherrschte, soll ein Erkennen dieser externalisierenden Prozesse entstehen. Während zu Beginn bei Freud entsprechend dem damaligen patriarchalen Zeitgeist noch eher ein Lehrer-Schüler-Verhältnis vorherrschte, begegnen sich in der zeitgenössischen Psychoanalyse beide mehr als Dialogpartner auf Augenhöhe. Deshalb geht auch der Analytiker selbst aus dem Erleben mit seinem »Analysanden« in der Regel nicht als derselbe hervor.

Sicherlich, in nicht wenigen Fällen braucht es die Fachfrau oder den Fachmann; aber im Prinzip trägt jeder Mensch diese Kompetenz in sich, im dyadischen Austausch neue Bedeutungen und neue Verbindungen zwischen seinem rationalen Arbeits-Ich und den tieferen Schichten seines Selbst zu erzeugen. Natürlich ist hiermit kein lexikalisches Wissen gemeint, wie es in Fernsehshows abgefragt wird, und auch kein universitäres Wissen, das zu umschriebener fachlicher Expertise führt. Sondern es ist vielmehr ein substanzielles Wissen, das sich der Entfaltung einer lebendigen und ganzheitlichen Bewusstseins- und Selbstentwicklung verdankt, sofern sich der Betreffende von Ängsten, Denkhemmungen und Tabus befreien kann. Und es ist ein Wissen, das sich nicht mühelos einstellt, sondern Zeit und Auseinandersetzung mit einem anderen Menschen erfordert.

2.7 Das psychoanalytische Projekt der Aufklärung ist weiterhin unverzichtbar

Psychoanalytische Denkfiguren sind längst ein Teil des Denkens von uns allen geworden. Die Psychologisierung und Psychotherapeutisierung des Alltags in Talkshows können gelegentlich sogar den Eindruck erwecken, als seien Empathie und der Umgang mit unbewussten Prozessen im menschlichen Miteinander zu allseits vertrauten und kontinuierlich praktizierten Vorgängen geworden. Aber dies trifft nur für eine oberflächliche Betrachtung zu.

An dieser Stelle ist es notwendig, kurz einen Blick zurück zu werfen. In den 1960er- und 1970er-Jahren waren psychoanalytische Konzepte und Methoden auch in solchen Fächern vertreten, die sich seit jeher mit der Psychoanalyse eher schwer taten: Psychiatrie und akademische Psychologie erblickten zwar in ihr eine sehr starke Konkurrenz, aber konnten es in diesen Jahren nicht verhindern, dass Lehrstühle, insbesondere im Bereich der Psychosomatischen Medizin und Psychotherapie mit psychoanalytisch ausgebildeten Hochschullehrern besetzt wurden. Vor allem in den kulturwissenschaftlichen Fächern erfuhren die Lehren von Freud und anderen herausragenden Köpfen, wie zum Beispiel Jacques Lacan, Julia Kristeva, Jessica Benjamin, eine große Wertschätzung.

Auch in der Ausbildung zur Psychoanalytikerin und zum Psychoanalytiker war die Nachfrage nach den verschiedenen Formen psychoanalytischer Therapie wie analytische Psychotherapie und tiefenpsychologische Therapie nahezu ungebrochen. Und trotz seit einigen Jahren schwieriger gewordenen Ausbildungsbedingungen wollen immer noch kritische junge Menschen Psychoanalytikerin oder Psychoanalytiker werden.

Dennoch mehren sich hierzulande und anderswo die Anzeichen dafür, dass das psychoanalytische Projekt der Aufklärung zwar nicht gescheitert ist, dass es aber doch kräftigen Gegenwind bekommen hat. So hat der US-amerikanische Philosoph und Psychoanalytiker Joel Whitebook (2006) das abnehmende Interesse an der Psychoanalyse in den USA neben dem Aufkommen konkurrierender Psychotherapieschulen, dem wirtschaftlichen Druck, den Glücksversprechungen der Pharma-Industrie, dem unzulänglichen Versicherungssystem (dies gilt natürlich nicht für Deutschland, das in dieser Hinsicht einzigartig dasteht) vor allem dem Zeitgeist zugeschrieben. Denn die positivistische Haltung der Aufklärung, von der auch die ichpsychologische Generation in den Zeiten der Hochblüte der Psychoanalyse in den USA noch geleitet war, mittels wissenschaftlicher Methoden Metaphysik, Religion und politische Heilsversprechen als Illusion zu entlarven, wird seit zwei oder drei Jahrzehnten kritisch betrachtet. Dies hat nicht nur zu einer Haltung des wissenschaftlichen Relativismus, sondern auch, gleichsam als Nebenprodukt, zu einer erstaunlichen religiösen Wende, zu einem Aufblühen der Esoterik und zu New Age-Heilslehren geführt (s. ▶ Kap. 9).

Umso mehr ist deshalb Aufklärung notwendig, allerdings unter Verzicht auf eine szientistische Erkenntnishaltung, die ein entpersonalisiertes und dekontextualisiertes Erkennen anstrebt sowie unter Verzicht auf ein rationalistisches Menschenbild, das das Wesen des Menschen allein in seiner Fähigkeit zum rationalen Denken erblickt. Die Reflexion der Erkenntnisvoraussetzungen, sei es in Form gängiger Theorien und Ideologien, sei es in Form der eigenen persönlichen Einstellungen, Haltungen und blinden Flecken bleibt somit das wichtigste Anliegen einer selbstkritischen Wissenschaft und Therapeutik gerade angesichts des Wiedererstarkens eines religiösen Fundamentalismus und anderer antiaufklärerischer Bewegungen. In diesem Sinn ist das Projekt der Aufklärung auch in der späten oder in der »irritierten, erschütterten Moderne« (Busch, 2012) wichtiger denn je.

Denn die meisten Themenkomplexe bleiben ohne eine Einbettung in die interaktiven und intersubjektiven Abläufe unbewusster Prozesse,

ohne selbstreflexive Argumentationen, ohne die Einbeziehung lebens-
geschichtlicher Daten und des transgenerationalen Gedächtnisses, ohne
das Verständnis, wie gesellschaftliche Einflüsse unbewusst die Individuen formen und diese wiederum auf die Gesellschaft mit ihrer bewussten und unbewussten Subjektivität zurückwirken, unvollständig.
Kurzum: Ohne psychoanalytisches Argumentieren verbleiben human-,
kultur- und sozialwissenschaftliche Analysen auf einem Stand des Denkens, der sich nur noch als unterkomplex kennzeichnen lässt.

Zusammenfassung

Auch wenn der Glaube an die Kraft der aufklärerischen Ratio und
des unaufhaltsamen wissenschaftlichen Fortschritts, die zu einer
Verbesserung der Lebensbedingungen der Menschen führen sollten, letztlich doch eine Illusion geblieben ist, und auch wenn es bislang vermessen war zu hoffen, dass die Menschen sich jemals so
vernünftig verhalten können, dass sie als Gruppen, Völker und Nationen friedlicher miteinander umgehen, so ist das psychoanalytische Projekt der Aufklärung deshalb keineswegs zum Scheitern ver-
urteilt.

Zur Aufrechterhaltung und Förderung dieses zutiefst menschlichen Prozesses bedarf es jedoch nicht nur demokratischer und
rechtstaatlicher Verhältnisse, sondern auch einer inneren Haltung,
die sich von einem ausschließlichen Nützlichkeitsdenken und Pro-
fitstreben, von einem modischen Psycho-, Gesundheits- und Selbstverwirklichungskult freizumachen versteht und zu einem ganzheitlichen Erleben mit sich selbst, mit anderen Menschen und mit seiner
politischen und kulturellen Umwelt zurückfindet.

Menschen sind phantasiebegabte, begehrende, liebende und hassende Wesen, die von der Kultur, in der sie aufgewachsen sind,
auf vielfältige Weise geformt sind, sich aufgrund von Scham- und
Schuldgefühlen zwar über sich selbst täuschen können, aber auch
wissen, dass letztlich nur ein wahrhaftiges und solidarisches Leben
glücklich machen kann. Nicht nur Aberglaube und falsche Vertrös-
tungen, sondern auch individuelle und kollektive Selbsttäuschungen
sind deshalb die vorrangigen Forschungsthemen der Psychoanalyse,
um hiermit zu einer kritischen Durchdringung von immer erneut
entstehenden Abhängigkeiten im Zusammenleben von Menschen,

Gruppen oder Nationen beitragen und die Grundlagen für ein fried-volleres Miteinander schaffen zu können.

Literatur zur vertiefenden Lektüre

Bohleber, W. (2012). *Was Psychoanalyse heute leistet.* Stuttgart: Klett-Cotta.

Busch, H.-J. (2012). Das Unbehagen in der Spätmoderne. Zur gegenwärtigen Lage des Subjekts aus der Sicht einer psychoanalytischen Sozialpsychologie. In J.A. Schülein & H.-J. Wirth (Hrsg.) *Analytische Sozialpsychologie. Klassische und neuere Perspektiven* (S. 95–117). Gießen: Psychosozial.

Küchenhoff, J. (2005). *Die Achtung vor dem Anderen. Psychoanalyse und Kulturwissenschaften im Dialog.* Weilerswist: Velbrück Wissenschaft.

Schneider, G. (2012). Die Psychoanalyse ist ein Humanismus. *Psyche – Z Psychoanal, 66,* 676–701.

Whitebook, J. (2009). Psychoanalyse, Religion und das Autonomieprojekt. *Psyche – Z Psychoanal, 63,* 822–851.

Fragen zum weiteren Nachdenken

- In diesem Kapitel wurde aufgezeigt, wie notwendig, aber auch wie schwierig eine dialogische Form der Aufklärung ist. Neben einer unbedingten Offenheit ist vor allem ein grundlegendes Wohlwollen des jeweiligen Gegenübers notwendig, damit man sein vertrautes Selbstbild und sein Verhalten in Frage stellen kann. Welche weiteren individuellen und sozialen Faktoren erscheinen unabdingbar?

- Spricht unsere derzeitige Kultur, uns unablässig positiv zur Geltung bringen zu wollen, dieses »Ich werde gesehen und deshalb bin ich«, nicht von vornherein gegen die Möglichkeit einer allzu großen Aufrichtigkeit uns selbst und anderen Menschen gegenüber?

- Wie lässt sich eine psychoanalytische (Selbst-)Aufklärung von dem derzeitigen, eher narzisstisch bestimmten »Sich-selbst-positionieren-Müssen« oder einem ausschließlich um das eigene Ich und um die eigene Bedeutung kreisenden Selbstverwirklichungskult unterscheiden?

- Ist in einer Kultur der ökonomischen Effizienz, in der letztlich alles zur Ware wird, in der sich jegliche Tätigkeit in klingender Münze auszahlen soll, psychoanalytische Selbstaufklärung noch opportun oder nicht eher total antiquiert?

3 Was bleibt von der klassischen Triebtheorie?

Einführung

In diesem Kapitel wird die Frage geprüft, wieviel Geltung Freuds Triebtheorie noch beanspruchen kann. Oftmals wurde und wird die Psychoanalyse mit ihr gleichgesetzt. Führen die Kritikpunkte und Revisionen, die sie im 20. Jahrhundert erfahren hat, zum Aufgeben dieses zentralen Bestandteils der Psychoanalyse oder eher zu einem noch gründlicheren Verständnis über Antriebskräfte und Beweggründe menschlicher Handlungen? Nach einem Überblick über die Konzepte der Freud'schen Triebtheorie und die hauptsächlichen Richtungen der Psychoanalyse im 20. Jahrhundert werden die verschiedenen Einwände dargestellt. Anschließend wird eine Einschätzung darüber vorgenommen, ob und wenn ja, welche Modifikationen an der Triebtheorie angebracht sind.

Lernziele

- Beantworten können, welchen Stellenwert die Triebtheorie im Gesamt der Freud'schen Psychoanalyse einnimmt
- Kennenlernen der wichtigsten Bestandteile der klassischen Triebtheorie
- Einen Überblick über wichtige Richtungen und Autoren nach Freud bekommen, um die daran erfolgten Kritikpunkte zuordnen zu können
- Kennenlernen der wichtigsten Einwände von postfreudianischen Psychoanalytikern an der Triebtheorie
- Überlegen, inwieweit eine zeitgenössische Triebtheorie zahlreiche unverständliche individual- und sozialpsychologische Phänomene in der Gegenwart erklären kann

3.1 Die Triebtheorie im Kontext der Tiefenpsychologie bzw. Psychoanalyse

»Man darf es wohl aussprechen, daß das psychoanalytische Studium der Träume den ersten Einblick in eine bisher nicht geahnte Tiefenpsychologie eröffnet hat« (Freud, 1913j, S. 398).

Freud hielt immer daran fest, dass diese »bisher nicht geahnte Tiefenpsychologie« eine Psychologie des normalen Seelenlebens sei (vgl. Freud, 1925d, S. 82), die aber anders als die Psychologie seiner Zeit, welche Psychisches mit dem bewussten Erleben gleichsetzte, unbewussten psychischen Prozessen eine zentrale Bedeutung beimaß.

Das Definitionsmerkmal, das die mitunter erheblich divergierenden tiefenpsychologischen Denkansätze, die bereits zu seinen Lebzeiten, vor allem aber nach seinem Tod entstanden sind, zusammenhielt, ist das der »Tiefe«. Diese Raummetapher bezog sich in erster Linie auf die Abgrenzung von einer Bewusstseinspsychologie, die das alltagspsychologische Denken sowie Teile der akademischen Psychologie im 19., aber auch noch über weite Strecken des 20. Jahrhunderts dominierte und unbewusstes Wahrnehmen, Denken und Erleben vernachlässigte oder sogar völlig negierte. Des Weiteren bezog sich »Tiefe« auf die Ursprungsfrage des gegenwärtigen Erlebens und Handelns in ontogenetischer und phylogenetischer Hinsicht und schließlich auch noch auf Triebimpulse und Affekte, die ebenfalls im 19. und 20. Jahrhundert von den vorherrschenden Wissenschaften vom Menschen ausgeklammert wurden, weil sie der Leitidee eines homo rationalis widersprachen.

Exemplarisch soll nun an der psychoanalytischen Triebtheorie aufgezeigt werden, welche Modifikationen sie im 20. Jahrhundert erfahren hat. Hierzu ist jedoch zunächst ein Überblick über die psychoanalytischen und tiefenpsychologischen Richtungen nach Freud erforderlich.

3.2 Tiefenpsychologie nach Freud – ein Überblick

Zur Tiefenpsychologie zählte man in der ersten Generation der Schüler Freuds neben der Psychoanalyse die *Individualpsychologie* Alfred

Adlers sowie die *Analytische Psychologie* Carl Gustav Jungs. In den darauf folgenden Generationen haben sich sehr viele Erweiterungen ergeben, von denen die wichtigsten aufgeführt werden sollen.

Zunächst werden die Richtungen genannt, deren Autoren sich als kontinuierliche Weiterentwickler des Freud'schen Werkes verstanden haben:

- Die in New York entwickelte, auf den späten Freud und Anna Freud aufbauende *Ich-Psychologie* um Heinz Hartmann, Ernst Kris, Rudolph Loewenstein und David Rapaport, fortgeführt als *Post-Ichpsychologie* z.B. von Charles Brenner, Jacob Arlow, Paul Gray und Fred Busch

- Das Werk Melanie Kleins mit ihren Schülern und Nachfolgern Wilfried Bion, Paula Heimann, Betty Joseph, Donald Meltzer, Herbert Rosenfeld, Hanna Segal, sowie die »*zeitgenössischen Kleinianischen Freudianer*« wie z.B. Herrmann Beland, Irma Brenman Pick, Ronald Britton, Michael Feldman, John Steiner, Heinz Weiß

- Die *amerikanische Objektbeziehungspsychologie* (die Elemente der Ich-Psychologie und der Kleinianer aufnimmt) von Otto F. Kernberg, Arnold Modell, Thomas Ogden

- Die *französische Psychoanalyse* von Jacques Lacan und seines Analysanten Jean Laplanche, der zwar keine neue Schule begründet hat, aber dennoch Freuds eingeschränkte Verführungstheorie als eine »allgemeine Verführungstheorie« radikal weitergedacht hat sowie weitere berühmte *französische Analytiker* wie z.B. Didier Anzieu, Janine Chasseguet-Smirgel, Belá Grunberger, Joyce McDougall, Jean Pontalis

- Die *zeitgenössischen Freudianer* wie Anne-Marie und Joseph Sandler

- Die *sozialwissenschaftlichen Psychoanalytiker* wie z.B. Alfred Lorenzer, Klaus Horn, Horst-Eberhard Richter, Hans-Joachim Busch, Rolf Haubl

Als Revisionisten innerhalb des psychoanalytischen Theoriegebäudes gelten folgende Psychoanalytiker:

- Die sog. amerikanischen *Neoanalytiker* oder die *Kulturschule der Psychoanalyse* bzw. die sog. *Kulturalisten* wie Erich Fromm, Karen Horney und Harry Stack Sullivan

- Die an Sullivan (und an die Ich-Psychologie) anknüpfenden *interpersonellen und sozialkonstruktivistischen Psychoanalytiker* wie z. B. Merton, M. Gill, Irvin Hoffman

- Die *britische Objektbeziehungstheorie* von Michael Balint, Ronald Fairbairn, Harry Guntrip, Masud Khan, Ian Suttie, Donald Winnicott sowie die gegenwärtige »*Middle group*« oder »*Independants*« (d. h. unabhängig von Anna Freud und den zeitgenössischen Freudianern sowie von Melanie Klein und den Post-Kleinianern), wie z. B. Gregory Kohon, Eric Rayner

- Die *Selbstpsychologie* von Heinz Kohut und die gegenwärtige *Post-Selbstpsychologie* mit Analytikern wie James Fosshage, Hans-Peter Hartmann, Lotte Köhler, Peter Kutter, Frank Lachmann, Joseph Lichtenberg, Wolfgang Milch, Anna und Paul Ornstein

- Die *Relationale Schule, begründet von* Stephen Mitchell und – oftmals mit ihr gleichgesetzt – die *intersubjektive Psychoanalyse* um Robert Stolorow, in Deutschland derzeit propagiert von Martin Altmeyer

- Die *feministische Psychoanalyse,* die ihre ersten Aktivitäten bereits in den 1920er-Jahren wahrnahm (z. B. Karen Horney, Clara Thompson) und dann ab den 1960er-Jahren die impliziten und expliziten patriarchalischen Theoriebestandteile, vereinzelt auch der männlich dominierten Praxis in Ausbildungsinstitutionen einer tiefgreifenden Kritik unterzog, wie Jessica Benjamin, Judith Butler, Nancy Chodorow, Dorothy Dinnerstein, Carol Giligan, Juliet Mitchell, Ethel Person, Christa Rohde-Dachser

- Die *Kleinkindforscher*, die zwar an die Säuglings- und Kleinkindbeobachtungen von Anna Freud und René Spitz anknüpften, aber mit verbesserten Aufnahmetechniken und interdisziplinären entwicklungspsychologischen Konzepten über die erste Generation der Kleinkindbeoachtung deutlich hinausgingen, wie z. B. Louis Sander, Norbert Emde, Daniel Stern, Beatrice Beebe

- Am weitesten entfernt von der Psychoanalyse Freuds hat sich in ihren Grundannahmen die *Gestalttherapie* von Friedrich Salomon Perls, Laura Perls und Paul Goodman

- Die *Individualpsychologie* Alfred Adlers und seiner Schüler wie z. B. Fritz Künkel, Paul Lazarsfeld, Manès Sperber sowie die Post-Adlerianer wie z. B. Klaus-Jürgen Bruder, Almuth Bruder-Bezzel, Günter Heisterkamp

- Die *analytische Psychologie* Carl Gustav Jungs und seiner Schüler, wie z. B. Michael Fordham, Marie-Louise von Franz, James Hillman, Jolandi Jacobi, Erich Neumann, Andrew Samuels und in der Gegenwart z. B. Günter Bovensiepen, Hinderk Emrich, Mario Jacoby, Verena Kast, Roman Lesmeister, Lutz Müller, Willy Obrist

3.3 Die Triebtheorie Freuds

Für die Psychoanalyse war und ist die Beschäftigung mit den motivationalen Gründen einer Handlung zentral. In jedem Einführungslehrbuch wird deshalb Freuds Triebtheorie ausführlich abgehandelt. Oftmals wird diese lediglich auf die Sexualtriebe eingegrenzt, unter denen Freud aber nicht nur die genital sexuellen Triebe verstand, sondern auch die prägenitalen Strebungen wie Zärtlichkeit, Schau- und Zeigetrieb, aber auch sadistische Impulse, die von ihm als ein immanenter Bestandteil der Psychosexualität aufgefasst wurden. Daneben existierten für Freud auch noch die Selbsterhaltungs- oder Ich-Triebe, die mit den Sexualtrieben in Konflikt geraten können. In einer späteren Phase seiner Theoriebildung unterteilte er die Sexualtriebe in solche, die sich auf das eigene Ich richten (narzisstische Libido) und in solche, die auf andere, sog. äußere Objekte gerichtet sind (Objektlibido). Ab 1920 stellte er in einer eher philosophischen Betrachtung dem Lebenstrieb (Eros) den Todestrieb (Thanatos) gegenüber.

Als Triebquellen betrachtete Freud die erogenen Zonen der Partialtriebe; unter Drang verstand er das auf Befriedigung drängende motorische Element des Triebs, die Erregungssättigung bildet das Ziel und die Objekte des Triebs, mittels dessen die Eregung abgeführt wird, stellten für ihn das Variabelste am Trieb dar. Kinder verfügen über bisexuelle und polymorph perverse Wünsche, die aber recht bald mit den Sittlichkeitsvorstellungen ihrer Eltern kollidieren; kindlich übersteigerte Ängste vor Liebesentzug und Bestrafung, magisches Denken und noch nicht entwickelte kognitive Funktionen, Enttäuschungswut und Rachephantasien führen unweigerlich zu heftigen Konflikten, die die Grundlage für Verdrängungen bilden; in eigensinnig und eigendynamisch entwickelten Kompromissbildungen können aber Tagträume eine Weile bewahrt werden, bis deren Aufdeckung zu neuerlichen Verdrängungen Anlass gibt.

Die Triebtheorie legte eine Betrachtungsweise nahe, nach der alle Handlungen und Erlebnisweisen eines Menschen von der Geschichte seiner psychosexuellen, narzisstischen und aggressiven Triebwünsche, den sogenannten Triebschicksalen, bestimmt sind. Da die kindlichen Triebansprüche und -äußerungen mit den elterlichen und kulturellen Erwartungen in einen *äußeren* Konflikt geraten, müssen sie in unterschiedlichem Ausmaß, unterlassen, aufgegeben – oftmals allerdings nur vordergründig – sowie verdrängt werden. Dadurch entsteht vor allem im zuletzt genannten Fall der Prototyp des *inneren* Konflikts. Da Menschen aber unter dem Diktat eines Lust-Unlust-Prinzips stehen, verzichten sie niemals zur Gänze auf die Befriedigung ihrer Triebwünsche. Vielmehr versuchen sie mittels sogenannter Kompromissbildungen und Triebabkömmlinge auf für sich selbst und andere nicht leicht erkennbare Weise, eine Dennochbefriedigung zu erzielen. Diese kann in sublimierter Form durchaus auch sozial nützlich sein oder sogar zu hoch angesehenen Tätigkeiten führen. Erst wenn die kompromisshafte Dennochbefriedigung zu Verhaltensweisen führt, mit denen der Betreffende sich selbst oder andere ernsthaft beeinträchtigt und dadurch psychisches Leid entsteht, lässt sich von einer klinischen Auffälligkeit sprechen. Diese braucht deswegen aber noch lange nicht mit einer Motivation einherzugehen, sich zu verändern. Mit anderen Worten bedeutet dies, dass alle Menschen mit mehr oder weniger transformierten Triebwünschen leben, die durch den jeweiligen Enkulturationsprozess eine Ausdrucksform bekommen haben, die ein zivilisiertes Miteinander der Menschen ermöglicht. Inwieweit diese Prozesse zu einer zu starken Verformung der inneren Natur führen, ist seit Freuds Schrift *Das Unbehagen in der Kultur* (1930a) ein Thema der psychoanalytischen Sozialpsychologie und Kulturtheorie (s. die geplanten Bde. »Sozialpsychologische Grundlagen der Psychoanalyse« und Psychoanalyse und Soziologie«).

Beispiel für eine Dennochbefriedigung, die klinisch relevant ist
Ein junger Mann wird von seinem Vater einerseits als narzisstisches Substitut für dessen eigene unerreichte Ziele betrachtet, andererseits von ihm aber auch durch entwertende Kommentare gedemütigt. Der Vater reagiert damit seinen eigenen Enttäuschungsärger wegen nicht erreichter Träume von phallischer Grandiosität an seinem Sohn ab. Der Sohn kann seine aggressiven Gefühle gegen seinen Vater nicht direkt erleben, geschweige denn ausdrücken. Er bestraft ihn stattdessen nun damit, dass er eine starke Arbeitsstörung entwickelt, was sein Studium für mehrere Semester verlängert, für die sein Vater finanziell aufkommen muss. Das Aufschieben und Hinauszögern ist somit ein »erlaubter« Abkömmling seiner aggressiven Impulse gegen seinen Vater, den er trotz allem immer noch sehr mag. Gleichzeitig bestraft er damit natürlich auch sich selbst.

3.4 Sind Sexualität, Narzissmus und Aggression noch als Wesensbestimmung des Menschen denkbar?

Freud ging es in erster Linie um das Verständnis, wie die schon zu Beginn des Lebens entstehende Psychosexualität die weitere Entwicklung eines Menschen, seine Persönlichkeit, seine Liebesfähigkeit, den Umgang mit anderen Menschen, berufliche Vorlieben und Abneigungen unbewusst prägt. Sie tut dies in unendlich vielen Erscheinungsformen, selbstverständlich nicht nur in Form von genitaler Lust oder sexuellen Funktionsstörungen.

Für die Objektbeziehungstheoretiker und Selbstpsychologen werden andere Themen als anthropologische Bestimmungen wesentlich wichtiger, wie z. B. Anerkennung, Bindung, Zugehörigkeit, Identität. Sie zeigen auf, dass bevor sich ein Mensch lustvoll psychosexuell erleben kann, er sich zunächst als wertvoll und anerkannt erfahren und sich in einer Beziehung sicher und aufgehoben fühlen muss. Dies gelingt vielen Menschen heutzutage nicht mehr in dem Maß, wie sie sich dies für sich selbst wünschen würden und wie dies zu Zeiten Freuds vielleicht noch etwas selbstverständlicher gegeben war.

Allerdings hat es in der amerikanischen Psychoanalyse aufgrund von Übersetzungsfehlern des Begriffs Trieb als »Instinkt« das Missverständnis gegeben, als sei der Trieb von vornherein ein ausschließlich biologisches Geschehen, das bei einem bestimmten Auslösereiz nach einem immer gleichen Programm abläuft. Auf diese Weise ging das eigentlich Revolutionäre der Freud'schen Auffassung verloren, nämlich die psychologische Ausweitung des ursprünglich als rein biologisch gedachten Geschlechtstriebs. Die kindliche Psychosexualität dreht sich um lustvolle Erfahrungen an der mütterlichen Brust, dem Lutschen am Finger, analerotische Empfindungen, erste aufregende Forschungsinteressen, das andere Geschlecht betreffend, Vorstellungen, wie Kinder gemacht werden und wo sie herkommen, einschüchternde Vergleiche bezüglich großer und kleiner Körperteile, die brennende Neugierde darüber, was Mutter und Vater abends im Schlafzimmer miteinander erleben, die Verwirrung der Gefühle, wenn die kindliche Liebe für beide Elternteile zu Konflikten führt, kurzum ein Kosmos von psychosexuellen Eindrücken und Erlebnissen. Dieser bleibt, wie der Londoner Psychoanalytiker und Bindungsforscher Peter Fonagy (2008) ausgeführt hat, weitgehend unmentalisiert und damit eine innere geheimnisvolle Welt des Kindes, die mit der Wucht des hormonell entstehenden Sexualtriebs in der Pubertät in Übereinstimmung gebracht werden muss.

Vernachlässigt wurde auch, dass Freud viele Jahre lang – hierin auch durch seine Darwin-Lektüre beeinflusst – von zwei Grundtrieben ausging, dem sog. Selbsterhaltungstrieb und dem Sexualtrieb. Nachfolgende Psychoanalytiker haben jedoch dem Selbsterhaltungstrieb, wozu z. B. auch das Bindungsverhalten gezählt werden kann, mehr Aufmerksamkeit geschenkt, so z. B. der schottische Psychoanalytiker William Ronald Fairbairn (1889–1964) oder der englische Psychoanalytiker John Bowlby (1907–1990), oder dem Bedürfnis nach interpersonellen Beziehungen, wie der amerikanische Psychiater Harry Stack Sullivan (1892–1949) als Vertreter der amerikanischen Neo-Psychoanalyse. Damit wäre Freud wahrscheinlich durchaus einverstanden gewesen, wenn diese Autoren diese Bedürfnisse nicht sehr einseitig in den Vordergrund gerückt hätten. Die Eltern-Kind-Beziehung lässt sich aber nur theoretisch in die verschiedenen Triebe, Bedürfnisse oder Motivklassen aufgliedern. Realistisch betrachtet ist sie eine komplexe Interaktion, in der auch die unbewussten Wünsche der Eltern einfließen. Das ist die Position des französischen Psychoanalytikers Jean Laplanche (1924–2012), der mit seinem Konzept der »Urverführung« (1988) davon ausgeht, dass die Erwachsenen mit ihren zum größten Teil selbst unbewusst bleibenden sexuellen Phantasien auf einer prozeduralen Ebene rätselhafte Botschaften an ihr Kind aussenden, die erst nach und nach – und zwar aufgrund eigener »Übersetzungsarbeit« – als leidenschaftliche und triebhaft bestimmte Wünsche und Tagträume vom Kind konkretisiert werden können.

Vor allem die feministische Psychoanalyse betrachtete die Freud'sche Sexualtheorie mit Argwohn, weil hierbei doch eine männlich phallische Konzeption den Ausgangspunkt bildete. Eine Zeitlang überlegte Freud ja sogar, ob es eine spezifisch männliche Libido gäbe. Die zweifelsohne patriarchalisch geprägten Vorurteile Freuds hinsichtlich der weiblichen Sexualität, die sogar auch noch von einigen seiner Schülerinnen übernommen wurden, führten als Reaktion darauf bei den feministisch argumentierenden Psychoanalytikerinnen wie z.B. Juliet Mitchell zu einer viel stärkeren Betonung der Mutter-Kind-Beziehung in ihren nicht-sexuellen und nicht-aggressiven Aspekten. Die »primäre Liebe« von Michal Balint (1896–1970), der »Glanz im Auge der Mutter« von Heinz Kohut (1913–1981), das »holding environment« von Donald W. Winnicott (1896–1971) wurden zu zwar wichtigen, aber letztlich auch entsinnlichten Metaphern für die frühe Mutter-Kind-Interaktion.

Aber auch die moderne Kleinkindforschung postuliert, dass diejenigen Tätigkeiten, die Freud beim Säugling beobachtete, wie z.B. das Lutschen, die er als psychosexuell bezeichnete, zwar lustvolle Organempfindungen seien, die man deswegen aber nicht sexuell heißen soll. Darüber hinaus gibt es eine Vielzahl von lustvoll ausgeübten Tätigkeiten, wie z.B. die Funktionslust, kognitive Erkenntnis, affektiver Austausch, die als nicht-sexuell eingestuft werden sollten. Auch durch diese theoretische Gewichtung tritt die Psychosexualität in den Hintergrund (Dornes, 2006). Somit scheint die Sexualität ihren Referenzpunkt für die Psychoanalyse im Verlauf des 20. Jahrhunderts verloren zu haben.

Eine eingehendere Betrachtung vor allem der postfreudianischen Theorien zeigt nun aber, dass der biologische Körper und die Psychosexualität als Bezugspunkte intrapsychischer Motivation keineswegs aufgegeben worden sind. Sie sind sogar präsenter als je zuvor, z.B. in der Betonung, die heutzutage auf das prozedurale (Körper-)Gedächtnis, auf die nonverbalen Interventionen, den frühen affektiven Mutter-Kind-Dialog, das Verkörpertsein (embodiment) all unserer Erinnerungen u.a.m. gelegt wird. Und sie bleiben selbstverständlich auch in den Behandlungszimmern präsent, auch wenn sie sich nicht selten hinter

Themen der Bindung, Identität, Selbstsicherheit, Autonomie, Anerkennung oder Intersubjektivität verbergen.

3.5 Einwände gegen die klassische Triebtheorie

Kritikpunkte, die sich an Freuds Triebtheorie ergaben, lauteten noch einmal zusammengefasst folgendermaßen:

- Der Vorwurf des Biologismus: Freud habe Sexualität, Narzissmus und Aggression als überwiegend biologisch vorprogrammierte Impulse angesehen, ohne ihre kulturelle Herkunft ausreichend zu erkennen und zu würdigen (Kulturschule der Psychoanalyse, interpersonelle Psychoanalyse, intersubjektive Psychoanalyse)
- Die Konzepte der Desexualisierung und der Neutralisierung: Auch wenn es in der Kindheit sexuelle, narzisstische und aggressive Triebe gibt, so träten sie später nur noch in desexualisierter und neutralisierter Form auf, seien also allenfalls noch in Spuren bei vielen Handlungen beteiligt (klassische Ichpsychologie, Hartmann)
- Die Entwicklung von Ich-Funktionen moderiert ebenfalls das Auftreten und die Regulierung von Triebwünschen; so reduziere z. B. die Einfühlung in den anderen Menschen die Heftigkeit sexueller Phantasien; ohne die gleichzeitige Betrachtung von Fähigkeiten zur Einfühlung, Mentalisierung, Theory of mind-Funktionen blieben Triebphantasien isolierte Artefakte, wie sie allenfalls bei gestörten Menschen auftreten (Post-Ichpsychologie)
- Die wissenschaftliche Haltbarkeit der Energie-Metaphern des klassischen Triebkonzepts wurde verneint (Kritiker der Freud'schen Metapsychologie, wie G.S. Klein, Holt, Schafer); das ökonomische Prinzip der Triebenergie verdanke sich der Mechanik und Hydrodynamik des 19. Jahrhunderts. Sexuelle und aggressive Energien werden nicht aufgestaut, sondern Phantasien entstehen und aggregieren sich aufgrund der Fokussierung der Aufmerksamkeit im Bewusstsein und werden überwiegend durch äußere Reize ausgelöst
- Die Überschätzung der Psychosexualität: Ungleich wichtiger für das Verstehen menschlicher Motiviertheit im Allgemeinen, aber

auch für klinische Probleme sei das Bindungssystem, das in der frühen Mutter-Kind-Interaktion entstehe und zu sicherer oder unsicherer Bindung führe; ausschweifende sexuelle Phantasien wie überhaupt die starke Gewichtung des Sexuellen seien männlichem Machtstreben und entsprechenden Perversionen zuzuschreiben (Bindungstheorie, feministische Psychoanalyse)

- Die Parzellierung des ganzheitlichen Erlebens durch die Hervorhebung der Triebe: Triebwünsche lassen sich immer nur in einem beziehungstheoretischen Kontext erleben, der von Freud noch zu wenig berücksichtigt worden sei, wie z. B. die eigene traumatische und konfliktreiche Vorgeschichte der Mutter, die vom Kind nicht nur als »Befriedigerin« der kindlichen Triebwünsche wahrgenommen wird, sondern als ein komplexes Wesen, das u. U. ihr Kind auch als Ersatz für unbefriedigt gebliebene Zärtlichkeit und Sexualität mit ihrem Partner benützen kann; eine familiendynamische Betrachtung werde deshalb zentral (Objektbeziehungstheorien, relationale und intersubjektive Psychoanalyse)
- Die Vernachlässigung des Selbsterlebens: Wichtiger als Sexualität und Aggression seien das Selbstwertgefühl und seine Regulierung durch Ideale und Wertvorstellungen für das eigene Selbstverständnis (Selbstpsychologie, Kohut)
- Die Vernachlässigung des zentralen menschlichen Bedürfnisses nach Anerkennung und Mutualität (intersubjektive Psychoanalyse, Mitchell, Benjamin)
- Die Zurückweisung eines primären (destruktiven) Aggressionstriebs: Aggression sei nicht wie Hunger eine selbständige motivationale Kraft. Aggression sei ein defensiv motiviertes Verhalten, eine Reaktion auf Desorganisation. Aggression werde durch Affekte ausgelöst und diene primär der Selbsterhaltung und der Selbstdurchsetzung (Selbstpsychologie, Basch)
- Die Revision anhand der Erkenntnisse aus der Affekt-/Emotionspsychologie: Affekte seien dem Trieberleben vorgelagert; Affektsignale treten bereits beim Säugling, teilweise sogar schon im vorgeburtlichen Stadium auf. So sei die Sexualität keine Spannungsreduktion akkumulierter Libido, sondern der Wunsch nach sexueller Betätigung werde durch Affekte wie Interesse, Sehnsucht, Lust, Liebe ausgelöst (Emde, Kernberg, Krause, Panksepp)
- Die Relativierung der in der Triebtheorie angenommenen starken Eigendynamik und Priorität des Triebhaften; diese seien eher als ein

psychopathologisches Phänomen einzuschätzen, das keine Generali-
sierung beanspruchen könne (Selbstpsychologie, Kohut)
- In einer weniger extremen Auffassung wurde dem triebtheoretisch
konzipierten Lust-Unlust-Regulationsprinzip ein Regulationsmodus
an die Seite gestellt, der sich anhand der Pole Sicherheit und Wohlbehagen versus Unsicherheit und narzisstische Spannung charakterisieren lässt (zeitgenössische Psychoanalyse, Sandler)
- Und schließlich fand eine stärkere Gewichtung des unbewussten
intersubjektiven Einflusses der erwachsenen sexuellen Mutter auf
ihr Kind statt, die ihrem Kind bei vielen Handlungen für sie selbst
unbewusst bleibende Botschaften übermittelt; das Kind versucht die
dadurch entstehenden körperlichen und psychischen Spannungszustände in von ihm selbst entworfene sexuelle Phantasien und sexuelle
Vorlieben zu übersetzen, wozu ihm auch die kulturspezifisch ange-
botenen Szenarien eine Vorlage liefern (Französische Psychoanalyse,
Laplanche).

3.6 Grundriss einer zeitgenössischen psychoanalytischen Triebtheorie

Wie könnte nun eine zeitgenössische psychoanalytische Motivations-
theorie aussehen, die auf den Vorwurf des Biologismus der Freud'schen
Triebtheorie und auf die anderen Kritikpunkte antwortet? Wie lässt
sie sich mit heutigen, auch außerpsychoanalytischen Auffassungen in
Übereinstimmung bringen?

Zunächst einmal: Eine Psychoanalyse, die nicht dem Umstand Rechnung trägt, dass Menschen liebende, begehrende, neugierige, sich um
andere Menschen sorgende, anerkennende und Anerkennung suchende,
aber auch miteinander rivalisierende, sich abgrenzende, um das eigene
Fortkommen bemühte, nach Macht und Einfluss strebende, hassende,
einander betrügende und entwertende oder sogar zerstörende Wesen
sind oder sein können, würde den Namen Psychoanalyse nicht verdie-
nen. Mehr noch: Eine Theorie, die den Ursprung kognitiver Leistungen allein in der Ratio oder in höheren Hirnfunktionen annimmt, wäre
noch viel weniger psychoanalytisch. Denn die Psychoanalyse begreift

diese kognitiven Vorgänge nicht nur untrennbar verbunden mit emotionalen und triebhaften Prozessen, sondern auch aus diesen entsprungen (s. ►Kap. 6 u. 8). Aber an welchen Stellen müssen doch einige Änderungen vorgenommen werden?
In teilweiser Anlehnung an den New Yorker Psychoanalytiker Otto
Kernberg (2001, S. 605 ff.) lässt sich unter Berücksichtigung der im
20. Jahrhundert ausgearbeiteten Kritikpunkte folgende revidierte und
erweiterte Triebtheorie skizzieren:

- Unverzichtbar für eine zeitgenössische Triebtheorie sind objektbeziehungstheoretische Konzepte; Mütter und natürlich auch Väter sowie weitere wichtige Bezugspersonen eines Kindes sind Wesen aus
  Fleisch und Blut mit einer eigenen Geschichte, die ihre Vorlieben,
  Abneigungen sowie unbewältigten Traumata und Konflikte in die
  Beziehung zu ihrem Kind einbringen; in seine triebhaften Tagträume
  und Phantasien gehen selbstverständlich auch die erfahrenen Verhaltensweisen seitens dieser Personen ein sowie die vorgestellten und
  tatsächlichen Reaktionen auf die Handlungen des Kindes
- Während aber klassische Objektbeziehungstheorien (Guntrip, Ba-
  lint, Winnicott) überwiegend nur den beziehungsmäßigen Anteil
  unter Ausklammerung triebtheoretischer Aspekte betonten, ist eine
  Synthese von Objektbeziehungstheorien und Triebtheorie wichtig;
  denn Kinder suchen nicht nur eine Beziehung und Bindung zu ihren
  Eltern, sondern sie bauen auch prägenitale und sadistische Szenen in
  ihre Phantasien und Tagträume ein
- Diese Synthese verhindert eine zu einfache, aber weit verbreitete
  Konzeptualisierung, Beziehungsschemata (»Selbst-Objekt-Repräsentanzen«) lediglich als eine wirklichkeitsgetreue Abbildung der in
  der Kindheit erfolgten Beziehungen zu betrachten, wie dies in den
  lerntheoretischen, relationalen und intersubjektiven, aber auch in
  den soziologisch orientierten Interaktionstheorien geschieht; hierbei fehlt der moderierende Einfluss der emotionalen und kognitiven Verarbeitung dieser Erfahrungen und demzufolge kommt es zu
  einer Nichtberücksichtigung von psychischen Strukturen in Form
  von triebhaften Phantasien. Die zu schnelle Gleichsetzung von damaligen (hypothetisch rekonstruierten) Interaktionsmustern, z. B.
  Mutter wies Zärtlichkeits- und Schutzsuche bei ihrem Kind oftmals
  ab, mit gegenwärtigen Beziehungsmustern, z. B. Patient hat deshalb
  in der Gegenwart Angst, seine Bindungswünsche gegenüber seiner

Therapeutin zu äußern, vernachlässigt die im Kind entstandenen emotionalen Reaktionen, die zu grausamen, selbstdestruktiven, perversen Phantasien Anlass geben können, deren genauere Untersuchung dann aber kein Thema in den relationalen und intersubjektiven Richtungen mehr ist

- Die klassische Triebtheorie erklärte die Triebe zu »mythischen« Entitäten; die Hinzuziehung objektbeziehungstheoretischen Denkens ermöglicht hingegen eine viel genauere Betrachtung ihrer Entstehung und Entwicklung; oftmals werden unverarbeitete Traumatisierungen und Konflikte von Generation zu Generation unbewusst weitergegeben

- Die Einbeziehung moderner Affekttheorien in eine objektbeziehungstheoretisch revidierte Triebtheorie ist wichtig, erfährt aber folgende psychoanalytische Modifizierung: Die Beziehungsschemata zwischen dem kindlichen Selbst und seiner Mutter (»Selbst-Objekt-Repräsentanzen«) sind immer um einen Affekt herum gruppiert. Dabei werden vor allem solche Beziehungserfahrungen ins Langzeitgedächtnis aufgenommen, die mit sehr intensiven Affekten (»Spitzenaffekten«) einhergehen. Triebhafte Phantasien verkörpern vorgestellte Beziehungs-Narrative, in denen z. B. intensiv herbeigesehnte, aber zugleich auch stark gefürchtete Interaktionen zwischen dem Selbst und dem mütterlichen Objekt ablaufen, die entsprechend dem kindlichen kognitiven und sozioemotionalen Entwicklungsstand entworfen werden. Diese können bei entsprechend affektiven Auslösereizen relativ rasch wieder getriggert werden. Unabhängig von äußeren Stimuluskonstellationen behalten sie aber dennoch eine prägende Kraft: Sie selegieren und akzentuieren nicht-bewusst bereits bestimmte Interaktionsabläufe, die dann nur noch eingeschränkt oder verzerrt ins Bewusstsein zugelassen werden können. Interaktionen, die mit nicht allzu starken Affekten einhergehen, können bewusst und vorbewusst erinnert werden; erschreckende, traumatisierende und »böse« Beziehungserfahrungen werden entweder gar nicht ausreichend mentalisiert oder sie werden via Verdrängung psychodynamisch unbewusst

- Affekte sind bereits beim Säugling vorhanden; sie dienen der Kommunikation, der Sicherung von Bindung, Nähe und Distanz und der Regulierung von Bedürfniszuständen. Die mimischen, gestischen, lautlichen und motorischen Komponenten regulieren lustvoll erlebte Beziehungserfahrungen (so drückt der Affekt der Freude, könnte er verwörtert werden, aus: »komm her zu mir«, der Affekt Ekel: »geh raus aus mir«, s. Krause, 2012); Affekte werden jeweils entsprechend den erlebten Beziehungserfahrungen modifiziert, erweitert und individuell ausgearbeitet, so dass sich eine unendliche Vielzahl von affektiven Zuständen ergibt

- Zu den Verarbeitungsvorgängen intensiver Affekte gehören im Kindesalter auch Spaltungsprozesse: Erfahrungen mit Spitzenaffekten von Wut, Hass, Vergeltungsfurcht gruppieren sich um »nur böse« Selbst-Objekt-Repräsentanzen; Erfahrungen von Zärtlichkeit, Liebe, positiver Spiegelung bilden die »nur guten« Selbst-Objekt-Repräsentanzen; eine wichtige Entwicklungsaufgabe ist deshalb die Bewältigung von Spaltungsvorgängen zur Erlangung einer emotionalen Ambivalenztoleranz und besseren Realitätsprüfung. Je archaischer die Bewusstseinsentwicklung geblieben ist (s. ▶ Kap. 9), desto rascher finden Spaltungsprozesse statt, indem z. B. das Fremde in Gestalt einer anderen Religionsauffassung verteufelt wird

- Wie werden aus den emotional fundierten Beziehungserfahrungen psychische Zustände, die als triebhaft empfundener Drang erlebt werden? Aufgrund des pflegerischen und zärtlichen Umgangs einer Mutter mit ihrem Kind werden – zusätzlich zu den an sich schon mehr oder weniger erotischen Handlungen – von ihr selbst nicht bemerkte Signale an das Kind ausgesandt, die unweigerlich bei der Mutter als sexuell empfindender Person mit triebhaften Botschaften einhergehen (»enigmatische Botschaften«, Laplanche, 1988), die sie ihrem Kind überwiegend nonverbal mitteilt

- Diese Botschaften erzeugen einen körperlich empfundenen Drang beim Kind, im Rahmen seiner emotional fundierten Beziehungserfahrungen und psychosexuellen Phantasien einen Menschen zu finden, mit dem diese erotischen, prägenitalen und genitalen Spannungszustände entsprechend den in der eigenen Phantasie entworfenen Szenarien erfahren werden können. Die in Freuds Triebtheorie an manchen Stellen enthaltene Tendenz zur Biologisierung der Sexualität wird somit durch eine Auffassung abgelöst, in der Psychosexualität immer beziehungsmäßig vermittelt ist, wobei die entstehenden Vorlieben kein einfaches Abbild der elterlichen sexuellen Phantasien darstellen, sondern aufgrund einer eigenständigen Übersetzung zustande kommen

- Triebhafte Wünsche spielen sich in einem Phantasiebereich ab, der bei Kindern und Heranwachsenden vor den Eltern verborgen bleibt, der von diesen deshalb auch keine Mentalisierung erfährt. Dennoch erarbeiten sich bereits Kinder eine reichhaltige repräsentationale Welt, die auch ein Moment der Widerständigkeit gegenüber der erwachsenen Welt enthält (Stark, 2013)

- Eine andere Möglichkeit besteht darin, alle liebevollen und erotischen (»libidinösen«) Verbindungen zu unterbrechen, so gut wie nichts für seine eigene Bedürfnisbefriedigung von einem anderen Menschen zu erwarten, selbstgenügsam und asexuell zu leben, in den Worten des französischen Psychoanalytikers André Green eine »Desobjektalisierung« (2002) vorzunehmen wie zum Beispiel Menschen mit Borderline-Störungen, schweren Essstörungen, gravierenden narzisstischen Störungen sowie autistischen und psychotischen Krankheitsbildern. Hier ist es gerechtfertigt, von einem selbstdestruktiven Aggressionstrieb als »Todestrieb« zu sprechen, der alle libidinösen Bindungen an andere Menschen eliminiert (Dammann, 2014)

- Das triebhafte Erleben der erotischen Sehnsucht auf der einen Seite und das des mörderischen und selbstdestruktiven Hasses auf der anderen Seite lässt sich nunmehr als jeweiliges affektives Beziehungsschicksal bezeichnen, in das neben angeborenen biologischen Dispositionen, den Beziehungserfahrungen, den verdichteten und generalisierten Spitzenaffekten, den unbewussten Botschaften und Phantasien von Müttern und Vätern auch die individuelle Verarbeitung und Transformierung eingehen

- Zwar werden Sexualität und Aggression ab der Pubertät von der hormonellen Entwicklung aktiviert, aber einen ungleich größeren Einfluss üben diejenigen Phantasien aus, in denen die erotischen und aggressiven Affekte und Wünsche zum Ausdruck kommen. In der Adoleszenz findet zudem eine wichtige Weichenstellung hinsichtlich einer gelingenden Mentalisierung der Sexualität statt (Stark, 2005)

- Die erotischen Phantasien und Botschaften einer Mutter und selbstverständlich auch des Vaters beeinflussen nicht nur das Ausmaß der Fähigkeit, erotisch empfinden und begehren zu können, sondern auch das Erleben, sich als weiblich und männlich fühlen zu können sowie hetero-, homo- oder bisexuell zu empfinden und sich seinen erotischen Liebespartner entsprechend zu wählen

- Was wird aus der narzisstischen Libido, dem von Freud so bezeichneten Sexualtrieb, der sich auf das eigene Ich richtet? Metapsychologisch wird hierunter in der gegenwärtigen Psychoanalyse die libidinöse Besetzung des Selbst verstanden; klinisch bezieht er sich auf die

Regulation des Selbstwertgefühls, die vor allem bei Menschen mit narzisstischen Störungen beeinträchtigt ist. Die aufgrund von Verletzungen entstandene übermäßige Beschäftigung mit dem eigenen Selbstwert führt zu einer Vernachlässigung des Interesses für andere Menschen und der Einfühlung in sie; diese werden hauptsächlich als Lieferanten narzisstischer Zufuhr betrachtet

- Wünsche und Phantasien können, müssen aber nicht nur auf Sexualität und Aggression – als Triebphänomene – zurückgehen; aus diesem Grund werden Sexualität und Aggression zwei Motivationssysteme unter mehreren. Darauf haben u. a. der zeitgenössische Freudianer Joseph Sandler, der Selbstpsychologe Joseph Lichtenberg und der Neurowissenschaftler Jaak Panksepp hingewiesen (s. ▶ Kap. 8). Beziehungen erhalten somit ihre Bedeutung nicht nur aufgrund von sexuellen und aggressiven Triebbesetzungen, sondern zum Beispiel auch durch Wünsche nach Sicherheit. Gleichwohl bleiben Sexualität und Aggression zentrale Antriebskräfte.

Diese zeitgenössische triebtheoretische Betrachtung stellt einen Erklärungsrahmen nicht nur für die Klinik, sondern auch für verschiedene soziokulturelle Phänomene dar, die ansonsten beim Laien ungläubiges Erstaunen auslösen können: Ist die in dem Film »American Beauty« gezeigte familiäre Welt lediglich der abartigen Phantasie eines Regisseurs entsprungen oder erfasst sie durchaus einen Teil der US-amerikanischen Wirklichkeit? Welch ein Hass und welche Zerstörungskraft entladen sich bei Amok laufenden Jugendlichen? Wie kann es sein, dass seichte Sadomaso-Romane zum Bestseller werden? Wie lassen sich die obszönen Handlungen an Kriegsgefangenen und Inhaftierten verstehen? Welche Erklärungen gibt es für prügelnde und ihre Kinder misshandelnde Mütter? Wie kann es sein, dass Männer in verantwortungsvollen Positionen zu respektlosen Sexisten werden? Werden männliche Kinder von ihren Müttern stärker sexualisiert? Ist die Pornographisierung westlicher Gesellschaften Symptom einer schrankenlosen Ökonomisierung des Triebhaften oder Ausdruck nunmehr befreiter polymorph perverser Beziehungsszenarios, die in jedem Menschen mehr oder weniger latent vorhanden sind? Wie können die exzessive Gier und die rücksichtslose, aggressive Ausbeutung unseres Planeten trotz besserer Vernunft, das derzeitige weit verbreitete narzisstische Ellenbogendenken, das nur noch den individuellen Vorteil zu kennen scheint sowie die rücksichtslose Ökonomisierung nahezu aller Lebensbereiche erklärt werden? Sicherlich nicht nur mit unserer widersprüchlichen menschlichen Triebhaftigkeit, aber auch nicht ohne sie.

Zusammenfassung

In diesem Kapitel wurde nach einer Skizzierung der verschiedenen psychoanalytischen Richtungen der Frage nachgegangen, inwieweit die klassische Freud'sche Triebtheorie nach dem Stand des heutigen psychoanalytischen und multidisziplinären Wissens noch Geltung beanspruchen kann. Es wurde aufgezeigt, dass die Kritikpunkte und Revisionen, die sie im 20. Jahrhundert erfahren hat, nicht zum Aufgeben dieses zentralen Bestandteils der Psychoanalyse zu führen braucht. Allerdings haben die verschiedenen Einwände, die gegen sie vorgebracht wurden, Veränderungen und Erweiterungen der Triebtheorie zur Folge, die auch in der Gegenwart eine große Erklärungskraft für eine Vielzahl von auf den ersten Blick ansonsten unverständlich bleibenden Phänomenen aufweist.

Literatur zur vertiefenden Lektüre

Binswanger, R. (2011). »Die Neurose ist sozusagen das Negativ der Perversion« – Freuds Formel neu interpretiert. *Psyche – Z Psychoanal, 65,* 673–698.

Gast, L. & Körner, J. (Hrsg.) (1999). *Psychoanalytische Anthropologie II. Ödipales Denken in der Psychoanalyse.* Frankfurt/M.: edition diskord.

Kirchhoff, C. (2009). *Das psychoanalytische Konzept der »Nachträglichkeit«. Zeit, Bedeutung und die Anfänge des Psychischen.* Gießen: Psychosozial.

Laplanche, J. (2011). *Neue Grundlagen für die Psychoanalyse.* Gießen: Psychosozial.

Müller-Pozzi, H. (2008). *Eine Triebtheorie für unsere Zeit. Sexualität und Konflikt in der Psychoanalyse.* Bern: Huber.

Salomonsson, B. (2011). Konzept der infantilen Sexualität und die Sexualität des Säuglings. *Kinderanalyse, 19,* 36–49.

Stark, T. (2013). Sexualität in der Psychoanalyse heute. *Psyche – Z Psychoanal, 67,* 305–329.

Fragen zum weiteren Nachdenken

• Woran lag es, dass das triebtheoretische Konzept der Psychosexualität in all seinen Formen und Spielarten, wie z. B. Gefallenwollen,

Sichzur-Geltung-bringen, Sich-als-weiblich-oder-männlich-Erfahren, Sich-Durchsetzen, Rivalisieren, Lieben und Geliebtwerdenwollen, so stark auf Ablehnung gestoßen ist?

- War diese negative Einschätzung nur einem mangelhaften Verständnis geschuldet oder ist die ursprüngliche Theorie Freuds tatsächlich zu vereinfachend?
- Erscheint es als sinnvoll, von einer ausschließlich reaktiven Aggression zu sprechen, wenn ein Baby bei geringfügigen Enttäuschungen sehr schnell mit Empörung und Wut reagiert? Oder sollte man nicht doch einen angeborenen Destruktionstrieb annehmen?

4 »Ich ist ein Anderer« – Die Abhängigkeiten des Ich

Einführung

In Teilen der gegenwärtigen Kultur, die auf Beschleunigung, Flexibilisierung, Mobilität, Selbsterfindung, Transparenz setzt, kann der Eindruck entstehen, Psychoanalyse sei mit ihrer Betonung, wie stark Körperliches, Emotionales, in der Kindheit und Adoleszenz Erlebtes, Unbewusst Gewordenes und auch niemals Symbolisiertes, Einfluss auf die eigene Subjektivität nimmt, total veraltet. Stattdessen wird nicht selten der Optimismus verbreitet, sich dank neuer Kommunikationstechnologien jenseits herkömmlicher Begrenzungen, die sich alle als sozial hergestellt erweisen, neu erfinden zu können. So wird nicht nur angezweifelt, ob die Beschäftigung mit der eigenen Lebensgeschichte zu einem befreiteren Umgang mit sich selbst und anderen Menschen führen kann, sondern auch die Notwendigkeit dazu in Frage gestellt. Ebenso werden vertraute Denkmuster und Konzepte wie z. B. Ödipuskomplex, Geschlechtsidentität, kohärentes Selbst aufgebrochen und dekonstruiert. Vor allem das Argument, dass hinsichtlich des eigenen Lebens unendlich viele Lesarten möglich sind, lässt rekonstruierende Bemühungen als eine vergebliche Anstrengung erscheinen. Auch in einem Patienten existiert dann keine pathogenetische Wirklichkeit mehr, sondern mit Hilfe des Analytikers wird eine Neuerzählung vorgenommen. Die jugendlichen Probebühnen der Chaträume, in denen neue Identitätsentwürfe in polyphonen Dialogen ausprobiert werden, gelten als Prototyp für die proteushafte Verwandlungsfähigkeit postmoderner Sozialcharaktere (Altmeyer, 2013).

Gegenüber dieser Behauptung einer Perspektivenvielfalt denkbarer narrativer Konstruktionen und Identitäten wird in diesem Kapitel die Auffassung vertreten, dass jede postmoderne Diskussion ohne die Einbeziehung und Reflexion der vielfältigen Abhängigkeiten des Ichs bzw. des Subjekts unvollständig bleibt, auch wenn das Aufbrechen vertrauter Denkmuster, wie die Annahme einer lebenslangen Geprägtheit durch frühkindliche Beziehungserfahrungen, durchaus einige Berechtigung aufweist.

Im Folgenden werden einige Menschenbild-Annahmen Freuds und ihre Weiterentwicklungen in den diversen Richtungen der Ich-Psychologie, Selbstpsychologie, den Objektbeziehungstheorien, der interpersonellen und intersubjektiven Psychoanalyse sowie der französischen Psychoanalyse skizziert, um die postulierten Abhängigkeiten der menschlichen Subjektivität von verschiedenen Einflusskräften wie sie in gängigen psychoanalytischen Diskursen der Psychoanalyse im 20. Jahrhundert tradiert wurden, kennenzulernen. Deren Zurkenntnisnahme führt zu einem vertieften Verständnis des Menschen und seiner Sonderstellung in der Evolution. Erst dann kann eine sinnvolle Auseinandersetzung über angemessene Formen der Dekonstruktion stattfinden.

Lernziele

- Kennenlernen der Freud'schen Kritik des cartesianischen »Cogito« sowie die weiterführenden Gedanken von Lacan
- Welche Annahmen durchkreuzen die Vorstellung von einem kohärenten Selbst?
- Welche Gründe gibt es dafür, dass Menschen nicht nur andere täuschen, sondern auch sich selbst?
- Die Vorstellung einer durchgehenden Abhängigkeit von anderen Menschen in Form von Identifizierungen, der unbewussten Übernahme von Identitätsthemen sowie der sprachlichen Vermitteltheit allen Erlebens kennenlernen
- Sich vertraut machen mit Konzeptualisierungen des Ineinanders von innerer Natur und gesellschaftlicher Formbestimmung
- Welche Schlussfolgerungen ergeben sich aus der Erkenntnis: »Die Natur lässt sich nicht austreiben«?
- Warum sind nicht-mentalisierte psychische Erfahrungen bestimmend für die Subjektgenese?

- Inwiefern haben Erkenntnisse über die Verletzbarkeit eines Kindes im 20. Jahrhundert deutlich zugenommen?
- Einige Auffassungen zum Thema der Unentrinnbarkeit des ödipalen Schicksals kennenlernen

4.1 Die Entthronung des Bewusstseins: Was ist aus der narzisstischen Kränkung geworden?

Freud erteilte der cartesianischen Überzeugung von der Selbstgewissheit des denkenden Bewusstseins eine klare Absage. Das »Cogito« muss Triebimpulsen und Begierden abgerungen werden und kann jederzeit von Selbsttäuschungen eingeholt werden. Diese sind selbstwertdienlich und halten Strebungen, die als unmoralisch oder beschämend gelten, vom Bewusstsein fern. Wegen der scheinbaren Selbstevidenz des Bewusstseins bleiben maßgebliche Handlungsgründe dem Menschen deshalb oftmals verborgen (vgl. ▶ Kap. 7). Das Bedürfnis vor sich selbst und seinen Mitmenschen als rational Handelnder dazustehen, ist nach Freud unweigerlich von der Sehnsucht nach Liebe und Anerkennung bestimmt.

Mit dieser Einsicht wurde eine neue Stufe der menschlichen Selbsterkenntnis erreicht. Der Mensch kann sich nicht mehr wie bislang selbst erhöhen, sondern muss seine Abstammung aus dem Tierreich – auch wenn dies auf den ersten Blick ungemein kränkend ist – anerkennen. Das Bild, das Freud vom Menschen entwarf, wurde realistischer und lebensnäher. Mit dem Anspruch der Aufklärung teilte er auch die Entlarvung von Vorurteilen und wirkte damit – ebenso wie die großen Aufklärer und Humanisten vor ihm – einer moralischen Überheblichkeit entgegen (s. Gödde, 1999). In seiner topographischen Theorie des Unbewussten war das Bewusstsein nur noch ein Zwerg auf den Schultern eines Riesen, der seine eigenen Wege geht und nur selten auf den Zwerg hört. Erst der späte Freud nahm dem Ich ein wenig von seiner Hilflosigkeit (s. ▶ Kap. 8).

Psychoanalytiker nach Freud, wie z. B. Joseph Sandler (1927–1998), gingen davon aus, dass uns die Introspektion im besten Fall zwar ein wenig Bewusstwerdung über die späteren Folgen unserer in der Kindheit erfolgten Traumatisierungen und verdrängten Konflikte gestattet, aber so gut wie keinen Zugang zu den nicht-bewussten, nicht-erlebnismäßigen Verarbeitungsprozessen ermöglicht. Zwar erscheint auch dem heutigen Menschen wie schon bei Descartes das reflexive Bewusstsein als ein Jemand, der all diese Prozesse überblickt, anleitet, koordiniert und zusammenfügt. Aber tatsächlich weiß unser Bewusstsein so gut wie nichts von den Abläufen, die nicht-bewusst in großer Anzahl stattfinden. Die Omnipotenz, die wir unserem Bewusstsein zuschreiben, hilft uns darüber hinweg, wie beschränkt dieses gegenüber den nicht-bewussten Verarbeitungsprozessen, aber auch gegenüber dem psychodynamisch verdrängten und verleugneten Unbewussten ist. Es attribuiert sich Allwissenheit, vielleicht gerade weil seine tatsächlichen Leistungen so begrenzt sind (s. ▶ Kap. 7).

Allerdings gibt es bei den Nachfolgern Freuds eine erhebliche Variation, was diese Einschätzung des illusionären Ichbewusstseins anbelangt. Vor allem für die Ich-Psychologen in den USA, die wie Heinz Hartmann (1894–1970) wegen des Nationalsozialismus von Wien nach New York emigriert waren und sich der amerikanischen Kultur und dem herrschenden Wissenschaftsgeist anpassten, waren Abstriche am Freud'schen Menschenbild opportun. Für Hartmann war der Mensch deshalb ungleich freier, denn es gebe von Geburt an autonome Ichfunktionen, wie Wahrnehmen und Erinnern, die nicht aus Begehren und Sehnsucht entstehen oder mit diesen kontaminiert sind. Mit der Annahme von autonomen Bewusstseinsleistungen setzte er der Sicht Freuds eine dem pragmatischen und positivistischen Zeitgeist des damaligen Amerika genehmere Lehre entgegen. Die Freud'sche Kritik am cartesianischen Weltbild verlor dadurch an Schärfe.

Es verwundert nicht, dass der französische Psychoanalytiker Jacques Lacan (1901–1981) an dem ichpsychologischen Menschenbild heftige Kritik äußerte. Denn ihm war vor allem daran gelegen, die Psychoanalyse – im Unterschied zu anglo-amerikanischen Psychoanalytikern, die den Anspruch hatten, sie als eine Naturwissenschaft zu begründen – als eine Humanwissenschaft aufzufassen. Von der Hegel'schen Philosophie beeinflusst, reizte ihn vor allem der Gedanke, die Kategorie des Triebwunsches in intersubjektiver und nicht in biologischer Begrifflichkeit zu reformulieren. Das Ich kann nicht als denkendes zu sich selber finden, sondern nur, indem es sich im anderen wiederfindet. In dem Hinübergehen zum anderen wird das Ich sich in einem tieferen Sinne bewusst.

Menschliche Subjektivität entsteht nur dadurch, dass das Begehren nach Anerkennung und Liebe eine Erfüllung findet. Das eigene Begehren kann nur dadurch erfüllt werden, indem es das Begehren eines anderen Menschen zu befriedigen sucht. Auf den Entwicklungsverlauf bezogen bedeutet dies, dass Kinder nur dadurch zu Menschen werden, dass sie zum Mittelpunkt des Begehrens ihrer Mutter werden. Erst das Intervenieren des Vaters unterbricht dieses omnipotente Begehren. Das Kind wird mit den Begrenzungen infantiler Omnipotenz im ödipalen Erleben konfrontiert. Aber nur wenn die Mutter den Vater »als Urheber des Gesetzes« anerkennen kann, wird das Imaginäre der Mutter-Kind-Beziehung schrittweise erschüttert und die damit einhergehende Unterwerfung unter das mütterliche Begehren aufgebrochen. Erst in diesem triangulären Prozess entsteht ein reflexionsfähiges Ich, das über sich selbst und andere Menschen nachdenken kann.

4.2 Das Ich ist kein einheitliches

Freud zielte auf eine Erschütterung des Mythos von einem einheitlichen Selbst oder Ich, jener Vorstellung, die seit der Philosophie der Aufklärung tonangebend war. Nach Freud ist das Ich weder zusammenhängend, noch aus einem Guss. Nicht umsonst hat ja Freud, mit der Vorstellung, dass das Ich »nicht Herr im eigenen Hause« sei, sondern eher ein schwaches Wesen verkörpert, das von widersprüchlichen Wünschen zerrissen ist, seine Zeitgenossen schockiert.

Anglo-amerikanische Psychoanalytiker wie z.B. Erik H. Erikson (1902–1994), Donald W. Winnicott (1896–1971) und Heinz Kohut (1913–1981) legten großen Wert auf die Ausbildung der Identität, eines wahren Selbst oder eines kohärenten Selbst. Und natürlich ist dann auch die Annahme zwingend, dass die Möglichkeit dazu als menschliche Disposition angelegt sein muss.

Es war wiederum Lacan, der dieses Postulat zurückwies. Inspiriert von den Erkenntnissen phänomenologischer Philosophen, wie Edmund Husserl und Martin Heidegger, vor allem aber von dem obigen Diktum Freuds, postulierte Lacan, dass das menschliche Bewusstsein einen unaufhörlichen Strom oder ein Netzwerk miteinander verflochtener

Bedeutungen verkörpere. Die fälschlicherweise behauptete Kohärenz eines Selbst käme vor allem durch die nach wie vor vorhandene, vom cartesianischen Geist geprägte Bevorzugung analytischer und wissenschaftlicher Klarheit in der Sprache zustande.

4.3 Der Mensch ist ein Wesen, das andere täuscht, sich aber auch über sich selbst täuscht

Wie der von Freud geschaffene Zugang zum Traum wurde von ihm die Semiotik von Handlungen ebenso um die Dimension des Unbewussten und damit auch deren Deutungsvielfalt enorm erweitert. So wie es keine feststehende Bedeutung eines Traumsymbols gibt – zu der Freud nur griff, wenn alle anderen Möglichkeiten der Traumdeutung nicht zum Erfolg führten, – so gibt es auch keine eindeutigen Verweiszusammenhänge menschlicher Handlungen mehr. Der Mensch wird zu einem vieldeutigen Wesen, das auch vor sich selbst nur um den Preis von Scheinbegründungen eine Eindeutigkeit konstruieren kann.

Für das je eigene Selbstverständnis hat dieser Aspekt des Freud'schen Menschenbildes die Notwendigkeit von Intellektualisierungen und Rationalisierungen zur Folge. Eine Rationalisierung ermöglicht eine Glättung der kognitiven und gefühlsmäßigen Dissonanzen, eine Überspielung von Lücken und Brüchen im individuellen Begründungszusammenhang. Dieser Sachverhalt wird auch noch dadurch kompliziert, dass jeder Mensch mehrere »Ichs« oder »Selbste« mit jeweils verschiedenen Moralen und Ideologien aufweisen kann.

Wiederum wurden dieser Auffassung von Ich-Psychologen wie z.B. Hartmann szientistische Bemühungen entgegengehalten. Bei dem Bestreben, aus der Psychoanalyse eine Normalwissenschaft i.S.v. Kuhn zu machen, störte die Unschärfe von Verweiszusammenhängen, behinderten die von Freud angenommenen stets präsenten und fluktuierenden Kontexte sowie die verschiedenen Lesarten aufgrund unterschiedlicher Perspektivierungen eindeutige Annahmen über die Natur oder das Ich des Menschen.

Die Selbstpsychologie von Kohut, die stärker für eine Rückkehr zur phänomenologischen Tradition plädierte, erblickte in der prinzipiellen Unterstellung eines entfremdeten, von Selbsttäuschungen gekennzeichneten Bewusstseins keine anthropologische Universalie, sondern eher das Ergebnis einer wenig einfühlsamen Erziehung, die zu einem fragmentierten Selbsterleben führe.

Die evolutionsbiologisch orientierten Psychoanalytiker Malcolm Owen Slavin und Daniel Kriegman (1992), die sich gleichzeitig der Selbstpsychologie verpflichtet fühlen, sehen aus interdisziplinärer Sicht allerdings keinen Widerspruch zwischen dem klassischen Menschenbild Freuds und den neueren selbstpsychologischen und relationalen Orientierungen. Ausgehend von den Evolutionsbiologen Trivers und Alexander (Trivers 1985) postulieren sie, dass die Verdrängung die Funktion hat, vor sich selbst eigennützige Motive zu verbergen; je besser einem dies vor anderen gelingt, umso intensiver können diese Motive auf verdeckte Weise in Handlungen umgesetzt werden. Allgemein betrachtet kommt Verdrängung immer dann ins Spiel, wenn die genaue Wahrnehmung der eigenen Motive für den Betreffenden von Nachteil wäre. Obgleich die Verdrängung manchmal kurzfristige Strategien des manipulierenden Betrugs zur Folge hat, dient sie häufiger als langfristige Strategie zur Aufrechterhaltung sicherer Beziehungen.

Die Fähigkeit zur Verdrängung selbstsüchtiger Handlungsabsichten habe deshalb einen Selektionsvorteil, weil es dem Betreffenden gelingt, nicht nur seine Mitmenschen, sondern auch sich selbst über die eigenen egoistischen Motive hinwegzutäuschen. Wäre seine Täuschungsabsicht ihm hingegen selbst bewusst, könnte er dies vor seinen Mitmenschen längst nicht so gut verbergen.

Die evolutionsbiologische Erklärung macht kognitionspsychologische Erklärungen, wie z. B. die Verdrängung diene der Entlastung des Zentralprozessors im Gehirn, überflüssig. Das Gehirn ist aller Wahrscheinlichkeit nach dafür ausgestattet, die Wirklichkeit akkurat wahrzunehmen, aber in manchen Situationen kann die verzerrte Realitäts- bzw. Selbstwahrnehmung einen Tüchtigkeitsvorteil bedeuten. Selbstverborgenheit könne somit – so Alexander und Trivers – durchaus von Vorteil sein.

Doch bei einem neurotischen Menschen beeinträchtigen die Selbsttäuschungen nahezu alle gegenwärtigen interpersonellen Beziehungen sehr stark. Andere Menschen werden überwiegend als Projektionen und Übertragungen früherer Elternfiguren wahrgenommen. Dadurch wird der Betreffende unfähig, offene und auf Gegenseitigkeit beruhende Beziehungen zu wichtigen Personen in seinem Leben aufzunehmen und seine defensiven Selbsttäuschungen hindern ihn daran, die Intentionen zu verstehen, die sie ihm gegenüber hegen, und sie als diejenigen Personen wahrzunehmen, die sie wirklich sind.

4.4 Ich – ein Anderer?

Zwar entwickelte Freud differenzierte Vorstellungen über die Funktionen des Ichs, wie z. B. die Entwicklung der Signalangst und den Einsatz von Abwehrmechanismen, doch wurde von ihm die Genese des Ichs oder wie er auch häufig synonym sagte, der Person, nicht ausdrücklich behandelt. Immerhin postulierte Freud aber, dass sich das Ich teilweise Identifizierungen mit wichtigen Bezugspersonen verdankt, deren vorübergehender oder endgültiger Verlust damit weniger schmerzvoll wird.

Entwickelt sich das Ich aus autonomen Ich-Kernen, die einer immanenten Entwicklungslogik folgen und gleichsam das Produkt einer erbgenetischen Disposition in Interaktion mit epigenetischer Entwicklung sind? Eine Zeitlang schien dies in der amerikanischen Ich-Psychologie von Heinz Hartmann die dominierende Annahme zu sein. Objektbeziehungstheoretische Psychoanalytiker hoben demgegenüber viel stärker den Einfluss der sozialisierenden Umwelt auf die Entwicklung des Ichs hervor. Betonten Michael Balint (1896–1970), Erik H. Erikson (1902–1994), Donald W. Winnicott (1896–1971) oder John Bowlby (1907–1990) vor allem die Qualität der frühen Mutter-Kind-Beziehung, die sich als Urvertrauen, sichere Bindung u. a. im Ich-Erleben eines Kindes manifestiert und dessen Integrität verbürgt, so beschäftigte sich Heinz Lichtenstein (1904–1990) mit der Vermittlung des Identitätsthemas, das für die Genese des Ichs von ausschlaggebender Bedeutung ist. Identität erwächst nach ihm aus der Mutter-Kind-Interaktion, in der eine Mutter ihrem Kind ihre eigenen unbewussten Sehnsüchte und Identitätsthemen übermittelt, die sich darauf wie ein roter Faden durch alle Lebensabschnitte ziehen.

Mit dem Konzept des Identitätsprinzips nahm Lichtenstein (1964) Ideen der chilenischen Biologen Maturana und Varela über die Autopoeisis lebender Systeme vorweg. Das tiefste Streben eines Menschen, das noch über das Lustprinzip hinausgehe und Lust und Realität überhaupt erst definiere, sei das Streben, Identität aufrechtzuerhalten, das sich sowohl in der Fähigkeit als auch in der Notwendigkeit ausdrücke, das eigene Leben auf homöostatische Weise zu regulieren.

Jacques Lacan lenkte seinen Blick ebenfalls auf die identitätskonstituierenden Akte der Mutter im Zusammensein mit ihrem Kind. Eine Mutter gibt ihrem Kind bereits ab der Geburt zu verstehen, welches ideale Kind sie sich vorstellt. Sie gibt ihm vor, wer es ist bzw. wer es sein oder werden soll und wie die Welt zu interpretieren ist. In dieser »imaginären Ordnung« hofft das Kind für seine Mutter alles zu sein und ihren Mangel und ihre Leere ausgleichen zu können, was ihm eine ungeheure Wichtigkeit verleiht. Von einer angeborenen Entelechie, die sich naturwüchsig entwickelt, kann in dieser Konzeption aber keine Rede sein. Stattdessen beginnt die Genese der eigenen Subjektivität unter dem Banner der Selbstentfremdung, bis die »symbolische Ordnung« unter dem Gesetz des Vaters seinen Einfluss auszuüben beginnt. Gleichwohl geht der Einfluss des »Imaginären« deshalb niemals zur Gänze verloren.

4.5 Die Natur lässt sich nicht austreiben

Freud war davon überzeugt, dass wir lernen müssen, behutsam mit unserer Affekt- und Triebnatur, mit unserem »emotionalen Urgrund«, umzugehen (s. ▶ Kap. 9). Menschen können sich zwar an widrige und schwierige Sozialisationsverhältnisse anpassen, auch wenn dies in unterschiedlichem Ausmaß Beeinträchtigungen hinterlässt. Doch wenn die erfahrenen Traumatisierungen oder die kulturelle Repression zu stark sind, wie in autoritären Gesellschaften, die das menschliche Affekt- und Triebleben unterdrücken, wird die menschliche Anpassungsfähigkeit überfordert. Die vergewaltigte Natur lässt sich aber nicht austreiben, sondern kehrt umso mächtiger zurück, allerdings nicht in direkter Form, sondern in Symptomen, Süchten, neurotischen Charakterzügen, psychosomatischen Erkrankungen oder verqueren Glaubensüberzeugungen und Ideologien. In ihnen findet eine versteckte Befriedigung der ursprünglichen Antriebe und unterdrückten Emotionen statt, zur gleichen Zeit aber auch eine Bestrafung. Symptome und manche charakterlichen Eigenarten sind deshalb zwar eine verzweifelt kreative, aber doch auch viel Leid für sich und andere bedeutende Kompromissbildung. Sie stehen einer gelungenen kulturellen Evolution natürlich eher im Weg, vor allem wenn sie massenhaft auftreten. Für Freud war es die Aufgabe der pychoanalytischen Sozialpsychologie und Kulturtheorie, die Auswirkungen eines Übermaßes an Verdrängungen und Traumatisierungen in einer bestimmten Gesellschaft herauszuarbeiten und ihre Konsequenzen für kulturelle Erscheinungen zu studieren (s. die o. g. Bde.«Sozialpsychologische Grundlagen der Psychoanalyse« und »Psychoanalyse und Soziologie«). Letztlich ist aber jede menschliche Handlung ein mehr oder weniger gelungener Kompromiss, die eigene Natur mit den jeweiligen kulturellen Anforderungen in Übereinstimmung zu bringen, persönliches Wohlbefinden mit gesellschaftlicher und ökonomischer Realität zu versöhnen.

Die sog. Kulturalisten wie Erich Fromm (1900–1980) und Karen Horney (1885–1952) kritisierten an Freud trotz seiner Betonung von unterdrückenden Instanzen wie Religion, Kirche und Heer die Abstraktheit institutioneller und gesellschaftlicher Sachverhalte aufgrund der sehr globalen Redeweise von Kultur. Insbesondere aber Freuds Rückführung psychischer Phänomene auf die Phylogenese ins Urzeitliche, Geschichtslose vernachlässigte ihrer Auffassung nach die Annahme einer doch weitgehenden Mileubedingtheit menschlicher Subjektivität. Paradigmatisch wurde dies am Ödipuskomplex aufgezeigt, dessen angebliche Universalität durch ethnologische Untersuchungen in Frage gestellt worden sei. Fromm rückte deshalb die konkreten Umwelt- und interpersonellen Beziehungsstrukturen stärker in den Mittelpunkt seiner soziologischen und sozialpsychologischen Betrachtungen, wobei er nicht zur Gänze auf die zuvor als biologistisch eingeschätzte Triebthematik verzichtete.

Erst Alfred Lorenzer (1922–2002) gelang es aber, das Ineinander von innerer Natur und gesellschaftlicher Formbestimmung überzeugend zu lösen. Die Schwäche der Psychoanalyse-Marxismus-Diskussion und der neoanalytischen Kulturalisten lag für ihn darin, dass sie das Spannungsverhältnis von Trieb und gesellschaftlichen Vorgängen nicht wirklich lösen konnten. Denn die menschliche Triebnatur steht den gesellschaftlichen Vorgängen nicht einfach gegenüber und wird eines Tages – z. B. im ödipalen Alter – dann von diesen beeinflusst, sondern sie wird anhand der ganz konkreten Mutter-Kind-Interaktion in einem spezifischen kulturellen und ökonomischen Umfeld von Geburt an, genauer: bereits intrauterin geformt. Menschliche Natur kann somit niemals unabhängig von aktueller gesellschaftlicher Praxis gedacht werden.

4.6 Die Symbolbildung erleidet nicht nur durch Verdrängungen Einschränkungen

Psychoanalytiker wie z. B. Alfred Lorenzer beschrieben den Menschen als ein »animal symbolicum« (Cassirer, 1923), dessen Geistestätigkeit durch sprachliche Symbolisierung entsteht. Allerdings gründet sie nicht im luftleeren Raum, sondern nimmt ihren Ausgang von den sinnlichen Mutter-Kind-Interaktionen. Die für die Subjektgenese konstitutive Symboltätigkeit kann allerdings durch Verdrängungen schwerwiegende Beeinträchtigungen erfahren (s. den geplanten Bd. »Symbolbildung, Präsentation und Mentalisierung«). Sprachsymbole werden dann zu sprachlichen Leerformeln und Worthülsen, in denen die Verbindung zur sinnlichen Welterfahrung unterbrochen ist. Die ihrer vor allem emotionalen Bedeutung entleerten Klischees bestimmen dennoch Erleben und Verhalten und bestätigen auf diese Weise den Eindruck, dass menschliches Sprechen oft dazu dient, das Eigentliche vor sich selbst und anderen zu verbergen.

Andere Erfahrungsbildungen bleiben von vornherein lediglich prä- oder subsymbolisch kodiert, obwohl sie die Potenz zur reflexiven Symbolisierung besäßen. Jahrelang können sie in ihrer unsymbolisierten und unmentalisierten Form die seelische Verfassung eines Menschen bestimmen und ihn rastlos danach suchen lassen, einer drängenden Sehnsucht in ihm eine Benennung zu verleihen. Sprachliche, aber auch bildnerische oder musikalische Tätigkeiten sind Möglichkeiten, dem »ungedacht Bekannten«, wie dies der Londoner Psychoanalytiker Christopher Bollas (1987) genannt hat, zum nachträglichen Ausdruck zu verhelfen, auch wenn dies immer nur bruchstückhaft gelingt. Menschsein heißt somit auch mit einem mehr oder weniger großen unsymbolisierbaren Anteil in sich zu leben, der sich frühen Erfahrungsbildungen bzw. deren ungenügender Versprachlichung verdankt und im Allgemeinen eine ruhelose Suche erzeugt.

4.7　Die Verletzlichkeit des Menschen

In der Freud'schen Metapsychologie werden eine unausweichliche Konflikthaftigkeit und damit auch eine tragische Dimension des Menschlichen angenommen. Dies ist von Außenstehenden oftmals als total übertrieben kritisiert worden.

Die Verletzlichkeit des Menschen wird von den meisten Nachfolgern Freuds aber als noch viel größer angenommen. War für ihn neurotisches Elend weitgehend Resultat von Verdrängungen und bestand die psychoanalytische Aufklärung deshalb letztlich in dem Bewusstmachen von abgewehrten, zumeist ödipalen Triebimpulsen, so wurde v. a. durch Sandor Ferenzci (1873–1933) als einem der ersten Psychoanalytiker in einer langen Reihe von Forschern, die bis zur gegenwärtigen Bindungsforschung reicht, auf den traumatisierenden elterlichen Einfluss aufmerksam gemacht. Eine kalte Mutter, ein grausamer oder verführerischer Vater, ein depressives Familienklima wegen eines toten Geschwisters oder einer Krankheit der Eltern, Jahre einer verkümmerten Entwicklung und eines emotionalen Rückzugs können selbst durch die beste analytische Therapie nicht rückgängig gemacht werden.

Insbesondere die Auseinandersetzung mit der Geschichte des Holocaust hat deutlich gemacht, wie erlittene Traumatisierungen oftmals die seelische Verarbeitungsfähigkeit der Elterngeneration als Täter, Opfer und Mitläufer überstiegen haben; nicht nur waren sie darin überfordert, die alltäglichen bedrohlichen Phantasien und Affekte ihrer Kinder mentalisierend zu verarbeiten, sondern sie benutzten ihre Kinder auch dazu, ihnen bei der Bewältigung ihres eigenen unverarbeiteten Leids zu helfen. Im Falle der Verleugnung bzw. Entwirklichung der elterlichen Traumatisierungen erfassten die Kinder aus vagen Andeutungen aber unbewusst das Erlittene sehr wohl und agierten dieses in der äußeren Welt aus (Bohleber, 1998).

Da so gut wie keine Generation von Kriegen, Verschleppungen, Verwüstungen, Hungerkatastrophen und ähnlich traumatisierenden Ereignissen verschont blieb und sich die psychischen Folgen von unverarbeiteten Traumatisierungen über mehrere Generationen erstrecken können, lassen sich diese transgenerationellen Vorgänge als ubiquitär annehmen.

Neuere Ergebnisse der auf John Bowlby (1907–1990) zurückgehenden Bindungsforschung zeigen: Bereits frühe Erfahrungen im ersten Lebensjahr legen den Grund für neuronale und hormonelle Reaktionen, die ein Leben lang nachwirken können. Faktoren wie mütterliche und väterliche Unausgeglichenheit, ein Mangel an Zuwendung und an Eingehen auf kindliche Entwicklungsbedürfnisse, unverarbeitete elterliche Traumatisierungen, anhaltender Streit zwischen den Eltern schaffen bereits im Kleinkindalter eine Disposition, entweder im Kindesalter und/oder im späteren Leben psychische und körperliche Leiden zu entwickeln. Die im Unterschied zu den nichtmenschlichen Primaten viel größere Bereitschaft zum Lernen sowie die identifikatorische Übernahme nicht nur von Weltwissen, sondern auch der psychischen Probleme der Eltern, gleichsam seine existentielle Dünnhäutigkeit, scheint der Preis für die nur den Menschen eigene psychische und kulturelle Sensibilität zu sein, so als ob Kreativität nicht ohne Leid und Verletzung zu haben sei.

4.8 Die Abhängigkeit des Menschen von äußeren Normen und Einflüssen

Mit zum ärgerlichsten Faktum des psychoanalytischen Menschenbilds gehört neben der Entthronung des Menschen als reinem Vernunftwesen auch die Abhängigkeit vom be- und verurteilenden Anderen, die in Form des Überichs und des Ich-Ideals verinnerlicht wird. Dennoch bestand auch hierbei für Freud wiederum die Möglichkeit, sich aus diesen Überich-Abhängigkeiten zu befreien. Freuds (1927) Diktum von der Kraftlosigkeit des Intellekts im Vergleich zum Triebleben bezog sich nicht nur auf unbewusste Triebkräfte, sondern auch auf die verinnerlichten Stimmen der Eltern und Erzieher, wobei diese zusätzlich durch kindliche Projektion und unreife Kognition verzerrt sind. Der aufklärerische Intellekt ermöglicht es aber zumindest tendenziell, sich aus dieser

Unmündigkeit zu befreien und »Überich-Autonomie« zu erlangen, wie dies der Ich-Psychologe Hartmann genannt hat.

Eine viel weitreichendere Abhängigkeit postulierte Lacan, hierbei beeinflusst vom Anthropologen Claude Lévy-Strauss sowie von den Linguisten Roman Jakobson und Ferdinand de Saussure: Die sprachlichen Strukturen sprechen durch den Menschen. Nicht der Mensch ist es, der spricht, denn »das Unbewußte ist strukturiert wie eine Sprache«. Sobald wir uns sprachlich artikulieren, entkommen wir nicht den sprachlich festgelegten Bedeutungsräumen, die unsere Eltern für unsere individuellen Erfahrungen bestimmten und die unser Erleben für immer definieren.

Eine nicht minder grundsätzliche Abhängigkeit führte der französische Philosoph und Psychoanalytiker Jean Laplanche in seiner »Allgemeinen Verführungstheorie aus«. Jeder Mensch empfängt die »rätselhaften Botschaften« seiner Eltern, die von Anfang an mit Sexualität »kompromittiert« sind und ist sein Leben lang mit der Übersetzung derselben beschäftigt (s. ▶ Kap. 3).

4.9 Unentrinnbarkeit des ödipalen Schicksals?

Zwar hatte Freud mit der Postulierung des ödipalen Konflikts eine Dimension des Intergenerationellen ausgeführt und Ödipus aufgrund seines unvermeidbaren gegengeschlechtlichen Begehrens als den in unbewusster Abhängigkeit und Rache verstrickten Sohn charakterisiert, doch wurden von ihm die elterlichen Einflüsse, die zu dieser Verstrickung führen, so gut wie nicht ausgeführt. Es ist nach Freud überwiegend die Eigendynamik der kindlichen Triebimpulse, die zu diesem Komplex führen. Die elterlichen Handlungen und Phantasien blieben somit weitgehend außen vor. Psychoanalytiker nach Freud haben sich auf sehr unterschiedliche Weise mit diesem Sachverhalt auseinandergesetzt. Generell überwiegt die Sichtweise, dass der Ödipuskomplex die Gesamtheit der Entwicklungsaufgaben bezeichnet, die sich aus der Dreiecksstruktur und der Soziodynamik der Eltern-Kind-Beziehung ab der Geburt ergeben. Damit werden die ödipalen Konflikte der Eltern und das heißt auch ihre unbewussten Phantasien und Handlungen, die natürlich immer soziohistorisch geprägt sind, berücksichtigt (Mertens, 2014). Während manche Psychoanalytiker, wie z. B. Heinz Kohut, den Ödipuskomplex als ein vergleichsweise harmloses Entwicklungsgeschehen betrachten, das in die Gesamtstruktur des kindlichen Erlebens integriert wird, sofern die Eltern ein liebevolles Verständnis für libidinöse Wünsche, Rivalitäts- und Eifersuchtsgefühle aufbringen, gehen andere Autoren davon aus, dass die Arbeit am Ödipalen, d.h. das Erkennen und die Bewältigung des Verstricktseins mit den elterlichen laios- und jokastehaften Impulsen in einem viel größerem Ausmaß als bei Freud eine lebenslange psychische Integrationsleistung darstellt.

Für den britischen Post-Kleinianer John Steiner ist der Versuch, sich von den intergenerationellen Verstrickungen und damit von den »Schicksalsmächten« zu lösen, eine zweischneidige Angelegenheit. Für ihn ist Ödipus der Prototyp des Herrn und Frau Jedermann, der einerseits scheinbar unerbittlich um die Wahrheit ringt und zugleich doch die Augen vor der Wahrheit verschließt (Steiner, 1985). Wiederum kann davon ausgegangen werden, dass derartige Abwehrvorgänge, wie die Wirklichkeit nicht zur Kenntnis nehmen zu wollen, sich mit Scham und Schuld nicht auseinanderzusetzen, sondern sich als omnipotent zu dünken, Gegebenheiten darstellen, die den Menschen seit Urzeiten beschäftigen und nicht lediglich das vereinzelte Schicksal eines neurotischen Menschen darstellen.

Carl Gustav Jung (1875–1961) erklärte die »magische Macht«, die mit dem Mutter- und Vaterkomplex einhergeht, durch die Wirksamkeit kollektiver Archetypen und verschob damit komplexe intergenerationelle und soziokulturelle Vorgänge in den Bereich biologischer Instinktdispositionen. Hiermit knüpfte er einerseits an Freuds phylogenetische Spekulationen über eine »archaische Erbschaft« an, ging aber doch auch über ihn hinaus, insofern er den Einfluss familiärer Sozialisation immer geringer werden ließ.

Demgegenüber wird in der Gegenwart die in erster Linie als psychologisch anzunehmende Verkettung des Menschen mit seinem transgenerationellen Schicksal als ungleich größer als bei Freud und vor allem bei Jung betrachtet. »Die unaufgelösten Dissonanzen im Verhältnis von Charakter und Gesinnung der Eltern klingen im Wesen des Kindes fort und machen seine innere Leidensgeschichte aus. Diesen Aphorismus von Friedrich Nietzsche (aus Menschliches, Allzumenschliches, I, S. 379) stellte Horst-Eberhard Richter (1923–2011) seinen in den 1960er-Jahren bahnbrechenden Untersuchungen über die unbewussten Delegationen der Eltern an ihr Kind voran (1963). Der werdende Mensch kann den projektiven und projektiv-identifikatorischen Vorgängen, die zwischen ihm und seinen Eltern unbewusst geschehen sind, nicht entkommen. Die interpersonellen Vorgänge zwischen den Generationen erzeugen eine intrapsychische Dynamik, die dann wiederum zu permanenten unbewussten Inszenierungen führen, ohne dass der Betreffende sich dessen bewusst wird. Mittlerweile ist auch seitens der Bindungs-, Kleinkind- und Hirnforschung der Nachweis erbracht worden, dass rechtshemisphärisch ablaufende affektive Selbstzustände einer Mutter ihrem Kind mittels nicht-bewusster Kommunikation kontinuierlich übermittelt werden (Schore 2000, 2009).

Zusammenfassung

In diesem Kapitel wurden einige Menschenbild-Annahmen, die den Subjektstatus des Menschen betreffen, skizziert. Dabei wurde trotz des kursorischen Überblicks deutlich, dass die Psychoanalyse Freuds und ihre Nachfolger Zumutungen an die Illusion eines autonomen Subjekts sowie einer Unabhängigkeit vom Anderen thematisieren: Die Anerkennung eines viel größeren Kosmos unbewusster Vorgänge im Menschen im Vergleich zum bewusstseinsfähigen Ich (Freud), das Bestimmtsein durch sprachliche Strukturen und das Begehren des Anderen (Lacan), die Entdeckung, wie stark geschichtliche, ökonomische und kulturelle Imperative das Erleben und Handeln bestimmen (Fromm, Lorenzer), waren beherrschende Themen im psychoanalytischen Denken des 20. Jahrhunderts.

Immer wieder aber gab es auch Konzepte, die Zumutungen, die sich aus der Einschränkung der bewussten Selbstverfügung ergeben, zu lindern: die Relativierung des dynamischen Unbewussten mittels der »leisen Stimme des Intellekts« (Freud, (s. ▶ Kap. 8), die Fähigkeit zur zumindest teilweisen autonomen Selbststeuerung bei Hartmann, die Möglichkeit einer Aufhebung sprachlicher Klischees und einer Rückgängigmachung von Desymbolisierung (Lorenzer), die Möglichkeit der Übersetzung der enigmatischen Botschaften (Laplanche) und schließlich auch das In-Kontakt-Kommen mit der emotionalen Lebensorganisation (s. ▶ Kap. 9).

Wiederum scheint es wichtig zu sein, diese Abhängigkeiten zu reflektieren, damit das Wissen um den schmalen Grat, auf dem ein selbstbestimmtes Leben überhaupt möglich ist, zu mehr Verantwortungsübernahme führen kann. So berechtigt die postmoderne Kritik an zu einfachen Kausalerklärungen und an kanonischen Auslegungen theoretischer Konzepte auch ist, sie darf nicht zu einem leichtfertigen Aufgeben grundlegender psychoanalytischer Erkenntnisse führen. Die psychoanalytische Erkenntnis, wie sehr »der Andere«, sei es in Form der traumatischen Fremdheit der Sexualität der Erwachsenen, ihrer unbewussten Delegationen und Vermächtnisse, sei es in Form sprachlicher, kultureller, historischer und ökonomischer Einflüsse, Macht über jeden von uns ausübt, lässt einen einigermaßen reflexionsfähigen Subjektstatus zur lebenslangen Aufgabe werden.

Literatur zur vertiefenden Lektüre

Bayer, L. & Quindeau, I. (2005). *Die unbewusste Botschaft der Verführung. Interdisziplinäre Studien zur Verführungstheorie Jean Laplanches.* Gießen: Psychosozial.
Brüggen, W. (2005). Ödipuskomplex – Kernkomplex der Neurosen? Über die entwicklungs- und kognitionspsychologische Wiederkehr eines verdrängten Konzeptes. In F. Wellendorf & H. Werner (Hrsg.), *Das Ende des Ödipus – Entwertung und Idealisierung ödipaler Konzepte in der Psychoanalyse heute.* Tübingen. Edition diskord.
Buchholz, M.B. & Gödde, G. (Hg.) (2005). *Macht und Dynamik des Unbewussten. Auseinandersetzungen in Philosophie, Medizin und Psychoanalyse. Band 1.* Gießen: Psychosozial.
Fink, B. (1997). *Eine klinische Einführung in die Lacansche Psychoanalyse – Theorie und Technik.* Wien: Turia+Kant.
Lorenzer, A. (2002). *Die Sprache, der Sinn, das Unbewußte. Psychoanalytisches Grundverständnis und Neurowissenschaften.* Hg. Ulrike Prokop. Stuttgart: Klett-Cotta.
Schöpf, A. (1998). *Sigmund Freud und die Philosophie der Gegenwart.* Würzburg: Königshausen & Neumann.

Fragen zum weiteren Nachdenken

• Warum benötigen viele Menschen weiterhin die illusionäre Annahme eines autonomen Subjekts und einer Unabhängigkeit vom Anderen?

- Können psychoanalytisch inspiriertes Nachdenken, Erleben und Handeln zum Bewusstsein einer größeren eigenen Urheberschaft führen?
- Bleibt letztlich doch nur die resignative und schicksalsergebene Haltung gegenüber als übermächtig erlebten intergenerationellen und gesellschaftlichen Systemimperativen, wie z. B. der gegenwärtigen Ökonomisierung aller Lebensbereiche?

5 Wissenschaftstheoretische Strömungen im 19. und 20. Jahrhundert und ihre Auswirkungen auf die Psychoanalyse

Einführung

In diesem Kapitel werden einige wissenschaftstheoretische Auffassungen darüber, was als wissenschaftlich zu gelten hat, skizziert. Dabei wird die Einschätzung, Psychoanalyse erfülle bis zum heutigen Tag diese Kriterien nicht, als verfehlt zurückgewiesen. Denn diese Beurteilung beruht einerseits auf Unkenntnis, zum anderen auf Kriterien, die seit geraumer Zeit als überholt gelten. Die immer noch mehr oder weniger dominierende positivistische Wissenschaftsauffassung, die sich *ausschließlich* auf empirische Datenerhebungen verlässt und per statistischer Signifikanzprüfung verallgemeinerbare, kausal lineare Gesetzmäßigkeiten aufstellen möchte, hat die Kontroversen und Weiterentwicklungen, die sich in der zweiten Hälfte des 20. Jahrhunderts in der Wissenschaftsphilosophie abgespielt haben, weitgehend ignoriert. Anhand eines Überblicks wird aufgezeigt, wie die Psychoanalyse, vor allem die lange Zeit Ton angebende amerikanische Ichpsychologie, teilweise durchaus noch einer positivistischen Wissenschaftsauffassung zuzuordnen war, sich ab den 1960er-, 70er-Jahren aber in dieser Hinsicht sehr stark zu verändern begann. Auf die noch eher naturwissenschaftlich orientierte Ausrichtung folgte in den 60er-Jahren ein »hermeneutic turn« und dann ein »intersubjective turn«. Mit dieser von relationalen und sozialkonstruktivstischen Psychoanalytikern vertretenen Richtung ging die Auffassung einher, dass die überaus komplexen Vorgänge, wie sie sich aufgrund einer psychoanalytischen Betrachtung ergeben, letztlich nicht mit den herkömmlichen naturwissenschaftlich empirischen Methoden zu beforschen seien, sondern nur im psychoanalytischen Setting. In dem Bemühen, sich von älteren positivistischen Forschungstraditionen abzugrenzen, wurde hierbei jedoch das Kind mit dem Badewasser ausgeschüttet. Denn in einem neuen Verständnis von Objektivität ist Forschung durchaus sinnvoll, solange die Achtung vor der Einzigartigkeit des Individuums und die Grenzen des Erkennbaren unbewusster Prozesse respektiert werden. Des Weiteren wird dafür plädiert, von einer Pluralität von Erkenntnisformen auszugehen und das veraltete einheitswissenschaftliche Ideal hinter sich zu lassen.

Lernziele

- Sich einen Überblick über die Abfolge wissenschaftstheoretischer Positionen im 20. Jahrhundert verschaffen
- Mit den Positionen vertraut werden, die dafür sprechen, eine disziplinenspezifische Methodologie zu entwickeln
- Die Kriterien kennenlernen, die speziell für zentrale psychoanalytische Methoden von Bedeutung sind
- Ein neues Verständnis von Objektivität kennenlernen

5.1 Die grundsätzliche Verfehltheit der bisherigen Einschätzungen von Psychoanalyse als Wissenschaft

Wenn Psychoanalyse nicht nur als eine Kunst der Behandlung betrachtet werden wolle, sondern als ernst zu nehmende wissenschaftliche Disziplin, müsse sie sich wissenschaftlichen Tests unterziehen. Da dies noch nicht ausreichend erfolgt sei, könne sie nicht den Anspruch geltend machen, den Rang einer Wissenschaft zu beanspruchen. Es möge zwar sein, dass sie durchaus therapeutisch sinnvoll und ihr auch ein gewisser Erfolg nicht abzusprechen sei, aber sie dauere im Vergleich zur kognitiven Verhaltenstherapie viel zu lange und sei deswegen nicht wirtschaftlich. So oder ähnlich lauten seit vielen Jahrzehnten die Vorwürfe an die psychoanalytische Theorie und Praxis, die hauptsächlich von Universitäts-Psychologen, Psychiatern, Journalisten und Laien erhoben worden sind. Aus den verschiedenen psychoanalytischen Theorien (Krankheitslehre, Behandlungstechnik, Entwicklungspsychologie, Sozialpsychologie) sind gemäß dieser Auffassung Hypothesen abzuleiten, die dann entsprechend operationalisiert und anschließend in empirischen Verfahren, wie Labor-, Feld-Experiment, Fragebogen, Test, Beobachtung, überprüft werden müssten. Nur auf diese Weise könne eine Erhebungs- und Auswertungsobjektivität sichergestellt werden. Und nur mit operationalisierten Hypothesen, präzisen Forschungsdesigns und empirischen Daten könne Objektivität bzw. Intersubjektivität, die in der wissenschaftlichen Gemeinschaft als »harte Empirie« oder als »evidenzbasiert« akzeptiert werde, verbürgt werden.

Wenn in der Theorie der psychoanalytischen Behandlungstechnik beispielsweise die Auffassung vertreten wird, dass die Bewusstmachung von verdrängten Phantasien zu einem Symptomrückgang bei Patienten führt, dann sollten die einzelnen Variablen entsprechend operationalisiert und die behaupteten Zusammenhänge mit entsprechenden Methoden untersucht und gegen Zufallsbefunde statistisch abgesichert werden. Aus diesem Grund seien Einzelfallanalysen, selbst wenn sie mit qualitativen Methoden untersucht würden, nicht ausreichend.

Sobald statistisch abgesicherte Ergebnisse vorlägen, könnten diese in der Behandlungspraxis als Interventionsstrategien umgesetzt werden. Zusätzlich könnten empirische Befunde aus der Störungslehre, der Entwicklungspsychologie, Neuropsychologie und -physiologie, Epidemiologie u. a. Wissen über wichtige Moderatorvariablen bereitstellen. Im Fall von Patienten mit Zwangsstörungen sollte dann zum Beispiel anders interveniert werden als bei Patienten mit depressiven Störungen.

Diese auf den ersten Blick durchaus plausibel erscheinende Argumentation – die z. B. innerhalb der Klinischen Psychologie und auch in der Psychiatrie gang und gäbe ist – muss jedoch aus diversen Gründen kritisch betrachtet werden. Und dies nicht nur, weil sie dem psychoanalytischen Forschungsgegenstand nicht gerecht werden kann, sondern auch, weil mit dieser Auffassung an einem mittlerweile überholten wissenschaftstheoretischen Verständnis festgehalten wird. Dieses stammt aus den Anfängen des 19. Jahrhunderts und hat sich auch im 20. Jahrhundert nicht wesentlich verändert. Auch Freud selbst hatte zunächst die Psychoanalyse innerhalb einer naturwissenschaftlich positivistischen Forschungsauffassung, die allerdings bereits von seinen kritischen und über den damaligen Positivismus hinausweisenden Gedanken geprägt war, positioniert. Und es hat erst in der zweiten

Hälfte des 20. Jahrhunderts entscheidende Impulse gegeben, diese klassischen Auffassungen hinter sich zu lassen. Denn die Vorstellungen über die Überprüfung wissenschaftlicher Theorien haben sich mittlerweile gründlich gewandelt. Innerhalb der Psychoanalyse sind deshalb ganz neue methodische Argumentationen aufgetaucht, die sich auch – aber nicht nur – an diesen sich verändernden Vorstellungen über die angemessene wissenschaftliche Begründung von Theorien orientieren.

Warum aber hat der Mainstream der an Universitäten vertretenen Psychologie und Medizin für ihre eigene Gegenstandsbildung an dieser überholten Auffassung festgehalten und die Psychoanalyse dementsprechend an ihr gemessen? Darüber können nur Vermutungen angestellt werden. Eine davon ist, dass es berufspolitisch opportun war und immer noch ist, die Psychoanalyse mit dieser veralteten wissenschaftstheoretischen Auffassung zu konfrontieren. Denn es stellt sich dann heraus, dass Psychoanalytiker offensichtlich nicht genügend Experimente und Testverfahren in ausreichendem Maß einsetzen und auch nur über wenige Beobachtungsstudien verfügen, verglichen mit der ungeheuren Masse an Untersuchungen, die in der Universitätspsychologie im Rahmen einer behavioristischen und kognitiv-behavioristischen Forschungstradition entstanden sind. Diese können aufgrund ihres sehr viel einfacheren und eingeschränkteren Gegenstandsverständnisses – gemessen wurden lange Zeit nur Verhaltensweisen und physiologische Parameter – auch mit viel weniger Aufwand durchgeführt werden. Und da die Psychologie sich in der Vergangenheit gegenüber der Psychoanalyse massiv zurückgesetzt fühlte, vor allem was die öffentliche Aufmerksamkeit betraf, stand und steht sie ihr gegenüber in einer starken Konkurrenzhaltung und nimmt viele Gelegenheiten wahr, um sich über das angebliche Veraltetsein oder die vermeintliche Unwissenschaftlichkeit der Psychoanalyse zu mokieren, sie aus Lehrplänen zu streichen, Forschungszuschüsse zu erschweren, Stellen zu verweigern u. a. m. Die mediale Öffentlichkeit, die an optimaler Verständlichkeit interessiert ist, folgte in der Vergangenheit zumeist unbesehen und entsprechend wechselnder Moden diesen leicht eingänglichen Argumenten, die im (scheinbar) aufklärerischen Gewand daherkamen.

Und die Psychiatrie, ebenfalls seit den Anfängen der Psychoanalyse hart mit ihr konkurrierend, kann ebenfalls nicht verbergen, dass sie sich mittlerweile in eine in vielen Bereichen sehr weitgehende Abhängigkeit von der pharmazeutischen Industrie begeben hat. Mit ihrem überwiegend biologisch-chemischen und neurowissenschaftlichen Verständnis negiert ein Großteil der Psychiater nicht nur die zentrale Bedeutung zwischenmenschlicher Beziehungen, soziokultureller und ökonomischer Einflussfaktoren, hat nicht nur wenig Ahnung von unbewussten Prozessen im Menschen, sondern interessiert sich meist nur für verallgemeinerbare und objektiv diagnostizierbare Störungsbilder, die in vielen Hunderte von Seiten langen Manualen bürokratisch akribisch, aber völlig oberflächlich und elementaristisch aufgelistet werden, ohne sich dabei auch nur im geringsten in psychodynamische und biographische Sinnzusammenhänge einfühlen zu können.

Wen wundert es da, dass mit ziemlichem Unverständnis auf eine Disziplin reagiert wird, deren Vertreter sich mit großer Sorgfalt und mit einzigartiger Zuwendung einem einzelnen menschlichen Schicksal widmen, dem Betreffenden in der Regel dazu verhelfen können, seine vorher völlig unbegriffenen Leidenszustände nunmehr erstmalig als sinnhafte Antwort auf erfahrene Traumatisierungen und Konflikte begreifen und im Schutz der therapeutischen Beziehung nach und nach wichtige fehlgeschlagene Entwicklungsprozesse nachholen und aufarbeiten zu können?

Ein Außenstehender, der sich aus verständlichen Gründen nicht mit neueren und sehr viel komplexeren wissenschaftsphilosophischen und erkenntnistheoretischen Positionen vertraut machen kann, hat deshalb nur wenig Möglichkeiten, sich einer Argumentation zu entziehen, die unter dem Vorwand angeblicher Unwissenschaftlichkeit die unliebsame Konkurrenz aus dem Feld zu schlagen versucht.

5.2 Philosophische und wissenschaftstheoretische Positionen im 20. und 21. Jahrhundert

Im Folgenden wird der Versuch gemacht, sowohl die Veränderungen in den wissenschaftstheoretischen Strömungen zu skizzieren, als auch die spezifischen Anforderungen, die für ein angemessenes Verständnis der Erkenntnisvoraussetzungen psychoanalytischer Praxis aus zeitgenössischer Sicht notwendig sind, darzustellen (s. ▶ Tab. 5.1) Dies kann wegen der gebotenen Kürze nur sehr kursorisch geschehen (ausführlicher s. den o.g. Bd. «Philosophische Grundlagen der Psychoanalyse». Dabei wird deutlich werden, dass z.b. eine objektivierende psychologische Forschung durchaus ihre Berechtigung für einfache, kausal lineare Fragestellungen wie z.b. Gesetze der Wahrnehmung haben kann, dass aber für die Konzeptualisierung komplexerer Themen die Einbeziehung von selbstreflexiven Prozessen, Beziehungsphänomenen und unbewussten Vorgängen in Dyaden und Gruppen unerlässlich ist. Die Untersuchung dieser Phänomene, die Menschen auch im Alltag auf Schritt und Tritt begleiten, erfordert deshalb mehr als nur die kontrollierte Variation von experimentellen Variablen und die anschließende Messung des Ergebnisses dieser Manipulation. Ohne die Berücksichtigung dieser vielschichtigen Wirkungszusammenhänge auf der konzeptuellen und praktischen Ebene bleibt die Forschung über Menschen nach einem Ausdruck von Matthias Kettner »unterkomplex und wirklichkeitsunterbietend«.

Wie anhand der linken Spalte der ▶ Tab. 5.1 deutlich wird, haben sich im Laufe des 20. Jahrhunderts erkenntnis- und wissenschaftstheoretische Positionen gründlich geändert. Es ist deshalb mehr als befremdlich, veraltete Positionen immer noch in Lehrbüchern der Psychologie oder der Psychiatrie anzutreffen. Der Szientismus, d.h. die unreflektierte Anwendung veralteter, der physikalischen Forschung des vorvorigen Jahrhunderts entlehnter Wissenschaftsnormen, der noch dazu eine Geltungsbegründung für alle wissenschaftlichen Disziplinen beansprucht (Postulat der »Einheitswissenschaft«, s. Box 5.1), kann nicht länger die normative Richtschnur im Umgang mit psychoanalytischen Methoden, Konzepten und Erkenntnissen bleiben und selbstverständlich gilt dies auch für alle anderen humanwissenschaftlichen Forschungsbemühungen.

Immer stärker setzt sich die Erkenntnis durch, dass die jeweiligen disziplinspezifischen Methoden zur Geltung kommen müssen, auch wenn nach außen hin, gleichsam für die beschönigenden universitären Sonntagsreden, immer noch ein einheitswissenschaftliches Vorgehen mit falsifikationistischem Duktus und operationalistischem Vorgehen beschworen wird, das allerhöchste wissenschaftliche Seriosität verkörpern soll. Aber es handelt sich hierbei oftmals eher um Potemkinsche Dörfer.

In der Psychologie herrschte de facto bis in die 70er-Jahre des 20. Jahrhunderts der logische Positivismus vor, der sich trefflich mit einem Operationalismus und Behaviorismus in Übereinstimmung bringen ließ.

Tab. 5.1: Überblick über wissenschaftstheoretische Strömungen im 19. und 20. Jahrhundert: einige Konsequenzen für die Psychologie sowie die Haltungen der Psychoanalyse

Wissenschafts-theoretische Strömung	Wichtigste Vertreter/Zeit	Charakterisierung	Konsequenzen für Erfahrungswissenschaften, wie z. B. Psychologie	Einstellung der Psychoanalyse hierzu
Klassischer Positivismus	Bacon (18. Jh.) Comte (19. Jh.)	Mechanische Erklärbarkeit der Welt Hierarchisierung: Natur-wissenschaftliche Erkenntnis physikalischer, astronomischer und chemischer Phänomene steht in der Wertehierarchie ganz oben; daraus folgt das Ideal der Einheitswissenschaft Es herrscht weitgehend eine Abbildtheorie der Erkenntnis vor	Siegeszug der naturwissen-schaftlichen Denkens, des »positiven Wissens« gegenüber metaphysischen Spekulationen Primat der Naturwissenschaft und der Logik; Physik als Vor-bild und als Leitwissenschaft auch in der Psychologie (»Szientismus«), auch wenn es beim Gründungsvater der Psychologie, Wilhelm Wundt neben der naturwissenschaftlich experimentellen Methode auch eine völker- und sozialpsycholo-gische Betrachtungsweise gibt	
Neuerer (Logischer) Positivismus/ Empirismus	Carnap, Feigl, Hempel Mach (»Wiener Kreis«)	Was Wissenschaft ist, muss durch logische Prinzipien definiert werden Wissenschaft soll als normati-ves Regelwerk	Die US-amerikanische Psycho-logie lehnt sich an die Metho-den der (klassischen) Physik an (operationale Definition,	Freud schließt sich aufgrund seiner medizinischen Sozialisation bei Brücke und aufgrund seiner Kritik an

Bertrand Russel (erste Hälfte des 20. Jhs.)	betrachtet werden; dabei nimmt die Wissenschaftstheorie zunehmend eine präskriptive Funktion ein	objektive Beobachtung, Laborexperiment)	nicht-wissenschaftlichen Weltanschauungen wie Religion und Metaphysik zunächst eine Zeitlang dem positivistischen Denken an; allerdings geschieht dies nur vordergründig
	Das Postulat der Einheit der Wissenschaften macht keinen Unterschied zwischen natur- und geisteswissenschaftlichen Forschungsgegenständen Lediglich Aussagen, die verifizierbar sind, sind sinnvoll Derartige »Protokollsätze« müssen beobachtbar sein Operationalisierung der Konzepte ist deshalb unabdingbar Ideal einer formalisierten, logischen Sprache Primat der empirisch experimentellen Methodik Ideal der Quantifizierbarkeit (auch bei der Untersuchung psychischer und sozialwissenschaftlicher Sachverhalte)	Die behavioristische Psychologie muss sich folglich auf das beobachtbare, auszählbare Verhalten beschränken und sich aller Spekulationen über bewusste und unbewusste Prozesse, die nicht beobachtbar, operationalisierbar und quantifizierbar sind, enthalten »Siegeszug des Behaviorismus« in der ersten Hälfte des 20. Jhs.) der Galileischen Forschungstradition und dem Ideal der Messbarkeit entsprechend sowie dem Descartes' schen Erkenntnisideal der »Mathesis universalis« mit den Kategorien des Maßes und der Ordnung wird die Prüfstatistik auch in der Psychologie zur Forschungsnorm	Später äußert er - trotz seines »szientistischen Missverständnisses« (Habermas) - Kritik an der Forderung nach experimentellen Beweisen für seine in der analytischen Situation gewonnenen Aufschlüsse über unbewusste Prozesse und zeigt die Unzulänglichkeiten der vorherrschenden Verhaltens-Psychologie auf.

Tab. 5.1: Überblick über wissenschaftstheoretische Strömungen im 19. und 20. Jahrhundert: einige Konsequenzen für die Psychologie sowie die Haltungen der Psychoanalyse – Fortsetzung

Wissenschafts-theoretische Strömung	Wichtigste Vertreter/Zeit	Charakterisierung	Konsequenzen für Erfahrungswissenschaften, wie z. B. Psychologie	Einstellung der Psycho-analyse hierzu
			Das Hempel-Oppenheim-Schema (»H-O-Schema«) der Erklärung und der Prognose gilt als Formalisierung verschiedener Formen von logischen Schlussfolgerungen	Damit begründet er ein »Sinn-Paradigma«, in dem hinter dem rational verstehbaren Sinn der sprachlichen Mitteilungen und Gebärden noch eine unbewusste Bedeutungsebene erschlossen wird, die sich auf körperliche (triebhafte) Prozesse bezieht Freud weiß bereits darum, dass ein ganzheitlicher Erkenntnisprozess ganz wesentlich von der Selbstreflexion des Erkennenden abhängig ist
Kritischer Rationalismus	Karl R. Popper	Kritische Analyse des Erkenntnis- und Wahrnehmungsprozesses: Die Beobachtung bildet nicht die Wirklichkeit ab, sondern sie ist immer schon konstruktiv	Die Unvermeidbarkeit des Beobachterstandpunkts in der Naturwissenschaft und damit auch in der Psychologie wird erkannt; über die verschärfte Kontrolle des Versuchsleiter-	Die Psychoanalyse bekommt von Popper und seinen Anhängern das Etikett aufgeprägt, dass sie nicht falsifizierbar sei, weil keine Erfahrung angegeben wird, an

und theoriebeladen, d.h. von vorgängigen Theorien über die Methode und dem zu erfassenden Gegenstand geprägt

Das Induktionsprinzip des Positivismus ist metaphysisch, denn es kann keine »Allsätze« rechtfertigen

Deshalb tritt an die Stelle der Induktion das Falsifikationsprinzip: Es soll ein ständiges Bemühen um Falsifikationen stattfinden: Alle Hypothesen müssen an der Erfahrung scheitern können

Methodischer Königsweg ist und bleibt dabei das Experiment

Ein infiniter Regress (»Fries'sches Trilemma) ist unvermeidbar, denn auch die experimentelle Methode beruht auf theoretischen Voraussetzungen; dieser Regress muss deshalb letztlich willkürlich beendet werden

Einflusses, der Demand-Charakteristiken des Experiments, des Beobachter-Bias wird dieser Subjektivität, dieser »persönlichen Gleichung« entgegenzuwirken versucht. Damit kann trotz dieser Einflüsse, die die Ergebnisse potenziell verfälschen und gefährden, an dem positivistischen Ideal der Objektivität festgehalten werden

Die Fisher'sche Logik des statistischen Hpothesentestens (lediglich Angabe der Irrtumswahrscheinlichkeit für die Verwerfung der Null-Hypothese) trägt diesen möglichen Einflüssen, die trotz Kontrolle geschehen, zusätzlich Rechnung

Die Psychologie wendet sich im letzten Drittel des 20. Jhs. von der Doktrin des nur beobachtbaren Verhaltens ab. Trotz dieser Wende zur Kognitionspsychologie bleibt sie aber in ihren Methoden letztlich doch

der Hypothesen scheitern können. Letztlich sei alles mit dem »Joker des Unbewussten« beweisbar

Diese Auffassung wird von dem Wissenschaftsphilosophen Adolf Grünbaum in den 80er Jahren widerlegt: Die Psychoanalyse sei sehr wohl falsifizierbar, habe ihre Hypothesen bislang aber noch zu wenig experimentellen Testverfahren unterzogen. Die nur klinische Erfahrung reiche hierfür nicht aus (Kritik an der »Junktim-Auffassung« Freuds). Vielmehr müssen außer-klinische Beweise v. a. experimenteller Art beigebracht werden. Damit wird von Grünbaum an einer sehr engen, kausallinearen Vorstellung der klassischen Positivisten

Tab. 5.1: Überblick über wissenschaftstheoretische Strömungen im 19. und 20. Jahrhundert: einige Konsequenzen für die Psychologie sowie die Haltungen der Psychoanalyse – Fortsetzung

Wissenschafts-theoretische Strömung	Wichtigste Vertreter/Zeit	Charakterisierung	Konsequenzen für Erfahrungswissenschaften, wie z.B. Psychologie	Einstellung der Psychoanalyse hierzu
		Auch der Kritische Rationalismus übt eine präskriptive Funktion aus	diesem Ideal treu. Denn die kognitiven Konstrukte müssen anhand ihrer verhaltensmäßigen Indikatoren erfass- und messbar sein. Deswegen ändert sich an der letztlich physikalistischen Methodik nur wenig	festgehalten. Für das Sinn generierende Verständnis in einem Erkenntnisrahmen, der die positivistische Subjekt-Objekt-Trennung transzendiert, fehlt ihm der persönliche Zugang
			Trotz vordergründig akzeptierter Kritik an der Abbildtheorie des Positivismus, ist deshalb der darin zum Ausdruck kommende naive Realismus (»wahr ist, was man wahrnehmen, d.h. objektiv messen und zählen kann«) bis heute in der Psychologie immer noch weit verbreitet. Denn eine Reflexion der Erkenntnisvoraussetzungen, der sozialen Konstruktion des positivistischen Methoden-Ideals findet nur sehr vereinzelt statt	Gleichwohl finden in der amerikanischen Ich-Psychologie viele empirische Untersuchungen i.S. psychologischer Forschungsmethodik statt. Die Psychoanalyse zählt in den 1950er, 60er und 70er Jahren zu der am häufigsten empirisch untersuchten humanwissenschaftlichen Disziplin

Kritik am Kritischen Rationalismus

Paradigmenkonkurrenz	Thomas S. Kuhn			

Wissenschaftlicher Fortschritt ergibt sich – wenn man die Wissenschaftsgeschichte einzelner Disziplinen anhand konkreter sozialpsychologischer Analysen untersucht und nicht nur »am Schreibtisch« wissenschaftstheoretische Programmatiken und Normen entwickelt - nicht aufgrund ständiger Falsifikationsbemühungen, sondern aufgrund der Konkurrenz von miteinander rivalisierenden Wissenschaftlergruppierungen (»Paradigmen«) und auch schlicht aufgrund des Ablebens einzelner Schulenbegründer

Wissenschaftssoziologische und sozialpsychologische Untersuchungen der Machtstrukturen von Wissenschaftsinstitutionen liefern Einblicke, wie Wissen erzeugt und tradiert wird jenseits des Mythos permanenter empirischer Verifikationen und Falsifikationen; derartige Untersuchungen finden aber nur sehr vereinzelt in der akademischen Psychologie statt

Allmähliche Auflockerung der strengen positivistischen Prüfkriterien

Zögerliche Zunahme der Legitimität anderer Verfahren als der des Experiments wie z. B. qualitativer Verfahren. Gleichwohl bleibt diesen eine randständige Existenzform vorbehalten. Sie gelten als »weiche« Methoden,

Untersuchung der institutionellen Bedingungen der Psychoanalyse; die Hegemonie der amerikanischen, überwiegend naturwissenschaftlich ausgerichteten Ich-Psychologie wird erschüttert; die klassische Metapsychologie Freuds wird weitgehend aufgegeben; eine Bevorzugung (tiefen-)hermeneutischen Sinnverstehens (Habermas, R coeur, Schafer), narrativer Wahrheitsfindung und ein Verzicht auf veridikale Rekonstruktionen der Vergangenheit treten an ihre Stelle.

Neben dem »hermeneutic turn« entwickelt sich aber auch eine Allianz von Psychotherapieforschern (Kächele, Leuzinger-Bohleber, Sandell u. v. a.)

Tab. 5.1: Überblick über wissenschaftstheoretische Strömungen im 19. und 20. Jahrhundert: einige Konsequenzen für die Psychologie sowie die Haltungen der Psychoanalyse – Fortsetzung

Wissenschaftstheoretische Strömung	Wichtigste Vertreter/Zeit	Charakterisierung	Konsequenzen für Erfahrungswissenschaften, wie z. B. Psychologie	Einstellung der Psychoanalyse hierzu
			mit denen sich keine Forschungskarriere begründen lässt	Allmähliche Entstehung eines Schulen-Pluralismus
Theorie der Forschungsprogramme	Imre Lakatos	Wissenschaftliche Forschungsprogramme haben einen veränderungsresistenten Kern, der sich mittels eines Gürtels von Hilfstheorien unangreifbar gegen allzu rasche Veränderungen macht Empirische Tests betreffen nie das Forschungsprogramm als Ganzes, sondern nur einzelne Teilhypothesen; es erfolgen dann »ad-hoc-Modifikationen« der Theorien	Die empiristischen Kriterien des Präzisionsfetischismus und der letztlich dysfunktionalen Formalisierungsmethoden innerhalb der nomothetischen Psychologie werden zwar kritisiert (z. B. Herrmann 1971), diese Kritik trägt aber nur wenig dazu bei, die psychologische Forschung von den selbst auferlegten Fesselungen zu befreien. Datenerhebung und Datenanalyse bleiben weiterhin überwiegend einem einseitig quantitativen Ansatz verpflichtet	Die bisherige Annahme einer engen Verzahnung von psychoanalytischen Konzepten und Praxis wird aufgelockert; die therapeutische Praxis generiert eigene Erkenntnisse. Psychoanalytische Interventionen wie z. B. Übertragungsdeutungen müssen deshalb nicht aus empirisch überprüften Konzepten abgeleitet werden; dennoch muss die Theorie- und Konzeptabhängigkeit der Praxis (implizite und explizite Theorien) kontinuierlich reflektiert und beforscht werden;

Position	Vertreter				
Epistemischer Anarchismus (»against method – anything goes«)	Paul Feyerabend	Wissenschaft funktioniert ergiebiger, wenn sie von normativen Vorgaben befreit wird Wissenschaft ist zudem eine Kultur unter vielen	Die Angriffe auf die nomothetische Psychologie, die nach überall geltenden Gesetzmäßigkeiten psychologischen Verhaltens strebt, werden in den 1980er und 90er Jahren heftiger. Teilweise werden sie mit einer Verstärkung positivistischer Forschungsnormen beantwortet. Als Gegenbewegung gewinnen qualitative Verfahren weiter an Aufwind, denen es anfänglich jedoch noch oftmals an Transparenz der einzelnen Verfahrensschritte und ihrer Argumentationszugänglichkeit mangelt	Die psychoanalytische Schulenvielfalt nimmt weltweit zu; nachdem es keine »psychoanalytische Leitkultur« wie die nordamerikanische Ich-Psychologie mehr gibt, existieren diverse Auffassungen z. B. über die Rekonstruierbarkeit unbewusster Prozesse nebeneinander	
Ende der positivistischen Einheitswissenschaft	Hilary Putnam u. a.	Der Popper'sche Falifikationismus ist kein Erkenntnisideal von Wissenschaftlern mehr, die etwas entdecken wollen; sein kultureller Machtanspruch ist gebrochen	Es kann nicht länger an einem einheitlichen Erfahrungsbegriff der Wissenschaften festgehalten werden; es existiert vielmehr eine Vielfalt wissenschaftlicher Methoden, die	In der psychoanalytischen Psychotherapieforschung kommt es zu einem Verzicht auf eine Monokultur ausschließlich quantitativer Methoden; stattdessen wird eine multi-methodische und -methodologische Herangehensweise favorisiert (»mixed-methods-approach«)	Vor allem das szenische Verstehen wird zur konstitutiven Methode, der das herkömmliche Erklären und Sinnverstehen unterzuordnen sind. Daneben existieren

Tab. 5.1: Überblick über wissenschaftstheoretische Strömungen im 19. und 20. Jahrhundert: einige Konsequenzen für die Psychologie sowie die Haltungen der Psychoanalyse – Fortsetzung

Wissenschaftstheoretische Strömung	Wichtigste Vertreter/Zeit	Charakterisierung	Konsequenzen für Erfahrungswissenschaften, wie z. B. Psychologie	Einstellung der Psychoanalyse hierzu
Nichtstattfinden des Falsifikationismus Übergang zu disziplinspezifischen Methodologien und Methoden, die dem jeweiligen Forschungsgegenstand angemessen sind		Das Axiom der Einheitswissenschaft (»Szientismus«) wird endgültig aufgegeben; Physik ist nicht länger das Leitbild für alle Wissenschaften Auch Naturwissenschaften operieren mit »quasi-empirischen« Methoden	disziplinspezifisch sind. Nur sehr allmählich findet allerdings diese Erkenntnis auch in die akademische Psychologie Eingang	»extraklinische« Methoden, mit denen »Offline«-klinische, behandlungstechnische, entwicklungspsychologische und sozialpsychologische Forschung durchgeführt und mit den Befunden der »Online«-Forschung abgeglichen wird Die Ausschließlichkeit des hermeneutischen Vorgehens wird somit zugunsten einer multimethodologischen Vorgehensweise beendet

Box 5.1: Einheitswissenschaftlicher Standpunkt

Einheitswissenschaftlicher Standpunkt

Bezeichnet ein Ideal des Positivismus, alle Wissenschaften mit derselben naturwissenschaftlichen Methodik untersuchen zu können, egal ob es sich um unbelebte Materie, tierische Organismen, Menschen oder kulturelle Produktionen handelt. Lange Zeit bildete diese Auffassung die Säule der positivistischen und neopositivistischen Wissenschaftstheorie. Seit geraumer Zeit wird der Standpunkt einer Einheitswissenschaft mit differenzierten Argumenten widerlegt.

Die meisten klassischen Auseinandersetzungen um eine eigenständige Methode der sog. Geisteswissenschaften (wie z.B. Diltheys Programm: »die Natur erklären wir, die Seele verstehen wir«) haben sich aber aus heutiger Sicht als zu einfach herausgestellt.

Jahrzehntelang dominierte ein einseitiger Objektivitätsanspruch, der eine empiristische Forschungspraxis mit sich brachte. Die damit einhergehende Entsubjektivierung führte zwangsläufig zu einem Maschinenmodell des Menschen und zu einer Norm-Versuchspersonen-Psychologie (die zumeist aus Studierenden der Psychologie bestand). Zwar konnte die Popper'sche Auffassung von der Theoriegeleitetheit jedweder Methode zu ein wenig mehr Reflexion bei methodologischen Fragestellungen führen, aber in der Praxis änderte sich dadurch wenig. Auch die Kuhn'sche Reflexion über pragmatische und wissenschaftsgeschichtliche Dimensionen änderte im Wissenschaftsverständnis so gut wie nichts. Verbandsfunktionäre, Methodenlehrbücher, curriculare Inhalte und Habilitationskriterien waren auf ein Forschungsverständnis eingeschworen, das sich im Nachhinein als Sackgasse psychologischer Forschung herausgestellt hat. Wenn nicht von vielen Seiten eine Erschütterung dieses letztlich unreflektierten Objektivitätsanspruchs erfolgt wäre, würde dieses immer noch vorherrschen. Denn es wies ohne Zweifel Vorteile auf: Ohne wirklichen psychologischen Sachverstand konnte man von außen, lediglich aus einer »Dritte Person-Perspektive« Forschung betreiben; statistische Methoden und Prüfkriterien ersetzten eine genuin psychologische Annäherung an den Forschungsgegenstand; der entsubjektivierende Zugang beließ den Forscher in sicherer Distanz; maschinell durchführbare und computerisierbare Methoden erzeugten in relativ kurzer Zeit große Datenmengen, die sich trefflich zur Produktion von Forschungsoutput eigneten; statistisch aufbereitete Tabellen und Messreihen bei minimaler Theorie und Konzeptforschung erweckten den Eindruck großer naturwissenschaftlicher Entdeckungen. Der Wissenschaftsphilosoph Imre Lakatos (1974) hat deshalb die in diesen Jahren vorherrschende empiristische Forschungspraxis als »intellektuelle Pollution« bezeichnet und die Frage aufgeworfen, »ob die Funktion von statistischen Techniken in den Sozialwissenschaften nicht vor allem darin besteht, dass sie einen Mechanismus liefern, der Scheinbestätigungen und den Anschein ›wissenschaftlichen Fortschritts‹ an Stellen produziert, wo sich in Wirklichkeit nur pseudointellektueller Mist anhäuft« (S. 170). So stellten sich z. B. die mittels dieser Methodik produzierten Forschungsergebnisse des als einer der größten Psychologen des 20. Jahrhunderts gefeierten Hans-Jürgen Eysenck, eines engagierten Psychoanalyse-Gegners, 30 bis 40 Jahre später als größtenteils unhaltbar heraus.

Kurzum: Wissenschaftlergemeinschaften mit bestimmten methodologischen und methodischen Auffassungen definieren Machtansprüche und Seilschaften, sichern Karrieren und Forschungsgelder für Gleichgesinnte, fördern Zitierkartelle und führen in der Gegenwart zu der Absurdität von szientometrischen Maßstäben. Für den außen stehenden Laien bleibt diese wirkliche Erkenntnis verhindernde Forschungspraxis zumeist unerkannt. Im besten Fall wird sie eines Tages stillschweigend aufgegeben, denn eine öffentliche Reflexion käme einem beschämenden Eingeständnis gleich.

Der Glaube, Wissen als absolute Wahrheit etablieren zu können, war wohl ohnehin eine männliche Illusion im Patriarchat. Das als absolut wahr angesehene Wissen half die Vormachtstellung des Mannes zu festigen, nicht umsonst wurden damals noch Frauen von der Wissenschaft ferngehalten. Mittels komplizierter als männlich definierter Prüfkriterien wurde der Anspruch auf wahres Wissen verteidigt. Es kam deshalb schon einer ziemlichen Revolution gleich, als Karl Popper die Theorieabhängigkeit der experimentellen Prüfkriterien, das sog. Fries'sche Trilemma, aufzeigte (Mertens, 1975). Noch bestürzender reagierten viele Wissenschaftler, als der französische Philosoph Michel Foucault den männlichen Anspruch auf Allgemeingültigkeit angeblich unverbrüchlicher sozialer und psychologischer Gesetzmäßigkeiten dekonstruierte und die Abhängigkeit all unserer gesellschaftlichen Routinen und kulturellen Gepflogenheiten von männlichen Machtstrukturen aufdeckte.

5.3 Gedanken zur Pluralität von Wissenschaftsformen

Im Unterschied zu der Doktrin einer positivistischen Einheitswissenschaft verfügt jede Disziplin über ihre eigenen Methoden, welche die »Empirie« auf je eigene Weise konstituieren (Godfrey-Smith, 2003, Hampe, 2000, 2001, 2004). Diese Methoden müssen im Verbund mit Praktikern auf ihre Angemessenheit hin überprüft werden. Auch Praktiker sind somit aufgerufen, sich über die Angemessenheit z. B. einer Offline-Forschung Gedanken zu machen. Allzu lange wurde diese Betätigung allein den Psychotherapieforschern überlassen. Vielleicht waren die Praktiker aber auch resigniert, weil sie sich gegenüber den lautstarken Verfechtern einer positivistischen Wissenschaftsauffassung, die noch dazu von der populärpsychologischen Medienmeinung kräftig unterstützt wurde, ohnehin keine Chancen ausgerechnet haben. Aber nachdem sich die derzeitige wissenschaftstheoretische Auffassung zu verändern beginnt, werden auch die »Grünbaums« allmählich verstummen.

Es wäre wünschenswert, wenn sich die zum Beispiel von dem Philosophen Michael Hampe ausgearbeitete Erkenntnis der Pluralität von Wissenschaftsformen allmählich in den Köpfen konservativer Wissenschaftstheoretiker durchsetzen könnte: Während diese immer noch davon ausgehen, dass nur grundlagentheoretisches Wissen, das im experimentellen Labor gewonnen wird, den Namen exakte Wissenschaft verdient, während jegliches Wissen, das im Feld erworben wird, demgegenüber minderwertig ist, weist dieser Autor überzeugend auf, dass wissenschaftliche Erfahrung immer durch *diszipliniertes Handeln* gewonnen wird – egal ob es sich hierbei um die sorgfältige Durchführung eines Experiments im Labor oder um das disziplinierte Zuhören im psychoanalytischen Dialog handelt.

Es kann also nicht (nur) darum gehen, lediglich – wie in der Vergangenheit übrigens dennoch reichlich geschehen (z. B. Hau, 2008) – eine experimentalpsychologische Überprüfung psychoanalytisch klinischer Theorien vorzunehmen, um damit endlich die Wissenschaftlichkeit psychoanalytischer Hypothesen nachzuweisen, wie dies beispielsweise Grünbaum für die Anerkennung der Psychoanalyse als Wissenschaft gefordert hat, sondern statt dessen die psychoanalytische Epistemologie als diszipliniertes Handeln weiter zu verfeinern. Mit diesem Wissen können Psychoanalytiker selbstbewusst den interdisziplinären Diskurs bestreiten.

Es wäre nun aber ein Missverständnis, würde man daraus den Schluss ziehen, dass die Psychoanalyse nur eine tiefenhermeneutische Methode brauche, die allein aufgrund qualitativer Einzelfallstudien zu ihrem Wissen gelange. Nein, die Psychoanalyse benötigt beides: Sowohl die tiefenhermeneutische Erforschung unbewusster Sinnzusammenhänge mittels der genuin psychoanalytischen Methode (s. ▶ Kap. 1) als auch die naturwissenschaftliche Erforschung der dem szenischen Verstehen zugrunde liegenden theoretischen Voraussetzungen (z. B. Zachrisson & Zachrisson, 2005).

Psychoanalytikern ist mit der Kombination von klinisch-professionellem Wissen, extraklinischer Forschung, grundlagenwissenschaftlicher und interdisziplinärer Forschung sowie kontinuierlicher Berücksichtung und Analyse der ökonomischen und soziokulturellen Bedingungen mittlerweile ein Forschungsunternehmen gelungen, das einzigartig ist. Vor allem das Sigmund-Freud-Institut in Frankfurt mit Marianne Leuzinger-Bohleber und Rolf Haubl als Doppelspitze hat diesen wissenschaftssoziologisch innovativen Forschungstypus in den letzten Jahren sehr gefestigt und der deutschen Psychoanalyse international erstmalig ein hohes Ansehen verschafft.

5.4 Wird das Bemühen um Objektivität in der Psychoanalyse überflüssig?

In der relationalen und sozialkonstruktivistischen Psychoanalyse, die in der Gegenwart ein immer größeres Terrain innerhalb des psychoanalytischen Mainstreams einnimmt, gilt die wissenschaftliche Überprüfung von analytischen und therapeutischen Prozessen eher als verzichtbar, wenn nicht sogar als ein befremdlicher Eingriff von außen, weil sie der relationalen Erkenntnistheorie mit ihrem hermeneutischen Verständnis auf keinen Fall gerecht werden kann.

Andere Psychoanalytiker sind aber angesichts dieser postmodernen Kritik an den herkömmlichen neopositivistischen Idealen eher besorgt, weil mit dem Verzicht auf Forschung der »Beweisbarkeit«

psychoanalytischer Konzepte der Boden entzogen würde und die Psychoanalyse in einer ohnehin skeptischen bis ängstlichen Öffentlichkeit nicht mehr mit »Wissenschaftlichkeit« wie z. B. mit Nachweisen des unbewusst arbeitenden Gehirns mittels moderner bildgebender Verfahren punkten könnte.

Mit der durchaus berechtigten Kritik am Objektivismus und Szientismus der Moderne muss nun aber keineswegs das Streben nach empirischer Forschung und wissenschaftlicher Objektivität diskreditiert werden (s. Whitebook, 2006). Im Gegenteil, das Streben nach Objektivität, nach wissenschaftlich legitimierbarer Erkenntnis bleibt weiterhin wichtig. Der »Erkenntnisgegenstand«, der begehrende, egoistisch wollende, in seinen Absichten und Zielsetzungen so leicht von äußeren Phänomenen beeinflussbare, mitunter irrationalen Wünschen folgende und dann doch wieder vernünftig und solidarisch handelnde Mensch, sollte nun aber ungleich komplexer betrachtet werden als in der empiristischen Wissenschaftsphilosophie, wie sie beispielsweise von der akademischen Psychologie immer noch als Ideal vertreten wird. Mit dieser dialektischen Haltung, zwischen den Ansprüchen der Moderne und den zu pauschal ausfallenden Kritikpunkten und Zurückweisungen der Postmoderne zu vermitteln, wird der Erkenntnisprozess zwar schwieriger, aber auch wirklichkeitsnäher.

Was nach Whitebook nunmehr ansteht, gleichsam als Kritik sowohl am Szientismus als auch an den postmodernen Übertreibungen, ist die Ausarbeitung einer Epistemologie, in der die Möglichkeit von Objektivität durchaus erwogen wird, ohne hierbei jedoch auf den zu einfach gestrickten Objektivismus des logischen Empirismus zurückgreifen zu müssen.

Der Niedergang des Objektivismus ist also nicht als Endpunkt zu betrachten, wie man dies bei einem Teil der relationalen Psychoanalytiker in der Gegenwart als Haltung und Überzeugung antreffen kann, sondern nur als eine Zwischenetappe, von der her ein neues Verständnis von Objektivität, ein »post-objektivistisches Konzept der Neutralität« (Whitebook, 2006, S. 1023) zu erarbeiten ist.

Neben der bekannten Definition von Objektivität als intersubjektiver Zugänglichkeit und Beweisbarkeit unterscheidet Whitebook in Anlehnung an den in Cambridge und Yale lehrenden Philosophen und Psychoanalytiker Jonathan Lear (2003) eine zweite, für das psychoanalytische Verständnis von Objektivität bzw. Neutralität nunmehr zentrale Bestimmung. Diese besteht in der psychoanalytischen Praxis darin, das

»Objekt« der Erkenntnis, den Patienten in seiner Objektivität zu begreifen. Dies schließt Achtung vor seiner Einzigartigkeit als Individuum genau so ein wie Respekt vor dem letztlich Unauslotbaren seiner unbewussten Prozesse in ihm. Diese Haltung lässt jedes Bestreben nach Subsumption des jeweiligen individuellen Lebens unter einige diagnostische Kategorien sowie unter scheinbar bewährte psychodynamische und psychogenetische Regelmäßigkeiten als verfehlt betrachten und macht deutlich, dass mit diesem Konzept von Objektivität etwas anderes gemeint ist als die herkömmliche szientistische Auffassung, der es letztlich um die Kontrollierbarkeit ihres »Erkenntnisgegenstandes« geht.

Zusammenfassung

In diesem Kapitel wurde aufgezeigt, wie sich im 20. Jahrhundert Auffassungen darüber, was gute Wissenschaft ausmacht, verändert haben. Gleichwohl hat die akademische Psychologie an dem veralteten positivistischen Bezugsrahmen mit seinem empiristischen Fundamentalismus und dem Postulat der Einheitswissenschaft festgehalten und dies trotz zahlreicher Veränderungen in den Natur- und Lebenswissenschaften. Die Psychoanalyse, die anfänglich ebenfalls noch herkömmlichen Wissenschaftnormen anhing, hat sich erst in der zweiten Hälfte des 20. Jahrhunderts einem methodischen Pluralismus im Dienste einer Gegenstandsangemessenheit zugewandt. Der gänzlichen Aufgabe einer empirisch quantitativen Forschung, wie dies einige relationale und sozialkonstruktivistische Psychoanalytiker befürworten, wird die Auffassung entgegengehalten, dass diese – neben hermeneutischen Einzelfallstudien – unverzichtbar bleibt. Allerdings sollte an die Stelle eines einseitigen und überholten Wissenschafts- und Methodenverständnisses die neuere Erkenntnis von der Pluralität von Wissenschaftsformen treten.

Literatur zur vertiefenden Lektüre

Giampieri-Deutsch P. (Hrsg.) (2006). *Psychoanalyse im Dialog der Wissenschaften. Band 1: Europäische Perspektiven.* Stuttgart: Kohlhammer.

Hampe, M. (2004). Pluralität der Wissenschaften und Einheit der Vernunft – Einige philosophische Anmerkungen zur Psychoanalyse. In M. Leuzinger-Bohleber, H. Deserno & S. Hau (Hrsg.), *Psychoanalyse als Profession und*

Wissenschaft. Die psychoanalytische Methode in Zeiten wissenschaftlicher Pluralität (S. 17–32). Stuttgart: Kohlhammer.

Leuzinger-Bohleber, M. & Fischmann, T. (2006). What is conceptual research in psychoanalysis? *International Journal of Psychoanalysis*, 87, 1355–1386.

Nissen, P. (2012). Hat die Psychoanalyse die Struktur einer wissenschaftlichen Theorie? *Psyche – Z Psychoanal*, 577–605.

Poscheschnik, G. (Hrsg.) (2005). *Empirische Forschung in der Psychoanalyse. Grundlagen – Anwendungen – Ergebnisse.* Gießen Psychosozial (v. a. Vorwort, S. 11–59).

Schülein, J. A. (2002). *Die Logik der Psychoanalyse. Eine erkenntnistheoretische Studie.* Gießen: Psychosozial.

Strenger, C. (2013). Why psychoanalysis must not discard science and human nature. *Psychoanalytic Dialogues*, 23, 197–210.

Fragen zum weiteren Nachdenken

- Wie lässt es sich erklären, dass die klassische wissenschaftstheoretische Norm der Objektivität, die für die Erforschung unbelebter Materie sinnvoll ist, auch für die Humanwissenschaft eine derartige Geltung erlangen konnte?
- Warum gibt es immer noch ein starkes Sträuben gegen die Pluralität von Wissenschaftsformen, die jeder humanspezifischen Disziplin, so auch der Psychoanalyse, eigene Geltungsbegründungen zugesteht?
- Warum ist es sinnvoll, psychoanalytische Erkenntnisse nicht nur intern zu validieren, sondern auch externe Validierungen mittels naturwissenschaftlicher Methodik und einschlägiger Disziplinen vorzunehmen?

6 Psychoanalytische Psychotherapieforschung

Einführung

In psychoanalytischen Therapien, vor allem wenn diese länger dauern, kommen in der Regel Konflikte, Leidenschaften und Gefühle von starker Intensität zum Ausdruck, die in dieser Dichte und Tiefe mit keiner anderen Methode gewonnen werden können. Allenfalls gelingen guten Schriftstellern vergleichsweise minutiöse Beschreibungen des menschlichen Erlebens in all seinen Facetten und Spielarten.

Was kann Psychotherapieforschung, die ihren »Gegenstand« von außen, sozusagen offline, erforscht, von den Innenwelten der beiden Beteiligten erfahren? Lässt sich ein Therapiegeschehen, das größtenteils unbewusst abläuft, überhaupt beforschen? Oder müssen sich Therapieforscher auf die Erfassung des Ergebnisses, des Outcome beschränken? Seit den 1930er-Jahren, beginnend mit Otto Fenichels Aufzeichnungen am damaligen Berliner Psychoanalytischen Institut, gibt es in der Psychoanalyse Statistiken über die Behandlungserfolge und erste Ansätze zur genaueren Beforschung von analytischen Therapien.

In diesem Kapitel werden nach einem kurzen Überblick über die Outcome-Forschung die politischen Hintergründe des Kampfes um die »erfolgreichsten« Therapieverfahren, die mittlerweile vier Generationen analytischer Psychotherapieforschung, die gegenwärtigen methodischen Anliegen und Streitpunkte sowie die Prozessforschung skizziert. Dabei wird deutlich werden, dass die herkömmliche gruppenstatistische Methodik durch eine Einzelfallanalyse ergänzt werden muss, weil vor allem durch diese ein differenzierter Einblick in die während einer Therapie sich einstellenden Veränderungen erreicht werden kann. Die herkömmliche Fallstudie wird somit offline durch Methoden der psychodynamischen Prozessforschung ergänzt, über die die Psychoanalyse seit etwa 30, 40 Jahren in großer Anzahl verfügt.

Die psychoanalytische Prozessforschung ist zweifelsohne ein faszinierender Forschungsbereich, der auch zum Überdenken und zur Infragestellung von manchen Selbstverständlichkeiten führt. Mit ihrer immer größeren Feinauflösung stellen ihre Vorgehensweisen und Ergebnisse auch für den Praktiker mittlerweile interessante Themen dar. Allerdings bringt der Druck zur Verwissenschaftlichung der Psychotherapie, die sich seit einigen Jahren immer stärker den Imperativen der evidence based medicine (EBM) anpassen muss, auch einige Auswüchse mit sich. Eine Glosse soll auf die Gefahren einer Psychotherapieforschung aufmerksam machen, die sich zu stark ausschließlich dem Zeitgeist, mit einer alle Lebensbereiche immer stärker erfassenden Ökonomisierung mit den Kriterien der Rationalisierung und Effizienz im Marktgeschehen verschreibt. Ein Beispiel über eine Prozess-Outcome-Studie beendet dieses Kapitel.

Lernziele

- Beantworten können, welche Motive hinter dem Vorwurf stehen, die Psychoanalyse habe ihre Therapien nicht ausreichend beforscht
- Kennenlernen der Meta-Analyse von Grawe und Mitarbeitern sowie einige ihrer Folgen
- Differenzieren lernen zwischen den verschiedenen Forschungsdomänen der Psychoanalyse
- Erkennen, dass Forschung nicht nur aus Anwendung von empirischen Methoden besteht, sondern auch und zunächst einmal aus Konzeptforschung
- Anhand eines Beispiels verdeutlichen können, dass Konzeptforschung unumgänglich ist, soll Forschung nicht nur aus ad hoc generierten Fragestellungen bestehen
- Die Notwendigkeit erkennen, Konzeptforschung auch mit interdisziplinärer Forschung zu verbinden
- Die Anliegen der verschiedenen Generationen der psychoanalytischen Psychotherapieforschung kennenlernen

- Anhand einer Glosse die inhumanen Auswirkungen und Trends einer lediglich an ökonomischen Kriterien festgemachten Effizienz erkennen
- Einen Einblick in die Komplexität einer Prozess-Outcome-Studie gewinnen

6.1 Psychoanalytische Psychotherapieforschung: Ein kurzer Rückblick

Psychoanalytikern wird oftmals von Außenstehenden und in den Medien der Vorwurf gemacht, ihre Therapien gar nicht oder zumindest nicht ausreichend zu beforschen. Nicht bekannt ist offenbar dabei, dass die Psychoanalyse schon zu Freuds Lebzeiten beforscht wurde und dass Therapeuten aller Richtungen nach jahrzehntelanger Psychotherapieforschung in den 1970er-Jahren zu dem Schluss kamen, alle Psychotherapien seien in vergleichbarer Weise wirksam, was mit dem Motto aus Alice im Wonderland, »alle haben gewonnen, und alle haben einen Preis verdient«, als das sog. »Dodo Bird Verdikt« bezeichnet worden ist (Luborsky et al., 1975), das erstmals bereits von Rosenzweig in den 1930er-Jahren so genannt worden war. Dieses Ergebnis setzte einen vorläufigen Schlusspunkt unter die zumeist heftig geführte Diskussion, welche Therapieverfahren, die Verhaltenstherapie oder die psychodynamischen/psychoanalytischen Verfahren, wirksamer seien. Deshalb erschien in den darauf folgenden Jahren der weitere und wiederholte Nachweis ihrer Wirksamkeit nicht länger ein vorrangiges und sehr ergiebiges Anliegen zu sein. Dies begann sich erst wieder in den 1990er-Jahren zu ändern, als sich verhaltenstherapeutische Standesfunktionäre und Hochschullehrer hierzulande immer stärker gegen die Privilegierung der psychoanalytischen Psychotherapeuten zu wehren begannen. Denn diese bekamen ein deutlich höheres Behandlungskontingent im Rahmen der Kassenärztlichen Versorgung zugesprochen.

Zur Erinnerung: Im Jahr 1967 wurden die ersten Psychotherapie-Richtlinien in Kraft gesetzt und die analytische Psychotherapie und die tiefenpsychologisch fundierte Psychotherapie wurden in den Leistungs-Katalog der Reichsversicherungsordnung aufgenommen. Im Jahr 1987 beschloss der Bundesausschuss für Ärzte und Krankenkassen, auch die

Verhaltenstherapie zum Bestandteil der Psychotherapie-Richtlinien zu machen.

Die Kampfschrift des Berner verhaltenstherapeutisch orientierten Psychotherapieforschers Klaus Grawe, die er mit einem Team von 18 Mitarbeitern verfasste, *Psychotherapie im Wandel. Von der Konfession zur Profession* enthielt eine umfangreiche Meta-Analyse. Aufgrund der Sichtungen und statistischen Vergleiche nahezu aller seit Jahrzehnten durchgeführten Wirksamkeitsstudien der bekanntesten Therapieschulen kam Grawe zu dem Schluss, dass die kognitiv-behaviorale Therapie im Durchschnitt hochsignifikant wirksamer sei als die psychoanalytische Therapie und die Gesprächstherapie, von den übrigen Therapieverfahren ganz zu schweigen (1993, S. 670).

Seitdem ist der Streit darum, welches Therapieverfahren nun wirklich einen Preis verdient hat, wieder erneut entfacht worden. Es entstanden nicht nur Erwiderungen und Widerlegungen aufgrund des Nachweises statistischer Fehlschlüsse in den meta-analytischen Berechnungen von Grawe (z. B. Rüger, 1994), sondern auch ein noch gründlicheres Nachdenken über die Ziele der Psychotherapieforschung im Allgemeinen (z. B. Kriz, 2004, Mertens, 2004). Der sog. Grawe-Effekt hatte einige Auswirkungen: Die weniger erfreulichen waren, dass in populären Tages- und Wochenzeitungen Grawes Ergebnisse plakativ und sensationserheischend veröffentlicht wurden: »Hat sich in 25 Stunden Ihre Symptomatik noch nicht verbessert, sind Sie gut beraten, Ihre Couch zu verlassen und sich zu einem kompetenten Verhaltenstherapeuten zu begeben.« Es hat einige Jahre seriöser Auseinandersetzung erfordert, bis auch aus neurowissenschaftlicher Sicht nachgewiesen werden konnte, dass psychische Erkrankungen in vielen Fällen eine längere Zeit der Therapie benötigen. Eine weitere, auch durch Meta-Analysen belegbare Erkenntnis war, dass es in allen untersuchten Psychotherapieverfahren gemeinsame Wirkfaktoren gibt (Wampold, 2001). Der wichtigste davon scheint zu sein, ob und wie es dem jeweiligen Psychotherapeuten gelingt, eine auf seinen jeweiligen Patienten abgestimmte individuelle Beziehungsgestaltung vorzunehmen – und dies jenseits von Manualen und allzu wörtlich genommenen verfahrensspezifischen Techniken. Wenn man diese vom Beziehungskontext abstrahiert, was ohnehin nur auf relativ artifizielle Weise geschehen kann, erklären diese einen minimalen Varianzanteil, dessen Schätzungen von zwei bis zehn Prozent schwanken. Wie komplex aber die Beziehung und vor allem auch ihre Gestaltung und der Umgang damit sind, wird weiter unten noch ausgeführt.

Es gibt keine Studien darüber, ob die Anzahl analytischer Langzeittherapien durch die Kampagne von Grawe abgenommen hat. Im Jahr 2009 betrug der prozentuale Anteil der analytischen Psychotherapie an der therapeutischen Versorgung ca. sechs, der Anteil der tiefenpsychologisch fundierten Psychotherapie lag bei 47 und der Anteil der verhaltenstherapeutischen Verfahren bei ebenfalls etwa 47 Prozent. Diese Leistungen wurden in Deutschland von ca. 21.800 Psychotherapeuten im Rahmen der Richtlinien-Psychotheraie erbracht (Rüger et al., 2012).

Eine weitere, dieses Mal positive Folge war, dass hierzulande einige neue hochkarätige psychoanalytische Untersuchungen und Meta-Analysen gestartet wurden, wie z.B. von Cord Benecke, Dorothea Huber und Günter Klug, Falk Leichsenring, Marianne Leuzinger-Bohleber, Gert Rudolf, deren Ergebnisse seitdem erneut bekräftigt haben, dass analytische Psychotherapien wirksam sind, möglicherweise sogar nachhaltigere Wirkungen erzielen als die kognitiv-behavioralen Verfahren (s. den geplanten Bd. »Psychoanalytische Forschung«).

6.2 Forschung ist keineswegs nur Psychotherapieforschung

Selbst Psychoanalytiker verstehen manchmal unter Forschung weitgehend nur die Beforschung von Psychotherapien. Das ist aber eine zu einseitige Sichtweise. Zwar gründet der Schwerpunkt der Psychoanalyse in den Erfahrungen von Praktikern, aber diese besteht keineswegs nur aus dem therapeutischen Tun. Forschung muss sich vielmehr auch auf die Grundlagen beziehen, wie zum Beispiel auf klinische, entwicklungs-, sozial- und allgemeinpsychologische Fragestellungen. Was und auf welche Weise nehmen Menschen unbewusst wahr und wie werden diese unbewussten Perzepte weiter verarbeitet? Welcher Logik folgen unbewusste Denkprozesse? Welche Folgen haben Affekte, die lediglich körperlich, z.B. als somatische Symptome erlebt werden können? Inwieweit prägen frühkindliche Traumatisierungen das weitere Erleben und vieles andere mehr.

Um aber sinnvoll diese Grundlagen- und Psychotherapieforschung betreiben zu können, ist Konzeptforschung unumgänglich. Denn Forscher müssen wissen, auf welche Konzepte sie sich stützen können. Folgendes Beispiel kann dies verdeutlichen:

Lange Zeit wurde in der psychoanalytischen Behandlungstechnik der Schwerpunkt auf die Deutung und Bewusstmachung unbewusster Inhalte gelegt. Es war zudem überwiegend die Pathologie des Patienten, die in einem eher medizinischen Verständnis den Fokus der klinischen und behandlungstechnischen Praxis bildete. Auch wenn es bereits von Freud Überlegungen zum wichtigen Stellenwert der Beziehung und zur Person des Therapeuten gab, hat es in der Psychotherapieforschung doch geraume Zeit gedauert, bis geeignete Instrumente entwickelt wurden, um diesen zentralen Einflussgrößen gerecht zu werden. Vor allem mit der Berücksichtigung der Beziehung wird die Psychotherapieforschung seit geraumer Zeit praxisnäher.

Worin aber besteht genau die Beziehung? Wie wird diese konzeptuell bestimmt? Ist es die reale Beziehung? Die Arbeitsbeziehung? Die Übertragungsbeziehung? Ein Mixtum compositum?

Und überträgt auch der Analytiker? Wie ist es um seine reale Beziehung und um sein Bearbeitenwollen seiner eigenen Gegenübertragungen und Gefühle bestellt, die in ihm wachgerufen werden? Was davon wird ihm bewusst? Einen Teil seiner Gegenübertragung, die die Beziehung beeinflusst, kann er sich bewusst machen, aber welchen Einfluss üben seine verdrängten, dissoziierten, nicht mentalisierten und subsymbolischen Erfahrungen aus, die sich unbemerkt in nonverbalen und verbalen Kommunikationen äußern und mit denjenigen seines Patienten in Interaktion treten? Und wie unterscheidet sich die analytische Beziehung von einer alltäglichen Beziehung zwischen zwei Menschen? Spielen der so genannte Interaktionsvorbehalt des Analytikers und seine Neutralität eine Rolle, wenn es um die unbemerkten Mitteilungen und nicht-bewussten Wahrnehmungen der beiden geht?

Der herkömmliche Fallbericht, in dem eine Analytikerin aus der Erinnerung darüber berichtet, wie sie die Beziehung zu ihrem Patienten erlebt hat, erfasst davon in der Regel nur einen relativ kleinen Ausschnitt, nämlich das, was ihr aus dem Gesamt der Beziehungsphänomene bewusst geworden ist (Bucci, 2007). Und die verschiedenen psychoanalytischen Theorierichtungen stimmen keineswegs darin überein, wie denn nun die Beziehung im Detail zu definieren ist.

Gibt die Psychotherapieforschung hierauf eine Antwort? Von ihr wird zum Beispiel entweder das Arbeitsbündnis per Fragebogen seitens des Patienten, aber auch von beiden erfasst und/oder die Übertragung des Patienten einzuschätzen versucht, für die es eine Anzahl von Verfahren gibt, wie z. B. das Zentrale Beziehungs-Konflikt-Thema (ZBKT) von Luborsky und/oder die Erfassung der Gegenübertragung zumeist durch eine Selbsteinschätzung seitens der Therapeutin. Ebenso ist es möglich, die Mimik und Gestik beider Beteiligten zu registrieren und Kommentare darüber anfertigen zu lassen, wie die Analytikerin Übertragung und Gegenübertragung erlebt hat. Damit lässt sich durchaus ein objektivierendes Bild der therapeutischen Beziehung gewinnen.

Welcher Beziehungsausschnitt mit welcher Methode aber auch immer erhoben wird, in jedem Fall ist es unerlässlich, dass zuvor eine Definition der therapeutischen Beziehung erfolgt und geklärt worden ist, welchen Ausschnitt der betreffende Psychotherapieforscher mit seiner Methode erfasst und auf welchem methodologischen Hintergrund dies erfolgt, wie Selbsteinschätzung, Fremdeinschätzung, Erste Person-/ Dritte Person-Forschungsperspektive, Online-/Offline-Forschung.

Vor jeder empirischen Messung muss somit geklärt werden, wie sich die therapeutische Beziehung konzeptualisieren lässt. Erst in einem weiteren Schritt ist es dann sinnvoll zu bestimmen, mit welchen vorhandenen Methoden die jeweiligen Aspekte gemessen werden können und welche Rolle hierbei die Triangulation der Methoden aus verschiedenen Forschungsrichtungen und mit unterschiedlichen methodologischen Hintergründen spielen wird. Empirische Forschung und Konzeptforschung, die oftmals auch interdisziplinäre Aspekte umfasst, gehen also Hand in Hand. Denn aus den Begrenzungen der empirisch aufgefundenen Ergebnisse wird immer wieder erneut die Notwendigkeit erkennbar, die Konzeptforschung weiter zu verfeinern, die dann wiederum Anlass zu weiterer klinischer Forschung wird (Leuzinger-Bohleber & Fischmann, 2006).

Ohne Konzeptforschung bliebe Psychotherapieforschung ein pragmatisches Messen von irgendwelchen zusammengewürfelten Outcome-Variablen anhand beliebig zusammengestellter Fragebögen; aber ohne empirische Forschung – wozu selbstverständlich auch qualitative Methoden gehören – gerät Konzeptforschung in Gefahr, sich zu stark von einer empirischen Überprüfbarkeit der entworfenen Modelle zu entfernen. Vor allem die heute immer wichtiger werdende Prozessforschung erfordert einerseits sehr genaue Überlegungen darüber, was in der »Black box« des Prozesses vonstatten geht, wenn zwei Menschen sich auf das Geschehen einer Therapie einlassen, andererseits auch gedankliche Anstrengungen dazu, wie sich die Konzepte mittels Forschung – auch angesichts des mitunter immensen Aufwandes, den einzelne Verfahren mit sich bringen – überprüfen lassen (s. u.).

Kontinuierliche Konzeptforschung ist angesichts der Komplexität und der überwiegenden Gebrauchsorientierung psychoanalytischer Begrifflichkeiten durch den Praktiker, der in der Regel von impliziten und damit stark idiosynkratischen Definitionen ausgeht, dringend notwendig. Zugleich ist sie auch eine anstrengende Tätigkeit, weil viele Begriffe aufgrund des Alters der Psychoanalyse eine lange Geschichte mit sich herumtragen. Wie fruchtbar sie aber sein kann, zeigen z. B. gegenwärtige Kontroversen um die Begriffe Verdrängung und Spaltung seitens des kleinianisch argumentierenden Robert Hinshelwood (2008) und des post-ichpsychologisch eingestellten Cecilio Panigua (2009) oder die Auseinandersetzung um das Konzept der Regression z. B. von Aron und Bushra (1998) und Spurling (2008).

6.3 Konzeptforschung und interdisziplinärer Dialog

Eine empirische Forschungskultur erfordert nicht nur Konzeptforschung, nicht nur den Dialog der verschiedenen psychoanalytischen Richtungen, die sich in ihren Auffassungen darüber, was z. B. das Wesen von Übertragung ausmacht, gelegentlich deutlich unterscheiden, sondern auch den interdisziplinären Dialog.

Die Psychoanalyse hat seit Beginn ihres Bestehens immer sehr zu schätzen gewusst, was Psychoanalytiker zu anderen Wissenschaften beitragen und was sie von anderen Wissenschaften lernen können. Kreativität erwächst nicht selten aus dem Austausch und der gegenseitigen Befruchtung verschiedener Disziplinen. Allerdings war die Bereitschaft dazu, sich mit eher grundlagentheoretischen Konstrukten zu beschäftigen, im letzten Drittel des 20. Jahrhunderts Schwankungen unterworfen. Nachdem in den 1970er-Jahren für viele der Tod der klassischen Metapsychologie besiegelt zu sein schien, hat sich das sog. hermeneutische Lager für eine rein hermeneutische Klinik stark gemacht und nur mehr wenig Interesse dafür gezeigt, wie zum Beispiel eine Verdrängung im Unterschied zu einer Verleugnung im Detail funktioniert, wie sich unbewusste Prozesse genauer erfassen lassen, wie sich Sprache und die Symbolisierung von Affekten entwickeln, wie Gedächtnisinhalte aufgenommen und wieder abgerufen werden, wie das kulturell Unbewusste verstanden werden kann, wie die Neurobiologie des Träumens beschaffen ist und vieles andere mehr. Die Folge davon war, dass sich eine starke Konzentration auf die psychoanalytische Praxis ergab und dass nicht wenige dieser Fragestellungen mittlerweile von anderen Wissenschaften gründlich und tiefschürfend bearbeitet werden, so dass für die gegenwärtige Psychoanalyse die Zurkenntnisnahme und die Auseinandersetzung mit diesen Forschungsbefunden immer wichtiger werden: Was sagen uns zum Beispiel Befunde der heutigen Gedächtnisforschung zur Unterscheidung von implizitem und explizitem Gedächtnis für unser Verständnis von Verdrängung und Verleugnung? Welche Aufschlüsse vermitteln uns soziologische Autoren wie Elias oder Duerr über den Affekt der Scham in der heutigen Sozialisation? Was sagen uns Befunde von Kulturwissenschaftlern über den Individualisierungstrend in der Postmoderne in Bezug auf implizite Reifungskriterien in verschiedenen Objektbeziehungstheorien usf. Das Interesse für die Kleinkind- oder Bindungsforschung, die Cognitive Science oder die Neurowissenschaft sind nur einige Beispiele für eine beginnende interdisziplinäre Auseinandersetzung, in die Psychoanalytiker mittlerweile wieder – nach einem Abklingen der Begeisterung für den »hermeneutic turn« – eingetreten sind.

Und mitunter lässt sich dann mit einigem Erstaunen feststellen, dass psychoanalytische Begriffe, die dem Praktiker so vertraut klingen, in der übrigen Welt offensichtlich keine Rolle spielen, ja sogar unbekannt zu sein scheinen. Wenn man z. B. mit einem Cognitive Science-Forscher spricht, dann kann dieser mit Begriffen wie Internalisierung, Verinnerlichung oder gar Introjektion und Inkorporation nichts anfangen. Für Psychoanalytiker hingegen sind es sehr gängige Metaphern, also vorläufige Verständigungshilfen, die allerdings erst zu wissenschaftlichen Begriffen umdefiniert werden müssen, wenn man den Anspruch erhebt, den Status einer universitären Wissenschaft erfüllen zu wollen. Für den klinischen Alltag kommen Psychoanalytiker hingegen mit Metaphern gut zurecht.

Für den Neurowissenschaftler Eric Kandel (2006) stellt zwar die Psychoanalyse von allen humanwissenschaftlichen Disziplinen im 20. Jahrhundert die am meisten befriedigende Sichtweise des menschlichen Geistes dar, aber sie muss sich weiterhin oder sogar nunmehr verstärkt darum bemühen, diesen Rang beizubehalten und sich deshalb auch vermehrt interdisziplinär zu betätigen. Eine Anzahl von Initiativen sind deshalb in den letzten Jahren unternommen worden, in denen psychoanalytische Konzepte aus neurobiologischer, kognitionspsychologischer und auch sozialwissenschaftlicher Sicht untersucht wurden (z. B. Koukkou et al., 1998, Leuzinger-Bohleber et al., 1998, Solms & Turnbull, 2002, Röckerath et al., 2009, Böker, 2010).

6.4 Mehrere Generationen psychoanalytischer Psychotherapieforschung

Es wurden mehrere Systematisierungsversuche vorgenommen (Kächele, 1992, Wallerstein, 2001, Bucci, 2005), um die drei oder mittlerweile vier Generationen der analytischen Psychotherapieforschung im 20. Jahrhundert mit den damit einhergehenden methodischen Verbesserungen und Innovationen zu beschreiben.

Während die *erste* Generation, beginnend mit der Untersuchung von Fenichel (1930), neben einfachen retrospektiven Aufzählungen von therapeutischen Verbesserungen auch schon statistische Untersuchungen vornahm, war die *zweite* Generation von psychoanalytischen Psychotherapieforschern um eine systematischere Vorgehensweise bemüht. Sie entwickelte neue Verfahren zur Eingangsdiagnostik und zur Outcome-Bestimmung, ansatzweise auch bereits zur Prozessforschung und nahm Untersuchungen zur Konstrukt- und zur konkurrenten Validität der entwickelten Instrumente vor. Hier sind beispielsweise die Untersuchung von Fonagy und Target (1996) über die Datenanalyse von 765 am Anna Freud-Zentrum in London behandelten Patienten zu nennen, ferner die Studie der Deutschen Psychoanalytischen Vereinigung über die Langzeiteffekte von Psychoanalysen und psychoanalytischen Psychotherapien bei 401 Patienten (Leuzinger-Bohleber, 1997) und die europäische »Collaborative Multicentre Study« von psychoanalytischen Langzeittherapien, die Analytiker aus Holland, Finnland, Norwegen, Schweden und Italien einbezog (Szecsödy et al., 1997).

Die Studien aus der *dritten* Generation begannen bereits damit, Ergebnisse gruppenaggregierter Studien mit qualitativen Einzelfallanalysen zu verbinden, legten den Schwerpunkt auf prospektive Studien, bei denen diagnostische Daten bereits vor der Behandlung erhoben werden und verglichen psychoanalytische und eher stützende psychotherapeutische Therapien miteinander, wie z. B. die Studie des Bostoner Psychoanalytischen Instituts (Kantrowitz et al., 1986).

In der *vierten* Generation der Psychotherapieforschung wird nun ein besonderes Augenmerk auf die Frage gelegt, auf welche Weise Veränderungen bei den Patienten in der Therapie zustande kommen. Damit wird die Untersuchung des Prozesses v. a. anhand von Einzelfallstudien zur wichtigsten Dimension der Psychotherapieforschung, denn wie bereits ausgeführt, kann es an der Wirksamkeit von Therapie im Allgemeinen schon des Längerem keinen Zweifel mehr geben. Zur Analyse des Prozesses sind vor allem mikroprozessuale Methoden, wie die Strukturale Analyse Sozialen Verhaltens, ergänzt um das Modell des Zyklisch-adaptiven Beziehungsmusters (CMP/SASB), die Plananalyse (PA), die Heidelberger Umstrukturierungs-Skala (HUSS), die Reflexions-Funktions-Skala (RF), das Psychotherapieprozess-Q-Set (PQS), das Raster zur Erfassung von verbalisierten Affekten (GEVA) u. a. m. entwickelt worden. Ein prospektives Design und Follow-up-Untersuchungen werden nun zur Selbstverständlichkeit, die Zusammenschau der Online-(Praktiker) und Offline-(Forscher) Perspektive, ja sogar die Einbeziehung einer weiteren Sichtweise, die des Patienten, werden zur Option (Bucci, 2005). Der Einsatz von quantitativen und qualitativen Methoden (»mixed-methods-research«, Tilman et al., 2012) erklärt die seit längerer Zeit ohnehin gehandhabte Praxis zur überlegenen methodologischen Vorgehensweise. Denn eine lediglich empirisch quantitative Vorgehensweise gruppenaggregierter Daten klammert die gerade im Bereich der Psychotherapieforschung bedeutsamen individuellen Unterschiede sowohl des Patienten als auch des Therapeuten aus. Wie die neuere Forschung aufzeigen kann, sind die Persönlichkeits- und Kompetenz-Unterschiede von Psychotherapeuten erheblich.

Bucci (2005) schlägt die Einrichtung eines psychoanalytischen Archivs (vergleichbar der von Thomä und Kächele eingerichteten Ulmer Datenbank) vor sowie die Erarbeitung eines kohärenten, psychoanalytische Richtungen übergreifenden theoretischen Modells der analytischen Beziehung mit einer begrenzten Anzahl von Konzepten, die offen für Revisionen sind. Im Sinne solcher Forschung stellt Kächele (2005) den mit vielen unterschiedlichen Methoden untersuchten Musterfall Amalia X für die weitere Untersuchung zur Verfügung, damit unabhängige Forscher aus unterschiedlichen soziokulturellen Kontexten und mit unterschiedlichen Theoriehintergründen ihre Methoden und Befunde miteinander vergleichen können.

Ein wichtiges europäisches Forschungsprojekt besteht darin zu untersuchen, wie Psychoanalytiker tatsächlich arbeiten. Denn nicht nur verwenden Psychoanalytiker gelegentlich Verfahren aus anderen Therapieschulen, sondern sie weisen auch – was angesichts der Richtungen, die sich nach Freuds Tod weltweit entwickelten, nicht verwundert – ein großes Spektrum an Vorgehensweisen auf. Im Jahr 2000 entstand die Initiative einer Gruppe europäischer Psychoanalytiker (Bohleber, Canestri, Tuckett u. a.) aus der Europäischen Psychoanalytischen Vereinigung, die folgendes Vorgehen entwickelten: In einer Arbeitsgruppe von zwölf Personen aus verschiedenen europäischen Ländern trägt jeweils ein Analytiker einen Fall vor. Anders als in herkömmlichen Supervisionen und Intervisionen, finden bei diesem Vorgehen in zwei Arbeitsschritten eine Dekonstruktion und Konstruktion darüber statt, welche Modelle über die Diagnostik, die Psychogenese und Psychodynamik, das Zuhören, die Förderung des analytischen Prozesses der Vortragende verwendet. Dabei werden – und dies ist auch durchaus gewollt – sehr unterschiedliche Auffassungen der Gruppenteilnehmer erkennbar.

Tuckett (2012) ist aufgrund der mittlerweile zwölfjährigen Projekttätigkeit über vergleichende klinische Methoden zu folgendem Resümee gekommen: Es lassen sich insgesamt neun behandlungstechnische Dimensionen identifizieren, in denen sich europäische Analytiker aus 22 Ländern grundlegend unterscheiden.

Eine groß angelegte vergleichende Psychotherapiestudie (analytische Psychotherapie versus kognitiv-behaviorale Therapie) zur Behandlung von Depressionen (Langzeittherapien chronisch depressiver Patienten; LAC-Studie) wird derzeit von Marianne Leuzinger-Bohleber et al. am Sigmund-Freud-Institut in Frankfurt durchgeführt. Da sich des Öfteren in diesen »Pferderennen-Designs«, in denen am Ende »jeder gewonnen und jeder einen Preis verdient hat«, herausstellte, dass Psychoanalytiker und Verhaltenstherapeuten auch Interventionen anderer Therapieverfahren verwendeten, muss vorab bestimmt werden, in welchem Umfang kognitive Verhaltenstherapeuten und analytische Psychotherapeuten ihrem jeweiligen schulenbedingten Therapieverhalten entsprechen. Derartige Adhärenz-Überprüfungen gehören somit ebenfalls zum Standard der jetzigen Generation von Psychotherapieforschung. Denn Ablon et al. (2006) haben – sofern man die Kriterien des Psychotherapieprozess-Q-Sets anlegt – den Nachweis erbracht, dass ein Psychoanalytiker keineswegs immer nur psychoanalytisch interveniert und ein kognitiver Verhaltenstherapeut keineswegs nur kognitiv-behaviorale Verfahren verwendet. Somit müssen Berufsbezeichnung und Absichtserklärung nicht unbedingt bedeuten, dass der Betreffende das entsprechende Verfahren tatsächlich durchführt – und dies gilt sogar selbst für manualisierte Therapien.

Vor allem das sog. Äquivalenz-Paradox hatte ja seit geraumer Zeit zu einer gewissen Ernüchterung in der Psychotherapieforschung geführt: Alle therapeutischen Richtungen scheinen in etwa gleich erfolgreich zu sein. Ein Einwand gegen diesen Befund lautet nun: Es wurde in den früheren »Pferderennen«-Designs niemals überprüft, was die Therapeuten verschiedener Schulrichtungen tatsächlich praktizieren. In welchem Umfang gehen sie z. B. eklektisch vor, ohne dies zu wissen?

Wie z. B. Jones und Pulos (1993) nachweisen konnten, geschieht dies häufiger, als gemeinhin vermutet wird. Diese Psychotherapieforscher konnten z. B. mit Hilfe des Psychotherapieprozess-Q-Sets aufzeigen, dass kognitiv-behaviorale Therapeuten immer dann besser abschnitten, wenn sie Elemente der psychodynamischen Therapiekonzeption verwendeten, wie z. B. das Achten und Eingehen auf die Beziehung.

6.5 Nachdenkliches zur empirischen Psychotherapieforschung

Die Situation zwischen den psychoanalytischen Psychotherapieforschern und den kognitiv-behavioralen Psychotherapieforschern gleicht in der Öffentlichkeit derzeit dem Wettrennen zwischen Hase und Igel. Immer wenn der psychoanalytische Hase glaubt, vor dem kognitiv-behavioralen Igel am Ziel angekommen zu sein, weist der kognitiv-behaviorale Forscher seinem psychoanalytischen Rivalen nach, dass die Ergebnisse wieder einmal nicht aussagekräftig sind. Entweder sei nur eine unzureichende Randomisierung durchgeführt, die Adhärenz ungenügend überprüft, die Verfahrensallegianz nicht kontrolliert, die Meta-Analysen nach inkonsistenten Kriterien zusammengestellt worden oder die Nutzen-Kosten-Relation bliebe trotz erreichter Wirksamkeit oder Effektivität (s. Box 5.1) unbefriedigend u. a. m.

Die Effizienz der kognitiv-behavioralen Verfahren ist durch noch so viele Anstrengungen offenbar nicht einzuholen. Immer sitzt die Frau des Igels bereits am Ziel, wenn der Hase eintrifft. Was im Märchen so einfach zu erklären ist, entzieht sich in der vergleichenden Psychotherapieforschung jedoch zunächst einem einfachen Verständnis. Mit scheinbarer Gewissheit lässt sich nur sagen: Langzeittherapien sind halt viel schwieriger zu beforschen als Kurztherapien. Oder: Größere, noch dazu randomisierte Untersuchungsgruppen erfordern bei Langzeittherapien einen immensen Aufwand. Oder: Strukturveränderungen sind nur mit einem größeren Forschungsaufwand nachzuweisen als Symptomverbesserungen anhand von Fragebögen und Symptom-Checklisten. Aufwändigere Forschung erfordert eine ausreichende Finanzierung, für die aber kein Geld ausgegeben wird, weil mit Psychotherapie kein Profit zu erzielen ist. Aber diese Erklärungen greifen zu kurz.

Box 6.1 Wirksamkeit, Effektivität und Effizienz

Efficacy – effectiveness – efficiency

Die prima vista schwer auseinander zu haltenden Begriffe »efficacy«, »effectiveness«, »efficiency« stammen aus der Evaluationsforschung, die im Gesundheitswesen eine immer größere Rolle spielt. Mit »efficacy« bezeichnen die amerikanischen Psychotherapieforscher Pinsof und Wynne (1995) die Wirksamkeit, wie sie sich unter Laborbedingungen einstellt, mit »effectiveness« die Effektivität unter naturalistischen Bedingungen und mit »efficiency« schließlich die Effizienz, die zusätzlich zur Wirksamkeit oder Effektivität auch den Kosten-Nutzen-Gesichtspunkt berücksichtigt.

Denn es wird der psychoanalytischen Psychotherapieforschung niemals gelingen, die Kriterien der positivistischen Psychotherapieforschung zufriedenstellend einzulösen und dies aus einem einfachen Grund: Psychoanalyse wäre nicht Psychoanalyse, wenn sie zur Gänze nach behavioralen Kriterien eingeschätzt werden könnte. Aber selbst wenn dies auch immer wieder unternommen wird, erfolgt nach kurzer Zeit eine polemische Kritik aus dem behavioralen Lager (siehe die jüngsten Meta-Analysen z. B. von Leichsenring und Rabung 2008, 2009, die prompte Kritik daran sowie die Entgegnung 2013).

Die Erklärung ist vielmehr anderswo zu suchen. Anhand des wissenschaftsphilosophischen Konzepts der *Wissenskulturen* hat Sell (2012)

123

überzeugend herausgearbeitet, dass es sich bei Verhaltenstherapie und Psychoanalyse nicht einfach um zwei verschiedene Arten der gleichen Angelegenheit, nämlich um Psychotherapie, handelt. Vielmehr hat man es hierbei mit zwei verschiedenen Kulturen des Wissens und der Wissenserzeugung zu tun. Und auch wenn sich tiefenpsychologisch fundierte Psychotherapien und analytische Psychotherapien durchaus mit den herkömmlichen empirischen Methoden beforschen lassen und den Vergleich mit den kognitiv-behavioralen Verfahren keinesfalls zu scheuen brauchen, im Gegenteil sogar nachhaltiger zu sein scheinen, ziehen sie aufgrund der Priorisierung derjenigen Wissenskultur, die mit den kognitiv-behavioralen Verfahren geistesaffin ist, gegenwärtig den Kürzeren. D.h. konkret: Forschungseinrichtungen unterstützen derzeit eher die Wissenskultur, die sich durch Einfachheit und ökonomische Effizienz auszeichnet; akademische Psychiatrie und Psychologie bevorzugen ebenfalls eine Wissenschaftsauffassung, die sich eher einer unreflektierten Anpassung an ökonomisch opportune Zeitgeist-Interessen verdankt. Dennoch soll dies nicht den Schluss nahelegen, dass Psychotherapieforschung überflüssig sei. Im Gegenteil: Das noch genauere Verstehen, warum viele Therapien gelingen, manche hingegen scheitern, bleibt nach wie vor eine wichtige Aufgabe. Und selbstverständlich bleiben hierbei auch randomisierte Outcome-Studien mit einer sehr großen Patientenanzahl, wie sie derzeit von Cord Benecke in einer Multicenter-Studie durchgeführt werden, weiterhin von beträchtlicher Bedeutung.

Psychoanalytiker arbeiten mit Menschen, die in der Regel unter einem großen Leidensdruck stehen, der sie offener und mitteilsamer sein lässt als andere Menschen. Auch wenn die Probleme von Patienten sich nicht immer generalisieren lassen, so beinhalten ihre Mitteilungen nicht nur eine große Datenfülle von einigen Tausend Manuskriptseiten, sondern es kommen auch sehr differenzierte und komplexe menschliche Erfahrungen zum Vorschein: Gefühle von starker Intensität, Phantasien, die nur selten anderen Menschen mitgeteilt werden, Ängste und Schamgefühle, die mit keinem Fragebogen, keinem Interview der Sozialforschung, keinem noch so ausgeklügelten Experiment zu erfassen sind. Die Arbeit mit Patienten, vor allem auch die psychoanalytische, die neben dem manifesten Text auch zumeist einen Subtext über die vermutete unbewusste Beziehung mit verfolgt, führt zu einem Wissen von großer Dichte und Tiefe und zugleich zu minutiösen Beobachtungen des Verhaltens, der Mimik, Gestik und körperlichen Haltung von

Menschen in einem dyadischen Setting. Das Gegenüber ist hierbei beileibe kein »Erkenntnisobjekt«, dessen Innenwelt losgelöst von der des Betrachters studiert werden kann. Die permanente Selbstreflexion über die Auswirkungen der mitgeteilten Beobachtungen und Mutmaßungen gehört nicht weniger zu diesem Erkenntnisprozess als die ständige Bemühung, die gefühlsmäßige Wirkung und die impliziten Rollenvorschriften, die in den Mitteilungen des Patienten zum Ausdruck kommen, in sich selbst zu verarbeiten. Denn nur so kann es gelingen, in diesem dyadisch systemischen Beziehungsgeschehen offen und resonant für die Aufnahme der gefühlsmäßigen Botschaften zu werden und angemessen darauf zu reagieren.

Orlinsky (2008), ein Doyen der amerikanischen Psychotherapieforschung, hat gefordert, dass zukünftige Forschungsdesigns viel stärker kontextuelle Variablen berücksichtigen sollten. Dazu gehören neben dem soziokulturellen Hintergrund und der aktuellen Lebenssituation des Patienten auch entsprechende Kontexte des Therapeuten. Inwieweit sich dieser anspruchsvollere Forschungstyp – vielleicht als »fünfte Generation« der psychodynamischen Psychotherapieforschung – angesichts der derzeit noch immer Ton angebenden behavioralen Forschungspraxis mit den Kriterien einer an der experimentellen Psychologie und der pharmokologischen Forschung angelehnten Praxis durchsetzen kann, wird die Zukunft zeigen.

Inwieweit müssen psychodynamische Therapieforscher mit dem »Zeitgeist« mithalten, d.h. sich überwiegend an Kriterien und Forschungsdesigns des Mainstreams anpassen, um in dem Kampf um die Pfründe nicht den Kürzeren zu ziehen (siehe den Bd. »Psychoanalytische Forschung«)? Oder lässt sich entsprechend den aus heutiger Sicht tatsächlich adäquaten Kriterien guter wissenschaftlicher Forschung eine angemessenere Forschungsmethodik praktizieren, selbst wenn diese den derzeitigen politischen Entscheidungsträgern für die Vergabe von Kassenleistungen nicht unmittelbar nachvollziehbar erscheint? Zu dieser spannenden Thematik hat jüngst in den USA eine interessante Kontroverse zwischen Hoffman (2009, 2012), Eagle und Wolitzky (2012), Vivona (2012), Fonagy (2013) und Strenger (2013) stattgefunden.

Natürlich wollen nicht nur politische Entscheidungsträger zuverlässige Daten darüber haben, ob und in welcher Zeit Therapien helfen. Selbstverständlich wollen auch Patienten erfahren, ob sie nach einer Therapie oder auch schon währenddessen symptomärmer, zufriede-

ner mit ihrem Leben, weniger getrieben von Ängsten und Selbstwert-
zweifeln werden. Und nach alldem, was wir heute über die Wirkungen
der psychoanalytischen Psychotherapie, vor allem über deren nachhal-
tige Wirkungen wissen, können wir dies unseren Patienten auch zusi-
chern. Sofern sich ein Patient auf eine psychoanalytische Behandlung
einlassen kann, narzisstische Widerstände, z. B. alles selbst und besser zu wissen als sein Analytiker, seine Abhängigkeitsängste, durch die
Therapie unfrei und infantilisiert zu werden, überwinden kann, sind
die Veränderungsprozesse, die in der Regel ablaufen, beachtlich. Kein
Patient verlässt die Therapie so, wie er sie begonnen hat: Er ist ge-
fühlsmäßig wissender, reflektierter, emotional ausgeglichener und seinen drängenden Affekten und Impulsen als auch seinen Ansprüchen
nach Perfektion gegenüber autonomer und souveräner geworden. Dennoch ist die Bandbreite der Zufriedenheit, mit der Patienten nach The-
rapieende und auch noch Jahre danach auf ihre Behandlung zurückbli-
cken, groß. Ebenso wie man immer wieder sehr schwierige Patienten
antreffen kann, gibt es selbstverständlich auch Psychotherapeuten, deren Ausbildung und Kompetenz nicht optimal sind. Passungsprobleme
und fehlerhafte Indikationen sind weitere komplizierende Faktoren.
Forschung tut somit weiterhin Not, wozu auch Ausbildungsforschung
gehört.

6.6 Ein Ausblick in die Zukunft der Therapieforschung, die hoffentlich nie eintreten wird

Überall entstehen derzeit Qualitätszirkel, um sich an Benchmarken zu
messen und damit das eigene Handeln einer kontinuierlichen betriebs-
wirtschaftlichen Überprüfung zu unterziehen und den Output anderer mit größerer Effizienz zu übertreffen. Deshalb sollten auch in der
Psychoanalyse vermehrt solche Assessments vorgenommen werden,
denn es reicht als Performance im Zeitalter der evidence based Medicine nicht mehr aus, nur Vignetten auszuarbeiten, oder immer wieder
Freuds Texte zu interpretieren oder gar mit archäologischem Eifer zu
recherchieren, wie viele Zigarren Freud im Urlaub geraucht oder wel-

che Kleidung er bei seinen Treffen mit Wilhelm Fließ getragen hat und anderes Unergiebige mehr. Psychoanalytiker sollten vielmehr in Qualitätszirkeln zusammenkommen, um bottom up über Qualitätsmanagement ihrer Therapien zu diskutieren, bevor top down manualisierte Guidelines verordnet werden. Denn wir müssen uns im Zeitalter der Globalisierung alle zum total therapeutic business und zur radikalen Kunden- bzw. Klientenorientierung committen. Deshalb ist ein effizientes Management by Regulierung und Umdefinition von konflikthaften und traumatischen Schnittstellen erforderlich. Dazu müssen Leistungspakete geschnürt werden, welche die Kaufkraft der Patienten nicht übermäßig strapazieren.

Bevor ich jetzt aus Zeit- und Kostengründen die Qualitätsdiskussion finishe, lassen Sie mich noch etwas zum Angebotsprofil und zum Controlling sagen: Psychoanalytiker müssen sich noch intensiver zum Turnaround committen und sich viel stärker an Therapiemodulen für das Goal attainment orientieren. Dazu gehört auch ein Verzicht auf unsinnige Forderungen nach einer länger als 20 bis 25 Stunden dauernden Therapie sowie eine Verpflichtung zu einer integrativen Therapie, bei der die im Benchmarking erfolgreichsten Module störungsspezifisch situiert werden. Die verschiedenen Störungen sollten nicht mehr in ihren psychodynamischen Zusammenhängen verstanden werden, sondern im Therapeuten-Sharing und mit Outsourcing von Teilleistungen an Bachelor-Psychologen zur Kosteneinsparung angegangen werden. Die Betreuungsleistungen müssen ferner viel stärker an den Ressourcen und Potenzialen der Kunden ansetzen als an deren Störungen oder gar inneren Konflikten. Denn die Ablaufoptimierung des therapeutischen Prozesses hat viel stärker als bislang in Kosten-Nutzen-Relationen vonstatten zu gehen und hierbei hält die Berücksichtigung von lebensgeschichtlich entstandenen Konflikten und Traumatisierungen nur auf. Therapeutischer Outcome lässt sich zudem besser händeln, wenn die Sachzielorientierung von vornherein klar definiert ist. Diese kann nur aus einer ressourcenorientierten und salutogenetischen Perspektive bestehen. Die Betonung von Konflikten und Krankheiten nimmt dem Klienten von vornherein den Mut, sich für innovative Problemlösungen zu engagieren. Eine flächendeckende Maximierung im therapeutischen Wertschöpfungsprozess und die Priorisierung der Konsumenten- bzw. Klientensouveränität sollen deshalb eine Regression des human capital verhindern. Wir brauchen vielmehr Leistungserstellungskataloge, aus denen klar und übersichtlich hervorgeht, wie die schnellstmögliche

Wiederherstellung der Arbeitskraft angesichts der unterschiedlichen ICD-Diagnosen vorgenommen werden kann und welche Anbieter hierbei am preisgünstigsten sind. Hierzu müssen sowohl maximal standardisierte Manuale der Diagnostik und der Kurztherapien entwickelt als auch ein umfassendes Controlling etabliert werden. Therapiemanuale müssen zukünftig auf effizient strukturierte Ablaufoptimierung einer Allgemeinen oder Integrativen Psychotherapie aufgebaut sein mit flexibel einsetzbaren Modulen von Ressourcenaktivierung und diagnostischen und Fall bezogenen Problemlösungen. Explizites Semantik-Training muss durch computerunterstütztes implizites Mentaltraining von jeweils kurzer Dauer ergänzt werden. Letztendlich sollten aus Kosteneinsparungsgründen alle Module prinzipiell computerisierbar sein. Es ist ferner zu empfehlen, ausschließlich monomorbide Störungsträger als Kunden anzunehmen, da nur diese in randomisierten Kontroll-Designs gute Ergebnisse aufweisen und zukünftig kassenfinanzierte Leistungen erhalten werden.

Auch Psychoanalytiker werden nicht darum herumkommen, sich darüber Gedanken zu machen, welche Aktivitäten sie nicht nur an Bachelor-Psychologen, sondern auch nach Osteuropa oder nach Asien outsourcen können. Das Auslagern bestimmter diagnostischer Prozesse aus der gesamten diagnostischen, therapeutischen und evaluativen Wertschöpfungskette ist angesichts des immer noch vorhandenen Lohngefälles in den Billiglohnländern unvermeidlich und könnte vorerst am besten im diagnostischen und evaluativen Teilbereich geschehen; d. h. Diagnostik und Evaluation, die zukünftig ohnehin zur Gänze computerisiert vonstatten gehen, könnten in Ländern mit billigeren Lohnkosten ausgewertet werden. Auch hier muss von den Vorzügen der Globalisierung Gebrauch gemacht werden; es bleiben noch genügend Schnittstellen zum hiesigen Patienten.

Übrigens sollte bei allen Störungsträgern – künftig wäre jedoch besser von Kunden zu sprechen – darauf geachtet werden, dass es ein return on investment gibt. Im Portfolio sollten deshalb unbedingt auch Coaching, Organisationsberatung, Exzellenz-Trainings für CEOs enthalten sein.

Schließlich müssen sich auch Psychoanalytiker darauf einstellen, dass man einen Beruf nicht ein Leben lang ausüben kann, sondern dass man zukünftig, z. B. auch als Programmierer von Problemlösungen klassischer und neu entstehender Störungsbilder, als Supervisor bei der Implementierung von Internet-Chat-Vorsorgegruppen oder

für das Ergebnismonitoring von E-Learning-Programmen zur therapeutischen Selbstinstruktion u. a. m. arbeiten kann und muss, sofern
der Arbeitsmarkt dies erfordert. Updateability auch im Sinne einer
permanenten Innovation von future tools sollte zu einem selbstverständlichen Incentive für die individuelle Lerntechnologie werden.
Dennoch braucht auch unsere Profession sehr bald die Performance
von Software-Programmierern für die Installierung von sprechenden
Therapie-Computern ab dem Krippenalter. Psychoanalytiker könnten
darüber hinaus ihr psychodynamisches und gerontologisches Wissen an
der Schnittstelle zwischen künstlicher Intelligenz und Robotik einbringen. Denn für psychodynamisch programmierte Serviceroboter öffnet
sich in den nächsten Jahren angesichts der steigenden Zahl von Pflege-
bedürftigen ein riesiger Zukunftsmarkt. Alle diese technischen Weiterentwicklungen werden noch viel zu wenig bzw. überhaupt nicht an psychoanalytischen Ausbildungsinstituten gelehrt, denn diese spinnen sich
immer noch zu stark in praxisferne Fachdebatten ein. Dringend erforderlich ist deshalb auch die Einrichtung von psychoanalytischen Excel-
lence-Centers, an denen diese skills und knowledges endlich gelehrt und
gelernt werden können.

Schlussendlich sollten auch Psychoanalytiker nach einem komplet-
ten Reload ihres Wertesystems die optimistische Sprache von Exzel-
lenz-Universitäten übernehmen: Statt larmoyant über ihre psychoanalytische Identität und die Zukunft der psychoanalytischen Therapie
nachzugrübeln, sollten sie stattdessen lieber das Motto verkünden:
»Shaping the global integrative psychodynamic agenda.« Dazu passt
am besten auch eine neue Berufsbezeichnung statt des veralteten Psy-
choanalytiker-Titels: »Chief of excellence psychodynamic enlighten-
ment performance« (CEPEP).

6.7 Ein Beispiel für ein Forschungsprojekt aus der vierten Generation der Psychotherapieforschung

Nach diesem satirischen Ausflug in ein hoffentlich nie eintretendes
Szenario soll im Folgenden ein Forschungsprojekt zur Outcome- und

Prozessforschung der vierten Generation skizziert werden, das in den Jahren 2002 bis 2013 in München durchgeführt wurde.

Psychoanalytikerinnen und Psychoanalytiker, die sich an dem Forschungsprojekt beteiligten, lernten ihre Patienten anhand eines analytischen Erstinviews und einer anschließenden Anamnesenerhebung kennen. Der Offline-Forscher führte kurze Zeit später ebenfalls eine ausführliche Eingangsdiagnostik durch: Dazu gehörte zunächst ein OPD-Interview; anschließend wurden anhand der Heidelberger Umstrukturierungsskala (HUSS) insgesamt fünf Foki aus dem Bereich des Beziehungserlebens (ein Fokus), des Konflikterlebens (ein bis drei) sowie des Strukturniveaus (ein bis drei) bestimmt. Zur Erfassung der Bindungsklassifikation wurden die Patienten in weiteren Sitzungen mit dem Adult Attachment Interview (AAI) und dem Adult Attachment Projektiv (AAP) untersucht. Anhand spezieller Fragen aus dem AAI wurde die Selbstreflexive Funktion (SF i.s.v. Fonagy) bestimmt. Ferner wurde eine Anzahl von Test- und Diagnostik-Inventaren durchgeführt, die als Selbsteinschätzungsverfahren fungieren, wie der Gießen-Test (GT), das Narzissmus-Inventar (NI), der Bielefelder Klienten-Fragebogen (BFKF) und die Symptom-Check-List (SCL-90).

Die Psychoanalytikerinnen und Psychoanalytiker (im Weiteren nur noch die weibliche Form) wurden gebeten, zu verschiedenen Messzeitpunkten (Beginn, 80. Stunde, 160. Stunde, 240. Stunde und vereinzelt 300. Stunde) jeweils drei aufeinander folgende Stunden zu audiographieren, auf einem Einschätzungsbogen Veränderungen innerhalb und außerhalb der therapeutischen Situation sowie ihre eigenen Gegenübertragungsgefühle festzuhalten. Bei jeder Psychoanalytikerin wurde das Adult Attachment Projektiv (AAP) durchgeführt, um auch einen Anhaltspunkt über deren Bindungsklassifikation zu haben.

Das Design wies eine quasi-experimentelle Anordnung (i. S. v. Campbell & Stanley, 1963) auf: Die Hälfte der Psychoanalytikerinnen erhielt eine Einführung in die Bindungsforschung anhand der Besprechung der Ergebnisse aus dem AAI und dem AAP in insgesamt 20 Sitzungen.

Mit der anderen Hälfte wurden die Initialträume der Patienten anhand eines Traumauswertungsverfahrens (an Moser & von Zeppelin, 1996 angelehnt) in ebenfalls 20 Sitzungen besprochen und mit der Psychodynamik aus den Vorgesprächen in Beziehung gesetzt. U. a. lautete eine Forschungshypothese, ob die Sensibilisierung für bindungsforschungsrelevante Fragestellungen in der ersten Gruppe Vorteile für das Verständnis von Trennungstraumatisierungen im Verlauf der Behandlung bringt.

Ein Schwerpunkt der Studie lag auf der mikroprozessualen und interaktionellen Prozessforschung (über verschiedene Messzeitpunkte hinweg). Zusätzlich wurde eine Katamnese nach ca. einem Jahr durchgeführt. Es wurden vor allem folgende Verfahren eingesetzt: die Plananalyse (PA) zur Feststellung von unbewussten Therapiezielen eines Patienten, seiner pathogenen Überzeugungen, der Testsituationen sowie der pro- und antiplanorientierten Interventionen der Psychoanalytikerin, und das Psychotherapie-Prozess-Q-Sort (PQS) zur Ermittlung der am meisten und der am wenigsten charakteristischen Items (insgesamt 100) bezüglich des Verhaltens und Erlebens des Patienten, der Interventionen und Haltungen der Psychoanalytikerin sowie der Merkmale ihrer gemeinsamen Interaktion. Verfahren wie Beziehungsanspielungen in Psychoanalysen (BIP), Modell des Zyklisch-maladaptiven Beziehungsmusters und der strukturalen Analyse des Sozialen Verhaltens (CMP/SASB) und die Metaphernanalyse i.S.v. Buchholz (MA) kamen nur in einzelnen Fällen zur Anwendung. Auf die Untersuchung des mikroaffektiven Kommunikationsverhaltens (MAKV) musste aus Kapazitätsgründen leider gänzlich verzichtet werden. Als Outcome-Maße dienten das AAP, die RF, die HUSS sowie die obigen Paper and Pencil-Verfahren.

Generell lag somit der Schwerpunkt der Untersuchungen in dieser Studie auf intensiven Einzelfallstudien orientiert an Erhebungsinstrumenten der Bindungsforschung (AAI, AAP, RF), der Operationalisierten Psychodynamischen Diagnostik (OPD), der Heidelberger Umstrukturierungsskala (HUSS), der Plananalyse (PA), des Psychotherapie-Q-Sort (PQS), der tiefenhermeneutischen Auswertung von Erstinterviews, der Einschätzbögen und des wiederholten HUSS-Interviews zu den verschiedenen Messzeitpunkten.

Eine multiperspektivische Auswertung (derzeit noch laufend) wird neben der Online- und Offline-Perspektive auch durch die Befragung der Psychoanalytikerinnen zu ausgewählten Fragestellungen anhand der transkribierten Sitzungs-Protokolle (wie z. B. Kommentierung eines vermuteten Anti-Plan-Verhaltens aufgrund der Offline-Forschungsperspektive, Erläuterung zu entscheidenden Wendepunkten und essentiellen Veränderungen in der HUSS) vorgenommen. Auf die Befragung der Patienten zu ähnlichen konflikthaften Themen wurde aus ethischen Gründen verzichtet. Alle Patienten wurden aber im Rahmen der wiederholten Einschätzung der fünf Foki anhand der Heidelberger Umstrukturierungsskala mehrfach interviewt.

Insgesamt sind bislang 45 Diplomarbeiten und acht Promotionen bei diesem Projekt entstanden und derzeit laufen noch einige vereinzelte Studien zur Einschätzung der zunehmenden sprachlichen Symbolisierung (La Grille de l'Élaboration Verbale de l'Affect, GÉVA) sowie zur noch genaueren Differenzierung der Stufe 5 der Heidelberger Umstrukturierungsskala. Stufe 5 schätzt die für analytische Psychotherapien entscheidenden Vorgänge ein, bei denen die bisherige Abwehr brüchig wird, ein Gefühl von Verwirrung und Ausgeliefertsein aufgrund des Zusammenbrechens der bisherigen neurotischen Abwehrvorgänge entsteht, bis sich dann neue Erlebens- und Verhaltensmöglichkeiten einstellen.

Erste Ergebnisse dieser umfangreichen Studie wurden als Poster bei dem Wintertreffen der Amerikanischen Psychoanalytischen Vereinigung vorgestellt (Hörz et al., 2011). Mittlerweile konnte ein umfangreiches Wissen über die Vor- und Nachteile der eingesetzten Verfahren und natürlich auch der Effektivität der durchgeführten analytischen Psychotherapien erworben werden.

Ein weiterer Ertrag dieses Forschungsprojekts ist sicherlich, dass nunmehr fundierte Überlegungen darüber angestellt werden können, welche der verwendeten Forschungsmethoden zukünftig im Rahmen der psychoanalytischen Ausbildung gelehrt werden können, um die Kluft zwischen Forschern und Praktikern rechtzeitig zu verringern. Derartige Forschungsprojekte zeigen aber auch die Grenzen intensiver Prozessforschung auf: Jeder der Diplomanden und Doktoranden hatte ca. 300 Vorlesungs- und Seminarstunden zu Einführungen in die psychoanalytische Krankheitslehre und in Methoden der Psychotherapieforschung belegt, zusätzliche Kurse in den einschlägigen Forschungsverfahren wie OPD, AAI, AAP, PA, RF und PQS besucht und entsprechende Zertifizierungen erworben sowie vereinzelt Forschungsaufenthalte in den USA absolviert. Rechnet man die Leistungen der unbezahlten Diplomanden und Doktoranden, die Transkribierung Tausender von Seiten anhand von Audioaufnahmen, die Auswertung von AAIs und anderer Verfahren in die Tätigkeit bezahlter Forschungsassistenten um, käme man auf mindestens drei Mio Euro Projektkosten. Tatsächlich wurden aber einige Hunderttausend Euro hauptsächlich von der Köhler-Stiftung im Deutschen Stiftungszentrum/Stifterverband für die Deutsche Wissenschaft dafür ausgegeben.

Zusammenfassung

Nach der Skizzierung des Stands der internationalen Psychotherapieforschung und der Weiterentwicklungen, die durch die Meta-Analyse
von Grawe ausgelöst wurde, wurden die jeweiligen methodischen
Schwerpunkte der vier Generationen und mittlerweile über 80 Jahre
umfassenden psychoanalytischen und psychodynamischen Psychotherapieforschung ausgeführt. Bucci (2005) hat bei der vorläufig
letzten Etappe von einer multimethodischen, multimethodologischen
und verschiedene Perspektiven einbeziehenden Forschungsgenera-
tion gesprochen. Hierbei werden zum einen verschiedene Methoden
der Prozessforschung, eingesetzt, zum zweiten Methoden, die unterschiedlichen methodologischen Traditionen entstammen, wenngleich
diese sich nur noch mit einigem Unbehagen der nomothetischen/
quantitativen und der hermeneutischen/qualitativen Forschungstradition zuordnen lassen, und zum dritten werden die Perspektiven
von Online-Therapeut/Patient und Offline-Forscher triangulierend
zusammengeführt. Damit ergibt sich die Möglichkeit eines dichten
Verstehensprozesses. Es liegt auf der Hand, dass diese aufwändige
Forschungsstrategie am gründlichsten anhand von Einzelfallstudien
durchgeführt werden kann und zudem eine differenzierte Explika-
tion der zum Teil aus sehr unterschiedlichen Theorietraditionen ent-
stammenden Methoden und deren Begrifflichkeiten erfordert. Eine
genaue konzeptuelle Forschung ist deshalb unumgänglich. Gruppenstatistische Outcome-Analysen werden aber durchaus ergänzend
hinzugezogen.

Auch vor der psychodynamischen Psychotherapieforschung hat
der Zeitgeist mit seiner ökonomischen Rationalisierungsstrategie,
der körperliche und psychische Gesundheit immer mehr als Ware
betrachtet und Menschen unablässig zur Selbstoptimierung und
Vermarktung antreibt, nicht Halt gemacht. Eine Reflexion darüber,
wohin das gegenwärtig immer stärker werdende Denken in Kosten-
Nutzen-Relationen führen kann, ist deshalb auch von der Psychoanalyse gefordert.

Abschließend wurde in Grundzügen eine Münchner Studie vorgestellt, die vor allem intensiv den psychoanalytischen Prozess untersucht hat und als Prototyp einer zukünftigen, gehaltvolleren Psychotherapieforschung gelten kann.

Literatur zur vertiefenden Lektüre

Benecke, C. (2002). *Mimischer Affektausdruck und Sprachinhalt: Interaktive und objektbezogene Affekte im psychotherapeutischen Prozeß*. Bern: Peter Lang.

Hau, S. (2008). *Unsichtbares sichtbar machen. Forschungsprobleme in der Psychoanalyse*. Göttingen: Vandenhoeck & Ruprecht.

Leuzinger-Bohleber, M., Rüger, B., Stuhr, U. & Beutel, M. (2002). *»Forschen und Heilen« in der Psychoanalyse. Ergebnisse und Berichte aus Forschung und Praxis*. Stuttgart: Kohlhammer.

Leuzinger-Bohleber, M. (2007). Forschende Grundhaltung als abgewehrter »common ground« von psychoanalytischen Praktikern und Forschern? *Psyche – Z Psychoanal, 61*, 966–994.

Orlinsky, D. (2008). Die nächsten 10 Jahre Psychotherapieforschung. Eine Kritik des herrschenden Forschungsparadigmas mit Korrekturvorschlägen. *Psychotherapie, Psychosomatik, Medizinische Psychologie, 58*, 359–365.

Thomä, H. & Kächele, H. (2006). *Psychoanalytische Therapie. Forschung*. Heidelberg: Springer.

Vivona, J.M. (2012). Between a rock and a hard science: How should psychoanalysis respond to pressures for quantitative evidence of effectiveness? *Journal of the American Psychoanalytic Association, 60*, 121–129.

Fragen zum weiteren Nachdenken

- Gibt es außer der Erfordernis, analytische Psychotherapie und tiefenpsychologisch fundierte Psychotherapie im Rahmen einer evidenzbasierten Medizin beforschen zu sollen, noch weitere Gründe, warum Psychotherapieforschung interessant und auch hilfreich für praktizierende Psychoanalytiker sein könnte?
- Warum ist die Auffassung zu einfach, man könne mit einigen grundlegenden Operationalisierungen die weitere Konzeptforschung ein für alle Mal beenden?
- Warum ist auch für die Psychotherapieforschung ein inter- und transdisziplinärer Dialog nützlich?
- Wie lässt sich dem Effizienz-Druck, alles müsse noch schneller, noch billiger und mit noch weniger psychischem Aufwand zu haben sein, entgegenwirken? Mit welchen guten Argumenten lassen sich Langzeittherapien, deren Anteil an der psychotherapeutischen Versorgung derzeit ca. sechs Prozent beträgt, rechtfertigen?
- Worauf wird in Prozess-Outcome-Studien besonderer Wert gelegt, und was macht deren Erforschung so aufwändig und auch teuer?
- Warum bleiben umfangreiche Outcome-Studien dennoch wichtig und weiterhin wünschenswert?

7 Bewusste und unbewusste Prozesse – Wird das Bewusstsein vernachlässigt?

Einführung

Es ist wirklich erstaunlich: In der Gegenwart wird immer stärker die Erkenntnis zugelassen, dass unbewusste Prozesse unser Erleben und Verhalten beeinflussen; entsprechend viel ist mittlerweile darüber geforscht und geschrieben worden. Aber die Thematik, die zunehmend rätselhafter erscheint, sind die Leistungen des Bewusstseins. Welche Aufschlüsse können wir hierzu der Psychoanalyse Freuds und seiner Nachfahren entnehmen?

Wenn das Ich »nicht mehr Herr in seinem eigenen Haus« (Freud, 1917a, S. 11) ist, welche Rolle spielt dann überhaupt noch die bewusste Ratio, die in unserer alltäglichen Wahrnehmung nach wie vor als das Zentrum unseres Selbstverständnisses, unserer Entscheidungen und bewusst beabsichtigten Handlungen erlebt und betrachtet wird?

In diesem Kapitel wird aufgezeigt, dass unser bewusstes Erleben und unsere bewussten Handlungen in einem viel größeren Ausmaß, als wir uns dies jemals vorgestellt haben und vermutlich auch vorstellen können, von nicht-bewussten Vorgängen vorbereitet und reguliert und von psychodynamisch unbewussten Prozessen darin erheblich beeinträchtigt werden können, so dass die Frage unabweisbar wird, wozu wir überhaupt unsere bewussten Denk- und Entscheidungsvorgänge brauchen?

Lernziele

• Beantworten können, warum die Beschäftigung mit Phänomenen des Bewusstseins so lange keine Rolle spielte

- Ein Gespür dafür bekommen, wie wir unser Bewusstsein in vielerlei Hinsicht überschätzen
- Was besagt uns eine phänomenologische Betrachtung von Bewusstseinsphänomenen?
- Die Einteilung und die Entwicklung der verschiedenen Stadien des Bewusstseins angefangen von der sensorischen Registration bis hin zum reflexiven Bewusstsein beschreiben können
- Eine Antwort auf die Frage geben können, warum das cartesianische Verständnis von unserem Bewusstsein immer noch eine solche Anziehungskraft ausübt und verstehen können, warum die Freud'sche Erkenntnis lange Zeit so viel Ablehnung hervorgerufen hat
- Was versteht man unter der Illusion der Einheitlichkeit des Bewusstseins?

7.1 Wo bleibt das Bewusstsein?

Unbewusste und nicht-bewusste Prozesse sind permanent wirksam. Sie sind somit nicht einem Archiv abgelagerter Erinnerungseindrücke vergleichbar, die von Zeit zu Zeit hervorgeholt werden oder uns bei gelegentlichen Fehlleistungen in die Quere kommen, sondern sie stehen in ständigem Kontakt zum Bewusstsein, versuchen kontinuierlich Zugang zum Bewusstsein zu finden, wobei ihnen dies bei psychodynamisch verleugneten und verdrängten Inhalten nur auf Umwegen mittels sog. Abkömmlinge gelingt. In letzteren kommen per Verschiebung auf harmlosere Inhalte Spuren der ursprünglichen Affekte und Wünsche doch noch zum Ausdruck. Im Traumbewusstsein geschieht dies ebenfalls nicht mühelos, denn die Inhalte erscheinen zumeist in zunächst rätselhafter, nicht leicht zu entschlüsselnder Form. Aber wenn man die Traumbilder zu übersetzen versteht, dann erweisen sich Träume als wertvolle Bindeglieder zwischen nicht-bewussten, unbewussten und bewussten Vorgängen (s. ▶ Kap. 8 u. 9). Dieser ständige Kontakt unbewusster Prozesse mit bewussten Vorgängen des Wahrnehmens, Erinnerns, Denkens war und ist bis zum heutigen Tag für eine psychoanalytische Betrachtungsweise konstitutiv. Sie wurde allerdings in der Öffentlichkeit, aber auch von Wissenschaftlern, wie z.B. akademischen Psychologen, vor allem in den ersten 60 bis 70 Jahren des 20. Jahrhunderts heftig bekämpft. Erst mit der sog. »kognitiven Revolution« (Baars, 1986) fanden auch in die Psychologie wieder solche Konstrukte Eingang, die sich nicht unmittelbar anfassen, beobachten und messen lassen. Zuvor, in den Zeiten einer positivistischen und behavioristischen Wissenschaftsepoche (s. ▶ Kap. 5) galt die Beschäftigung mit bewussten und unbewussten psychischen Prozessen v. a. in der US-amerikanischen Psychologie als unwissenschaftlich. Entsprechend wurde auch die Psychoanalyse, die in den USA ohnehin nur innerhalb des medizinischen Establishments einen kurzen Sommer erlebt hatte, als nicht länger ernst zu nehmend eingeschätzt. Als es der kognitiven Psychologie nun gelang, bewusste und unbewusste Gedächtnisphänomene mittels operationalisierter Verhaltensmanifestationen experimentell zu manipulieren, wie z. B. in Studien zum sog. Priming, wurden von ihr nach und nach immer mehr psychoanalytische Konstrukte übernommen, die nun allerdings andere Bezeichnungen erhielten. Denn man hätte ja nur um den Preis eines erheblichen Gesichtsverlustes zugeben können, dass das vorher Bekämpfte und Ausgeschlossene nun mit einem Mal zu den interessantesten Untersuchungsgegenständen gehört.

Solche Neurowissenschaftler, die abseits dieser heftigen Fehde zwischen akademischer Psychologie und Psychoanalyse stehen, haben hingegen keine Schwierigkeit damit, Freud als einen »außergewöhnlichen Pionier der Cognitive Science« zu bezeichnen, der unbewusste Konstrukte zwar nicht mit experimentellen Prozeduren erforschte, aber mittels sorgfältiger klinischer Beobachtungen wie freie Einfälle und Erzählungen, Traumberichte, Konversionssymptome, Sich-nicht-mehr-erinnern-Können u. a. m. Schlussfolgerungen auf unbewusste Prozesse vornahm. Natürlich lassen sich heute mit den fortgeschrittenen Methoden der modernen bildgebenden Verfahren teilweise sogar noch differenziertere Aufschlüsse über das Zusammenspiel von unbewussten und bewussten Prozessen – allerdings nur aus einer Dritte Person-Perspektive – gewinnen bzw. hypothetisch postulieren, aber es ist erstaunlich, wie viele der ursprünglichen Hypothesen Freuds mit großer Wahrscheinlichkeit auch im Licht der modernen Neurowissenschaft nach wie vor Gültigkeit beanspruchen können.

Aber auch in diesem Feld gibt es offensichtlich immer noch unverbesserliche Behavioristen, die als »Neo-Neurobehavioristen« bezeichnet werden: So wird zum Beispiel unsere phylogenetische Herkunft aus dem Tierreich von ihnen ausgeblendet und Tiere werden als Lebewesen

ohne Emotionen betrachtet, die lediglich Wahrnehmungsstimuli kogni-
tiv verarbeiten. Eine Episode des Neurowissenschaftlers Jaak Panksepp
mag dies veranschaulichen: Als er und sein Mitarbeiter Burgdorf ent-
deckten, dass Ratten während ihres gemeinsamen Spielens Töne pro-
duzieren, die als Vorstufen des menschlichen Lachens aufgefasst werden können, verweigerte das angesehene Wissenschaftsjournal *Nature*
die Annahme ihres Artikels. Ein Reviewer, bekannt als behavioristi-
scher Konditionierungsforscher, begründete dies mit dem Satz: »Selbst
wenn Ihre Interpretation zutreffen würde, könnten Sie damit niemals
die Kollegen überzeugen« (Panksepp, 2007). Unsere kognitiven Funktionen würden allein dem Neo-Kortex entstammen und keinen Bezug
zu emotionalen und motivationalen Vorgängen haben, die im Hirn-
stamm lokalisiert sind und die wir selbstverständlich mit unseren tierischen Vorfahren teilen.

7.2 Was wird uns überhaupt bewusst?

Es kann keinen Zweifel daran geben, dass das (bewusst wahrnehmende,
denkende und sich seiner selbst bewusst werdende) Bewusstsein für die
menschliche Entwicklung und für unser Selbstverständnis nützlich war
und weiterhin ist. Sicherlich, manchmal täuscht es uns und gaukelt uns
allerlei falsche Ziele vor. Oftmals verführt uns unser bewusstes Sprechen dazu, uns selbst und anderen etwas vorzumachen. Und nicht selten lässt es uns Ideologen folgen, die mit verführerischen Metaphern an
unsere »Ratio« appellieren, obwohl ihre Argumente genau betrachtet
lebensfeindlich und schädlich sind. Aber im Allgemeinen ist unser Bewusstsein doch auch sehr nützlich.

Aber um die Frage nach der Nützlichkeit genauer beantworten zu
können, müssen wir uns zuvor noch einmal vergegenwärtigen, dass der
größte Teil unserer mentalen Funktionen außerhalb unseres sprachlichen und reflektierenden Bewusstseins nicht-bewusst geschieht. Was
bedeutet dies im Einzelnen?

So haben wir z.B. kein Bewusstsein (gemeint ist wiederum das
bewusst wahrnehmende, denkende und sich seiner selbst bewusst werdende Bewusstsein s.u.) darüber, wie unsere Wahrnehmung von säch-

lichen, interpersonellen oder in unserer Innenwelt ablaufenden Vorgängen geschieht. Wir haben kein Bewusstsein darüber, wie unser Vorstellen und Denken zustande kommt, wie z. B. ein Gedanke in uns entsteht. Wir haben kein Bewusstsein darüber, wie sich unser Sprechen formt, wie wir die Grammatik unserer Sätze bilden. Wir haben kein Bewusstsein darüber, wie unser Gedächtnis funktioniert, wie Erinnerungsprozesse ablaufen, warum wir manche Dinge vergessen, uns andere merken können. Wir haben kein Bewusstsein darüber, wie Emotionen in uns entstehen und Bedeutungen generieren, die sich zu Motiven und Handlungsabsichten verdichten. Wir haben kein Bewusstsein darüber, wie es im nächtlichen Traumbewusstsein gelingt, eine mehr oder weniger zusammenhängende Geschichte in bildhaften Abfolgen zu komponieren, die weit auseinander liegende Gedächtnisinhalte miteinander verknüpft und von äußerster Kreativität sein kann.

Ein großer Teil unserer nicht-bewussten Lebensregulation geschieht somit ohne bewusste Verarbeitung und Reflexion. Dies mutet uns immer noch so unwahrscheinlich an, dass wir uns in diesem Kapitel zunächst noch einmal vergegenwärtigen müssen, wieso es in unserem Kulturkreis zu der Überzeugung gekommen ist, dass unser denkendes Bewusstsein alle Gedanken und Überlegungen aus sich heraus erzeugt.

Kann uns nun die Psychoanalyse dazu verhelfen, dieser nicht-bewussten Prozesse in uns bewusst zu werden? Diese Vorgänge, die von unerhörter Wichtigkeit sind, gehören zu einem Bereich unseres mentalen Funktionierens, der erlebnismäßig nicht zugänglich ist. Wir nennen ihn deshalb mit dem Londoner Psychoanalytiker Joseph Sandler den nicht-erlebnismäßigen, nicht-bewussten Bereich. Er scheint auf den ersten Blick kein expliziter Untersuchungsgegenstand der klinisch psychoanalytischen Praxis zu sein, obwohl wir seine Auswirkungen natürlich auf Schritt und Tritt spüren. Aber er ist nicht nur konzeptuell und empirisch von Psychoanalytikern erforscht worden, sondern ein Großteil des klinisch praktischen Vorgehens hat mit ihm zu tun. Denn vor allem in den nicht-verbalen Mitteilungen, in körperlichen Haltungen, Bewegungen, Gesten und Mimik äußern Patienten ihre nicht-bewussten Vorgänge, die sich mit psychodynamischen Prozessen auf unterschiedliche Weise verbinden. Auch diese nicht-bewussten Verarbeitungsvorgänge können aber ebenfalls schon mannigfach von Ängsten, Abwehrvorgängen und entsprechenden Konflikten beeinträchtigt werden.

Und im Erinnern eines nächtlichen Traums finden wir sogar einen Zugang zu einem Zwischenbereich, in dem Verarbeitungsvorgänge aus dem nicht-erlebnismäßigen und nicht-bewussten Bereich in einer bildlichen Symbolik direkt zum Ausdruck kommen, die uns ansonsten weitgehend verschlossen blieben. So verkörpert z. B. nach Auffassung der Züricher Psychoanalytiker und Traumforscher Ulrich Moser und Ilka von Zeppelin (1996) der anfängliche Ort, von dem das Traumgeschehen seinen Ausgang nimmt, in verdichteter Form die im impliziten Gedächtnis gespeicherten emotionalen Beziehungsmuster, die darüber weitgehend bestimmen, welche sensorischen Stimuli zur weiteren Bewusstwerdung überhaupt zugelassen werden (s. u.).

7.3 Der unaufhörliche »Strom des Bewusstseins«

Als menschliche Wesen befinden wir uns in einem nahezu ununterbrochenen Zwiegespräch mit uns selbst. Unablässig erfahren und versprachlichen wir unsere Vorstellungen, die sich in Form von Bildern, flüchtigen Erinnerungen, Wahrnehmungen aus unserer inneren Welt, aber natürlich auch aus Wahrnehmungen der äußeren Welt ergeben. Dabei erleben wir in wechselnder Intensität bestimmte gefühlshafte Eindrücke, die wir für einige Zeit Revue passieren lassen, bis wir von einer anderen Vorstellung oder Wahrnehmung angezogen werden und unseren Aufmerksamkeitsfokus darauf lenken. Manchmal entsteht aus dem Gefühlserleben auch ein Handlungsimpuls und wir entscheiden uns für eine bestimmte Handlung. Gelegentlich tauchen körperliche Empfindungen in unserem Bewusstsein auf, wir verspüren ein Hungergefühl oder nehmen wahr, dass sich zum Beispiel ein Körpergefühl bemerkbar macht:

> »Ich sollte mich doch mehr bewegen, vielleicht heute noch einmal laufen gehen, im Moment muss ich erst einmal eine E-Mail beantworten, eigentlich könnte sich mein Freund noch etwas gedulden, ich würde zunächst gern einmal einen Blick in die Zeitung werfen, da fällt mir ein, dass eine Geburtstagseinladung ansteht und ich noch kein Geschenk besorgt habe, wie lautete das spannende Buch gleich wieder, dessen Titel ich mir doch extra eingeprägt hatte, verflixt noch mal, warum lässt mich schon wieder mein Gedächtnis im Stich? Warum sind eigentlich unsere Pflanzen für die Katze des Nachbarn so anziehend? Sie scheint unseren Frauenmantel besonders zu lieben, aber sie geht ganz behutsam damit um. Ich wollte doch noch neue Pflanzen besorgen.

Jetzt kommt eine große Dohle angeflogen, schlaue Tiere, sie können sogar ihre Artgenossen auf Gegenstände aufmerksam machen, die sie gerade im Schnabel tragen, Joseph LeDoux, einer der angesehensten Emotionsforscher in den USA musste den Begriff Emotion aus einem Forschungsantrag zum tierischen Erleben streichen und ihn durch lern- und gedächtnispsychologische Begriffe ersetzen, sonst hätte er seinen Forschungsantrag nicht bewilligt bekommen, welch ein Irrsinn, diese idiotischen Neuro-Behavioristen, von wegen, dass der Behaviorismus in den USA und hierzulande bereits abgedankt hat, ah, jetzt muss ich einmal kurz aufstehen und mich bewegen ...«

Bei all diesen in nahezu ununterbrochener Abfolge auftauchenden, von Bildern und Sprache sowie von Gefühlen begleiteten Empfindungen, Vorstellungen, Gedanken und Erinnerungen erleben wir uns in der Regel so, als ob diese Phänomene unter unserer Regie ablaufen. Denn wir haben es ja offensichtlich jederzeit in der Hand, bestimmte Gedanken zu unterbrechen, unseren Blick von einem äußeren Wahrnehmungsobjekt abzuwenden, ja sogar schmerzhafte Empfindungen an den Rand unserer Aufmerksamkeit zu schieben, unlustvolle Eindrücke, Erinnerungen und Bilder, die in unserer inneren Wahrnehmung entstehen, zu unterdrücken und uns wohltuenden Eindrücken zuzuwenden, zumindest für einen Augenblick, bis sich wieder manchmal auf eine fast herrische Weise bestimmte Bilder und Vorstellungen vordrängen, denen wir dann erneut Einhalt gebieten, um uns auf einen Gedanken oder auf eine Erinnerung konzentrieren zu können.

Aber in welchem Umfang haben wir diese Möglichkeit wirklich? Gewiss können wir störende Vorstellungen ausschalten und uns auf einen Gedanken konzentrieren. Aber bald schon merken wir, dass unsere Gedanken wieder abschweifen. Es scheint, als seien wir in einen fortwährenden Strom von Erlebnissen, Bildern und Vorstellungen sowie von körperlichen Empfindungen hineingestellt. Und wenn wir diese Phänomene genauer betrachten, dann entdecken wir darin ein andauerndes Beschäftigtsein mit unseren Gefühlen, Wünschen, Vornahmen und Zielen. Nicht wenige davon sind auf andere Menschen bezogen. Unser wacher bewusster Geist scheint also niemals still zu stehen. Aber es wäre falsch, wenn wir annehmen, dass dieser Bewusstseinsstrom nur sinnlose Assoziationen aneinanderreihen würde. Nein, was in unserem Bewusstsein auftaucht, was offensichtlich eine Wiedervergegenwärtigung erfährt, ist eine Auswahl aus dem, was unserem nicht-bewussten Selbst in diesem Augenblick wichtig erscheint – so wichtig, dass es uns die Themen zur genaueren Betrachtung und Bearbeitung vorlegt (s. u.). Dies geschieht zumeist in narrativer Form. Denn schon als kleine Kinder verarbeiten wir unsere Eindrücke in Form von kurzen Erzählungen. Diese »narrative Kompetenz« hängt allerdings stark von der interaktiven Erzählkompetenz der Eltern ab (Hamburger, 1998). »Heute will meine Kleine schon ganz alleine ihr Tellerchen leer essen. So toll kannst du das schon!« unterscheidet sich zum Beispiel sehr von »Lass das!«

7.4 Bewusstsein ist nicht gleich Bewusstsein – nicht-bewusste sensorische Registration, primäres und höheres Bewusstsein

Nun ist es an der Zeit, eine Unterscheidung vorzunehmen. Das, was bislang als Bewusstsein bezeichnet wurde, muss nunmehr in zwei Formen unterteilt werden: in ein gewahrwerdendes, phänomenales Bewusstsein, das sich als erlebendes und ansatzweise bereits als denkendes Bewusstsein äußern kann und in ein reflektierendes Bewusstsein, das auch Selbstbewusstsein genannt wird (s. ▶ Abb. 8.1).

Kognitionspsychologen, wie z.B. Kihlstrom (1987, 1990, 1993), haben die Bezeichnungen »anoetisches«, »noetisches« und »autonoetisches« Bewusstsein eingeführt, um damit die bloße Registrierung von Stimuli (»anoetisch«), einfache Bewusstseinsvorgänge ohne reflexive Verfügbarkeit (»noetisch«) von einer – im unterschiedlichen Ausmaß vorhandenen – reflexiven Autonomie gegenüber den unmittelbaren Empfindungen (»autonoetisch«) und damit höhere Bewusstseinsformen zu charakterisieren. Letztere werden häufig auch als »Meta-Bewusstsein« oder als »Meta-Kognition« bezeichnet. Über das anoetische und noetische Bewusstsein verfügen selbstverständlich auch Tiere.

Wenn wir uns die zwei Formen des Bewusstseins, des bewussten Gewahrseins oder Gewahrwerdens noch einmal vergegenwärtigen, dann erfahren wir uns zum einen in einem Modus des primären Bewusstseins, in dem wir den vor unserem inneren Auge vorbeieilenden Bewusstseinsstrom einfach nur beobachten, ohne unsere Aufmerksamkeit bewusst auf etwas zu konzentrieren. Wenn diese Aufmerksamkeitsfokussierung mit einem Bezug zu unserem Verständnis von uns selbst einhergeht, sprechen wir von einem sekundären, reflexiven, höheren Bewusstsein oder auch vom Selbstbewusstsein.

Warum interessiert mich jetzt gerade die Dohle? Ja, wahrscheinlich, weil ich vorhin über die fehlende theory of mind-Kapazität einer Patientin nachgedacht habe, und ob es richtig ist, wie ich damit umgehe, wenn ich ihr ihre Fragen beantworte, anstatt sie selbst mögliche Motive finden zu lassen. Und weil ich erstaunt war zu lesen, wie klug manche Tiere doch sind, wenn sie Fähigkeiten aufweisen, die Kinder erst im zweiten oder dritten Lebensjahr erreichen. Waren die Gedanken zuvor nur eine Ablenkung von der mit Schamgefühlen erlebten Überlegung, bei Patienten mit Mentalisierungsbeeinträchtigungen noch mehr Kompetenz erwerben zu müssen?

So oder ähnlich könnten die Gedanken im Stadium des reflexiven oder höheren Bewusstseins lauten. Die dazugehörigen, von Emotionen getragenen und ausgelösten Überlegungen aber haben längst unbewusst bzw. nicht-bewusst, d. h. für die Introspektion nicht zugänglich, stattgefunden.

Reflexives oder höheres Bewusstsein
(reflektierendes Selbstbewusstsein,
das sich seiner selbst reflexiv Gewahrwerden,
»autonoetisches Bewusstsein«)

Primäres Bewusstsein
(präreflexives Selbstbewusstsein,
etwas unmittelbar und unreflektiert Gewahrwerden,
»noetisches Bewusstsein«)

nicht-bewusste sensorische Registration
(»anoetisches Bewusstsein«)

niedrigschwelliger Wahrnehmungsbereich

subliminale Wahrnehmung

Signale außerhalb der menschlichen (natürlichen)
Wahrnehmung (z. B. Infrarot)

Abb. 8.1: Bewusstseinsgrade der Wahrnehmung und des menschlichen Bewusstseins aus der Erste Person-Perspektive

Bewusstsein bezieht sich auf Fühlen, Wahrnehmen, Erinnern, Denken und Entscheiden. Jede dieser psychischen Funktionen kann auf einem Kontinuum von randständiger Empfindung bis hin zu fokussierter, mit maximaler Aufmerksamkeit einhergehender Aktivität aufgefasst werden. Diese verschiedenen Aufmerksamkeits- oder Helligkeitsgrade rechtfertigen es, innerhalb des Spektrums von höherem und primärem Bewusstsein von verschiedenen Bewusstseinszuständen, angefangen von wacher konzentrierter Aufmerksamkeit bis hin zu Dämmerzuständen zu sprechen. Übergänge zum Beispiel zwischen Wachbewusstsein und Traumbewusstsein, hypnagoge Bilder, hypnotische Trance, Klartraumbewusstsein, Bewusstsein während der Narkose sind weitere Manifestationsformen des Bewusstseins im weiteren Sinn.

Beiden Formen des Bewusstseins geht ein sensorisches Registrieren voraus, das von manchen Primatenforschern als tierisches Bewusstsein bezeichnet wird (s. ▶ **Abb. 8.1**). Und die uns am nächsten stehenden nicht-menschlichen Primaten weisen neben der sensorischen Reizaufnahme und dem primären Bewusstsein durchaus auch schon elaborierte Formen der Informationsverabeitung sowie rudimentäre Ansätze zu metakognitiven Fähigkeiten auf, die dem mentalen Entwicklungsstand eines zwei- bis dreijährigen Menschenkindes vergleichbar sind (Fischer, 2012). Allerdings ist das tierische Bewusstsein höherer Säugetiere mit der Verarbeitung sensorischer Empfindungen und bildlicher Eindrücke beschäftigt, nicht (oder nur sehr rudimentär) mit sprachlichen Symbolen. Erst das Sprechen ermöglicht aber die spezifisch menschliche Entwicklung zum sekundären Bewusstsein. Damit verfügt ein Kind über deklarative, also über sprachlich abrufbare Erinnerungsleistungen, die das Wissens-, aber auch das episodische und autobiographische Gedächtnis betreffen. Es entwickelt nun auch eine differenzierte Theorie des Geistes, was bedeutet, dass es sich selbst und anderen Menschen Gefühle, Motive und Absichten zuschreiben und menschliche Handlungen nicht mehr ausschließlich als nur reflexhafte Verhaltensweisen verstehen sowie seine eigenen Vorstellungen und Gedanken zunehmend auch sprachlich repräsentieren kann. Und schließlich, allerdings gelingt dies zumeist erst im Jugend- und im jungen Erwachsenenalter, können wir immer differenzierter über unser eigenes Denken nachdenken und verstehen dann auch den Satz des Religionsphilosophen Sören Kierkegaard, dass das Selbst ein Verhältnis ist, das sich zu sich selbst verhält.

Dass wir es so lange nicht zur Kenntnis nehmen wollten, dass auch Tiere nicht nur über ein einfaches Bewusstsein in Form des Registrierens

äußerer und innerer Stimuli, sondern ebenso über einfache Denkopera-
tionen und ausgeprägte Formen sozialer Kommunikation verfügen und
dass dies alles von Emotionen gesteuert wird, hat Gründe, die in unserem religiösen und kulturellen Selbstverständnis liegen. Einerseits mussten wir an dem hochmütigen Glauben unserer menschlichen Sonderstellung festhalten; andererseits hätte uns das Erkennen der differenzierten
Gefühls- und Kommunikationsfähigkeiten, über die bereits Tiere verfügen, über unsere Grausamkeit und »Bestialität« erschrecken lassen, mit
der wir mit vielen unserer tierischen Vorfahren umgehen. Dann hätten
wir erkennen müssen, dass der Mensch »das raffinierteste Raubtier«
ist, wie der Schweizer Affektforscher und Sozialpsychiater Luc Ciompi
(2011) sich ausdrückt. Und es wirkt selbstverständlich auch noch das
dualistische Weltbild von Platon und Descartes nach, das uns über viele
Jahrhunderte an den bewussten, von Gott verliehenen Verstand und an
das nur körperliche minderwertige Unbewusste in uns glauben ließ, das
mit dem sterblichen Körper, vernunftwidrigen Träumen, irrationalen
Affekten und anderem Unerquicklichen assoziiert war.

7.5 Die Selbstgewissheit und Transparenz unseres bewussten Erlebens – Sind wir immer noch Cartesianer?

Wir könnten darauf schwören, bestimmte Dinge so wahrgenommen zu
haben, wie wir dies in unserer Vorstellung erleben, und wir gehen dabei wie selbstverständlich davon aus, dass unsere Wahrnehmung unsere
Mitmenschen betreffend, nahezu hundertprozentig zutreffend ist, während andere Menschen sich durchaus täuschen können. Ebenso sind
wir uns bei unseren eigenen Erinnerungen in der Regel ziemlich sicher,
dass die Ereignisse so abgelaufen sind, wie wir sie in unserem Gedächtnis aufbewahrt haben, und auch hierbei räumen wir ungern ein, dass
uns unser Gedächtnis gelegentlich im Stich lässt.

Aber wir lassen uns durchaus dahingehend belehren, dass wir hin
und wieder Wahrnehmungstäuschungen hinsichtlich äußerer Phänomene unterliegen, dass wir z. B. die untergehende Sonne größer wahrnehmen als sie tatsächlich ist, wie wir auf einem Urlaubsfoto unschwer

erkennen können. Hinsichtlich der sozialen Wahrnehmung bzw. Beurteilung anderer Menschen sind wir uns hingegen zumeist ziemlich sicher. Und wir sind auch davon überzeugt, dass wir für uns selbst durchsichtig sind, so dass wir in den allermeisten Fällen unsere Motive für unser jeweiliges Handeln klar benennen können. Unsere Selbstwahrnehmung und -einschätzung sehen wir somit ebenfalls als zuverlässig an (s. ▶ Kap. 2).

Und wir verstehen deshalb Descartes' Ausspruch auch voll und ganz: »Ich denke, also bin ich«. Denn, wenn wir danach gefragt werden, warum wir so und nicht anders gehandelt haben, müssen wir manchmal zwar einen Moment nachdenken, aber dann sind wir uns doch ganz sicher, unsere Handlungsgründe oder -motive exakt benennen zu können. Und vor allem wissen wir, dass wir selbst es sind, die einen bestimmten Gedankengang gedacht haben und sich so und nicht anders entschieden haben.

Menschen, die hierzu nicht in der Lage sind, bezeichnen wir als psychisch gestört. Ihnen fehlt offensichtlich eine klare Wahrnehmung ihres Selbst oder ihres Ichs, sie sind sich ihrer Identität nicht sicher, leiden unter Entscheidungsschwierigkeiten und Erinnerungstäuschungen.

Vergleichen wir das cartesianische Verständnis, das in der westlichen Kultur immer noch dem Common Sense entspricht, mit dem Freud'schen Verständnis über den Zugang zum Wissen über sich selbst (▶ Tab. 7.1):

Tab. 7.1: Cartesianisches versus Freud'sches Verständnis über den Zugang zum Wissen über sich selbst

Cartesianisches Verständnis	Freud'sches Verständnis
Menschen haben einen privilegierten Zugang zu ihren eigenen mentalen Zuständen (Empfindungen, Wahrnehmungen, Vorstellungen, Gedanken, Gefühlen, Überzeugungen, Glaubensinhalten)	Das, was Menschen für einen privilegierten Zugang zu ihren eigenen mentalen Daten halten, ist oftmals eine Täuschung
Das sicherste Wissen ist das Wissen über die eigenen mentalen Zustände: »Nichts ist einfacher für mich zu erkennen als meinen eigenen Geist« (Descartes, Meditation II)	Das, was Menschen glauben, am sichersten über sich selbst zu wissen oder bei sich selbst unmittelbar zu erkennen, stellt in vielen Fällen eine Illusion dar; Wissen über sich selbst beruht auf fehlerhaften Schlussfolgerungen, geschieht zudem nur bruchstückhaft und sporadisch

Tab. 7.1: Cartesianisches versus Freud'sches Verständnis über den Zugang zum Wissen über sich selbst – Fortsetzung

Cartesianisches Verständnis	Freud'sches Verständnis
Introspektion und Selbsterkenntnis liefern mit zunehmender Übung authentische Aufschlüsse über das Bewusstsein, die ein sicheres Gefühl für die eigene Selbst-Identität bereitstellen	Introspektion und Selbsterkenntnis sind in der Regel lücken- und fehlerhaft
Das Psychische ist mit dem Bewusstsein identisch	Das Psychische ist aufgrund des Vorhandenseins und Wirkens eines unbewusst Psychischen viel umfassender als das (reflexive und sprachlich zugängliche) Bewusstsein
Aufgrund des privilegierten Zugangs zu den eigenen introspektiv wahrnehmbaren Daten des Bewusstseins lässt sich die Selbsttäuschung minimieren und bewusst kontrollieren	Selbsttäuschung ist aufgrund unbewusster Abwehrvorgänge, die unter anderem das Selbstwertgefühl schützen, allgegenwärtig
Bei der Doktrin des privilegierten Zugangs wird keine Unterscheidung zwischen phänomenologischen Daten wie Empfindungen, Wahrnehmungen, Vorstellungen und komplexeren mentalen Konstrukten wie Einstellungen, Überzeugungen, Glaubensinhalten gemacht	Bei der psychoanalytischen Auffassung über die Gültigkeit von Introspektion und Selbsterkenntnis wird zwischen phänomenologischen Daten und komplexeren Konstrukten unterschieden; letztere sind sehr viel täuschungsanfälliger
Das cartesianische Verständnis gehört zum Allgemeinverständnis der westlichen Kultur	Das Freud'sche Verständnis, das in der Gegenwart ebenfalls von Neurobiologen vertreten wird, stößt immer wieder auf Verwunderung, wenn nicht sogar auf Ablehnung

Das cartesianische Verständnis scheint zumindest implizit immer noch eine wichtige Rolle zu spielen. Denn in der Regel gehen wir davon aus, dass wir im Prinzip alles bewusst und rational entscheiden können, dass wir uns zu unseren Handlungen bewusst entschließen, dass unser Wille deshalb auch frei ist, uns jederzeit auch anders entscheiden zu können. Nicht nur in dieser Hinsicht haben wir eine hohe Meinung von unserem Bewusstsein, das sich uns zumeist selbstevident als verlässlicher Begleiter anbietet. Nur bei starker Abgelenktheit, Müdigkeit, Trunkenheit oder seelischer und körperlicher Erkrankung scheinen wir Ausnahmen von diesem cartesianischen Denken zuzulassen. In diesen Zuständen leuchtet es uns ein, dass die Verfügungsgewalt unseres planenden, entscheidenden und wollenden Bewusstseins sowie das Gefühl einer Urheberschaft des Ichs mehr oder weniger eingeschränkt sein können. Aber bei wachem Bewusstsein gibt es nichts Gewisseres als unsere bewusste Subjektivität. Insofern sind wir als Alltagspsychologen allesamt Cartesianer: Wir erleben uns als rational Denkende und Wollende, weil wir nicht erfahren können und auch nicht wollen, dass ein großer Teil unserer Gedanken, Wünsche und Handlungsentscheidungen bereits nichtbewusst und unbewusst entstanden ist; insofern schreiben wir sie automatisch unserem reflexiven Bewusstsein als Entstehungsort zu. Über andere Kulturen, in denen das bewusste Ich als eine Illusion bezeichnet wird, haben wir uns immer erhaben gefühlt, so als hätten sie noch nicht unseren Bewusstseinsstand erreicht.

Eine Erschütterung dieses cartesianischen Selbstverständnisses, mit dem wir in unserem westlichen Kulturkreis aufgewachsen sind, löst deshalb in der Regel selbst bei sehr intelligenten Menschen zunächst ungläubiges Erstaunen und Abwehrbewegungen aus, wie folgende kleine Anekdote über einen Dialog zwischen zwei Nobelpreisträgern veranschaulicht:

Der Immunologe und Neurobiologe Gerald Edelman und der Biochemiker Jacques Monod unterhielten sich über Freud. Monod behauptete, Freud sei unwissenschaftlich, wenn nicht sogar ein Scharlatan gewesen. Edelman hielt dagegen, dass Freud in seinen Augen ein großer intellektueller Wegbereiter gewesen sei. Monod antwortete darauf: »Ich kenne meine Beweggründe vollständig und bin für meine Handlungen voll verantwortlich. Sie sind alle bewusst.« Edelman erwiderte listig und mit einem einfühlsamen Verständnis für die Abwehr seines Freundes: »Jacques, sieh es doch mal so: Alles, was Freud sagte, gilt für mich und nichts davon für dich.« Monod antwortete: »Genau, lieber Freund« (Edelman, 1995, S. 11).

Diese Kränkung des stolzen *cogito ergo sum*, dieses sich selbst mittels Introspektion durchsichtigen Bewusstseins, war und ist bis zum heutigen Tag immer wieder schwer zu ertragen. Und da Freud das Unbewusste – vor allem in seinen späteren Konzepten – in die Nähe des Animalischen rückte, von dem der Mensch sich doch gerade durch seine Ratio unterscheiden wollte, ging damit auch eine große Verunsicherung einher: »Die Krone der Schöpfung, der Mensch, das Schwein«, so hat der Dichter Gottfried Benn aufgrund der Destruktivität mancher Menschen im 20. Jahrhundert diese anthropologische Auffassung provokativ in Worte gekleidet.

Wir dürfen aber nicht vergessen, dass das Cogito von Descartes, die Setzung der Gewissheit des denkenden Ich, ja aus einer tiefen Verunsicherung heraus erfolgt war, nämlich aus den Erfahrungen des 30jährigen Krieges, der viele Menschen an der Güte Gottes, aber auch an ihrer eigenen Natur sehr stark zweifeln ließ. Und es gehört mit zum wichtigsten Erbe der Neuzeit, dass die westliche Kultur den Glauben an die Rationalität des Bewusstseins, an die Sonderstellung und Einzigartigkeit des menschlichen Ichs hoch hielt und bis zum heutigen Tag wohl immer noch hoch hält, wenn man die erregten Diskussionen über die Willensfreiheit in den letzten Jahren verfolgt. Man sollte also bei entsprechenden Diskussionen auch die dahinter stehende Angst berücksichtigen.

Dennoch lässt sich nicht länger übersehen, dass die Zuordnung des Bewusstseins als ausschließlich menschliche Errungenschaft bis hinein in gegenwärtige Auffassungen von Neurowissenschaftlern eine gewichtige Rolle spielt. Der südafrikanische Hirnforscher und Psychoanalytiker Mark Solms und der in den USA lehrende estnische Neurowissenschaftler Jaak Panksepp (2012) sprechen deshalb kritisch von einer »kortikozentrischen« Tradition, die darin besteht, Bewusstsein im Kortex entspringen zu lassen. Aufgrund neuroanatomischer und -psychologischer Befunde kommen diese beiden Forscher aber zu dem Schluss, dass diese Sichtweise nicht länger aufrechtzuerhalten ist. Sie sprechen deshalb von einem »kortikozentrischen Trugschluss«.

Bereits in den 1940er-Jahren wurde erstmalig entdeckt, dass das Bewusstsein im innersten Inneren des Gehirns entsteht (Moruzzi & Magoun, 1949, zit. nach Solms, 2014). Aber was noch bedeutsamer ist: Panksepp (1998) konnte den Nachweis erbringen, dass es intrinsisch affektiv ist. Und Solms (2013, 2014) zeigt auf, dass aufgrund dieser Erkenntnisse das Bewusstsein von Gehirnstrukturen erzeugt wird, die genau diejenigen psychischen Funktionen ausüben, die Freud den Trieben zuschrieb.

Die klassische Freud'sche Annahme sollte deshalb nach Solms umgedreht werden: Das Es ist die Quelle des Bewusstseins; das Ich, in sich selbst unbewusst, erhält seine Bewusstheit vom Es. Natürlich handelt es sich bei diesen zuletzt genannten Überlegungen konzeptuell um das Bewusstsein aus der Dritte Person-Perspektive.

7.6 Freud aktueller als je zuvor?

Freud sprach bekanntlich von der dritten großen narzisstischen Kränkung, die die Anerkennung unbewusster psychischer Vorgänge und
damit die relativ unbedeutende Rolle der bildlich und sprachlich bewussten Vorgänge, zur Folge hat, weil es immer noch so schwer fällt,
eigentlich sogar bis zum heutigen Tag, diese Überschätzung, die in
unserem Kulturkreis durch die cartesianische Bewusstseinsphilosophie
verfestigt worden ist, anzuerkennen.

Hören wir hierzu, was Freud schrieb: »Das Ich spielt dabei die lä-
cherliche Rolle des dummen August im Zirkus, der den Zuschauern
durch seine Gesten die Überzeugung beibringen will, dass sich alle Veränderungen in der Manège nur infolge seines Kommandos vollziehen.
Aber nur die Jüngsten unter den Zuschauern schenken ihm Glauben«
(Freud, 1914d, S. 97).

Die Frankfurter Psychoanalytikerin Hanna Gekle (1992, S. 920) hat
diesen Vergleich folgendermaßen kommentiert: »Als dummer August
qualifiziert er sich gerade dadurch, dass er in narzisstischer Verkennung
sich im Zentrum des Geschehens sieht und allen Ernstes glaubt, seine
hilflosen Fuchteleien seien Grund und Ursache für die Bewegung der
anderen in der Manege. Die Wahrheit aber ist, dass neben, vor und hinter ihm andere agieren – und zwar gänzlich ohne ihn. … Das cartesianische Ich … kann sich nur lächerlich machen. Es schafft seine Einheitlichkeit und Eindeutigkeit nur dadurch, dass ihm das meiste entgeht.«

Und der Neurobiologe Gerhard Roth (2007, S. 71) merkt an: »Von
dem größten Teil des Ichs oder Selbst, nämlich dem Unbewussten, merken wir erst einmal gar nichts.«

7.7 Ist Bewusstsein überhaupt erforderlich?

Wenn es sich aber nun so verhält, dass wir wie ein »dummer August«
auftreten, sofern wir von der Gewissheit ausgehen, einen unmittelbaren
Zugang zu unseren Motiven und zu unseren Denkprozessen zu haben
oder wenn wir uns als mit uns selbst identische Wesen erleben und da-

bei unser bewusstes Ich oder Selbst als Steuerungszentrum erleben und sich dies alles somit mehr oder weniger als Fiktion herausstellt, welche Rolle spielt dann unser Selbstbewusstsein überhaupt noch? Welches sind denn dann die Leistungen unseres reflektierenden Bewusstseins, wenn sich all unsere fest gefügten Anschauungen als mehr oder minder starke Illusion erweisen? Wenn wir also viel abhängiger sind von nicht-bewussten Vorgängen, die wir in ihrer dispositionellen Anlage mit unseren tierischen Vorfahren teilen (Panksepp, 2005)?

Zweifelsohne ist das primäre und höhere (Selbst-)Bewusstsein nicht das, wofür wir es im Allgemeinen halten. Es liefert uns nur einen winzigen Ausschnitt von dem, was wir überhaupt an Reizen aus unserer uns umgebenden äußeren, aber auch inneren Welt wahrnehmen. Es ist keineswegs zuverlässig, was unsere Erinnerungen betrifft. Wir brauchen es nicht, um bestimmte motorische Fertigkeiten einzuüben – im Gegenteil, es steht uns dabei eher im Weg. Es ist in seiner Aufmerksamkeit ziemlich begrenzt; zumeist gelingt es uns, nur einen einzigen Vorgang mit Konzentration durchzuführen. Es lässt uns im Stich, wenn wir zukünftige Ereignisse vorhersagen wollen. Wenn drei oder mehr Dinge miteinander interagieren, sind wir zur Gänze überfordert. Wir benötigen es ebenfalls nicht, wenn wir einfache Formen des Denkens, z.B. in Form des »Wenn A, dann B« praktizieren. Es spielt keine Rolle, wenn wir uns blitzschnell intuitiv entscheiden. Unser primäres oder höheres Bewusstsein erweckt also den Eindruck, ziemlich dumm zu sein. Selbst bei hoch komplexen kreativen Denkleistungen scheint unser Bewusstsein entbehrlich zu sein. Wozu brauchen wir also unser (Selbst-) Bewusstsein?

Zusammenfassung

Seit Freuds Beschäftigung mit dem posthypnotischen Auftrag, den Fehlleistungen, neurotischen Symptomen und vor allem mit dem Traum haben das Nachdenken über psychodynamisch unbewusste Prozesse und der klinische Umgang damit Psychoanalytiker in ihren Bann gezogen. Interessanterweise wurde darüber aber die Beschäftigung mit dem Bewusstsein vernachlässigt. Ohne Zweifel ist aber das bewusst wahrnehmende, denkende und sich seiner selbst bewusst werdende Bewusstsein für die menschliche Entwicklung und für unser Selbstverständnis nützlich. Aber es darf dennoch nicht wie im cartesianisch geprägten Denken der westlichen Kultur überschätzt

werden. Die Psychoanalyse hat mit der immer erneuten Infragestellung des Cartesianismus wie keine zweite Disziplin den Weg dafür
bereitet, sich für die Untersuchung psychodynamisch unbewusster
Vorgänge, die wiederum Einfluss auf nicht-bewusste Prozesse nehmen, öffnen zu können. Dies ist die Voraussetzung dafür, den Stellenwert des höheren, reflexiven Bewusstseins überhaupt angemessen
einschätzen zu können. Für ein genaueres Verständnis wurde in diesem Kapitel die Unterscheidung verschiedener Bewusstseinsformen
vorgenommen.

Literatur zur vertiefenden Lektüre

Carhart-Harris, R. & Friston, K. (2010). The default-mode, ego-functions and
free-energy: a neurobiological account of Freudian ideas. *Brain, 133,* 1265–
1283.

Gekle, H. (2008). Bewusstsein. In W. Mertens & B. Waldvogel (Hg.), *Handbuch psychoanalytischer Grundbegriffe* (S. 95–101). Stuttgart: Kohlhammer,
3. überarb. u erw. Auflage.

Roth, G. (2007). *Persönlichkeit, Entscheidung und Verhalten. Warum es so
schwierig ist, sich und andere zu ändern.* Stuttgart: Klett-Cotta.

Solms, M. (1997). What is consciousness? With commentaries from D. Olds, B.J.
Baars, L.A.W. Brakel, M. Cavell, N. Humphrey, F.M. Levin, D.M. Rosen-
thal, H. Shevrin, J.L. Singer, M. Velmans and a response from M. Solms.
Journal of the American Psychoanalytic Association, 45, 681–778.

Solms, M. & Panksepp, J. (2012). The id knows more than the ego admits:
Neuropsychoanalytic and primal consciousness perspectives on the interface
between affective and cognitive neuroscience. *Brain Sciences, 2,* 147–175.

Fragen zum weiteren Nachdenken

- Inwiefern sind unbewusste und nicht-bewusste Prozesse permanent
  wirksam?
- Warum überschätzen wir dennoch immer wieder die Rolle unseres
  Bewusstseins?
- Worin äußert sich unser cartesianisches Selbstverständnis, das bis
  zum heutigen Tag alle Lebensbereiche immer noch durchdringt?

8 Bewusste und unbewusste Prozesse – Höheres Bewusstsein ist notwendig

Einführung

Im vorigen Kapitel wurde ausgeführt, dass es mühsam sein kann, von der Selbstüberschätzung unseres denkenden und reflektierenden Bewusstseins abzulassen, Selbsttäuschungs- und Irrtumsmöglichkeiten in Betracht zu ziehen und das Welt- und Menschenbild, in dem westliche Menschen sozialisiert worden sind, hinterfragen zu können.

Wenn nun in diesem Kapitel die Auffassung vertreten wird, dass gerade in der Psychoanalyse als einer aufklärerischen und reflexiven Wissenschaft auf die Wirkungsweise und die Einflussmöglichkeiten des höheren Bewusstseins gesetzt wird (s. ▶ Kap. 2), dann mutet dies auf den ersten Blick paradox an. Wie kann dieses denn Einfluss auf unbewusste und nicht-bewusste Vorgänge nehmen, wenn sie gleichzeitig als so wirkmächtig dargestellt werden?

Im Folgenden wird aufgezeigt, dass es zunächst einmal wichtig ist, zu verstehen, dass Freud mit seiner Konzeptualisierung unbewusster Vorgänge beileibe nicht nur verdrängte Inhalte gemeint hat, sondern auch solche Prozesse, die gegenwärtig z. B. als »das kluge oder adaptive Unbewusste«, als »Intuition« oder als »schnelles Denken« beschrieben werden (z. B. Dijsterhuis, 2010, Kahneman, 2011, Wilson, 2007). An die Darstellung gegenwärtiger Konzeptualisierungen unbewusster Wahrnehmungsleistungen schließen sich dann evolutionspsychologische Überlegungen über informationsverarbeitende Systeme an. Nach einem Exkurs über die Evolution des Bewusstseins und einer Definition unterschiedlicher Bewusstseinsformen sowie der verschiedenen Kompetenzen des höheren Bewusstseins werden heutige psychoanalytische Auffassungen über die Fehlerkorrekturmöglichkeiten mittels des sekundärprozesshaften selbstreflexiven Denkens erläutert, die sich trefflich mit neurowissenschaftlichen Überlegungen verbinden lassen. Eine Skizze über den Ursprung des höheren Bewusstseins in den Emotionen rundet dieses Kapitel ab.

Lernziele

- Zur Kenntnis nehmen, dass Freud unbewusste Vorgänge nicht nur als verdrängte mentale Inhalte beschrieben hat
- Eine zeitgenössische Sichtweise über das Zusammenspiel von nicht-bewussten, unbewussten und bewusstseinsfähigen Verarbeitungs-prozessen kennenlernen
- Die Unterscheidung von nicht-bewussten Prozessen und psychody-namisch unbewussten Abwehrvorgängen auch aus einer evolutionä-ren Sichtweise kennenlernen
- Einige neuere Auffassungen kennenlernen, die neue Sichtweisen über die Evolution des Bewusstseins vorschlagen
- Die Chancen fehlerkorrigierender Top-down-Prozesse anhand selbst-reflexiver Kompetenzen differenzieren lernen

8.1 Unbewusste Wahrnehmungs- und Denkprozesse bei Freud

Können wir die Frage, wie unser höheres Bewusstsein Einfluss auf psychodynamisch unbewusste und nicht-bewusste Vorgänge nehmen kann, wenn diese wie soeben in ▶ Kap. 7 als so wirkmächtig dargestellt worden sind, beantworten, indem wir auf die klassischen Überlegungen Freuds zurückgreifen? So hat er zum Beispiel die Stimme des Intellekts zwar als »leise« charakterisiert, die »aber nicht ruht, ehe sie sich Ge-hör geschafft hat« (Freud, 1927c, S. 377)? Welchen Kräften gegenüber kann sie sich Gehör verschaffen und auf welche Weise?

Seine Konzeptualisierung unbewusster Prozesse wird oftmals auf psychodynamisch verdrängte Inhalte und deren Aktualisierung in Sym-ptomen, Verhaltensweisen und Charakterzügen verkürzt. Aber nicht erst in seinem Spätwerk, sondern bereits in der Traumdeutung (1900a,

S. 471, S. 487) postulierte Freud, dass es ein unbewusstes Denken gibt. In seinen späteren Arbeiten werden diese affektiv gesteuerten Denkprozesse als viel umfassender als die rationale Steuerungsinstanz des Ichs im strukturpsychologischen Modell aufgefasst und sie gehen auch über das von Es-Impulsen gesteuerte Phantasieren im Dienste des Lust-Prinzips hinaus. Jenseits des Lustprinzips gibt es den Wunsch, Probleme zu lösen (1920g, S. 32 und 36; 1940a, S. 134) und in der Zusammenarbeit mit dem Psychoanalytiker diese zu einem befriedigenden Ende zu bringen.» Freud sah den Menschen als fähig an, in unbewusstem Modus zu denken, d. h. unbewusst Realität zu erfassen, auszuwerten, Schlussfolgerungen zu ziehen, Handlungsmöglichkeiten und Konsequenzen zu bedenken, träumend Probe zu handeln, Entscheidungen zu treffen, Pläne zu machen und auszuführen und Kontrolle über seine eigenen Verdrängungen auszuüben (1940a, S. 129)«, fasst der Psychoanalytiker Ulrich Berns (2006, S. 59) diese Leistungen zusammen. Ja, Freud ging sogar so weit, dass er annahm, dass jeder Mensch kraft biologischer Disposition in seinem eigenen Unbewussten die Äußerungen des Unbewussten eines anderen Menschen nicht nur aufzunehmen, sondern auch zu deuten vermag, und ferner, dass das Unbewusste unmittelbar auf das Unbewusste eines anderen Menschen Einfluss ausüben kann (vgl. 1913i, S. 445; 1915e, S. 293). Die Entdeckung der Spiegelneuronen seitens des Turiner Neurowissenschaftlers Vittorio Gallese ist eine 80 Jahre später erfolgte Bestätigung dieser klinischen Erkenntnisse Freuds.

Der Chicagoer Psychoanalytiker Michael Basch (1991) hat resümiert, dass Freud zwar einige wichtige Funktionen des Unbewussten bereits angesprochen, aber sie hinsichtlich ihrer allgemeinpsychologischen Bedeutung nicht weiter ausgeführt habe. Denn jegliches Denken ist zunächst einmal unbewusst, weil unzählige Prozesse der Informationsverarbeitung im affektiven, motivationalen und kognitiven Bereich erst einmal ausschließlich nicht-bewusst ablaufen. Unablässig kategorisiert und rekategorisiert unser nicht-erfahrungsmäßiges Unbewusstes auftauchende Stimuli, fügt sie zu Mustern zusammen und vergleicht sie mit bereits vorhandenen Erfahrungsmustern im Langzeitgedächtnis (vgl. Edelman, 1989). Nur ein kleiner Teil von Musterabgleichungs-Prozessen, die noch einer genaueren Kategorisierung und Differenzierung bedürfen, weil die nicht-erfahrungsmäßigen und weitgehend automatisierten Routinen für die Lösung eines neu auftauchenden Problems nicht ausreichen, haben die Chance, überhaupt bewusst werden zu können.

Wir sind nunmehr in der Lage, aus einer zeitgenössischen psychoanalytischen Perspektive die Freud'sche Bestimmung des Es mit neuen Inhalten füllen und neben den psychodynamisch unbewussten Vorgängen auch den phylogenetischen Kern der Funktionen des sogenannten Es neu bestimmen zu können. Dieser blieb bei Freud noch eher spekulativ, weil er neben Dispositionen in Form von »spezialisierten Niederschläge(n) frühmenschlicher Entwicklung« (1937c, 86), auch spezifische vererbte Inhalte annahm, wobei die neueren Erkenntnisse über die epigenetische Beeinflussung der Gen-Expression lamarckistische Ideen, derentwegen Freud kritisiert wurde, zum Teil sogar wieder plausibel werden lassen. Bei dieser Neukonzeptualisierung lässt sich in aller Kürze davon ausgehen, dass wir mit präsymbolisch organisierten Affektsystemen geboren werden, die uns zur Anpassung an unsere Welt und vor allem zur emotionalen Kommunikation mit unseren primären Bezugspersonen dienen (Schore, 2007). Ohne deren Resonanz würden wir seelisch verkümmern. Wir kommen bereits mit einer Disposition zur Welt, uns gefühlsabstimmend mit unserem Gegenüber in Beziehung zu setzen sowie in einem weiteren Entwicklungsschritt dessen Intentionalität vom tatsächlichen oder nur vorgetäuschten Verhalten alsbald unterscheiden zu lernen. Ebenso verfügen wir auch schon als Kleinkinder über eine Disposition, moralische Handlungen zu erkennen und darauf ebenfalls moralisch reagieren zu können. Zahlreiche kognitive Leistungen stehen somit in enger Dependenz zu unseren emotionalen Subsystemen, die alsbald eine motivierende Kraft bekommen. Das Gesamt der emotionalen und zugleich kognitiven Erfahrungen in den ersten Lebensjahren legt das Fundament unserer seelischen Entwicklung und unseres Lebensgedächtnisses. Im weiteren Verlauf werden diese frühen Erfahrungsstrukturen durch ein symbolisch deklaratives Bewusstsein überformt; die nicht-sprachlichen Erfahrungsmuster werden hierbei teilweise rekategorisiert, indem die aus den unterschiedlichen Gedächtnissystemen stammenden Erfahrungen miteinander abgeglichen werden, wozu auch das nächtliche Träumen sowie das Tagträumen dienen. Aufgrund der kulturellen Evolution und der spezifisch menschlichen Hirnstrukturen erfahren die primären Affektsysteme und kognitiven Primärleistungen, die wir mit den höher entwickelten Säugetieren gemeinsam haben, eine einzigartige Differenzierung (Solms & Panksepp, 2012). Dennoch sind diese sekundären psychischen Strukturen kontinuierlich mit der »primären Lebensorganisation« im Austausch. Mit diesem Ausdruck bezeichnet der Züricher Psychoanalytiker

Hans Holderegger (2002) in Anlehnung an Konzepte von Panksepp sowie des Psychoanalytikers Allen Schore die primären Affektsysteme, die aus neurobiologischer Sicht subkortikal organisiert sind.

Wir müssen also davon ausgehen, dass in unserem Unbewussten – genauer müsste man aus der Erste Person-Perspektive sagen, in denjenigem Teil unseres Bewusstseins, der unserer Introspektion nicht zugänglich ist – sehr viele Prozesse der Informationsverarbeitung ablaufen, anstatt dieses – in einer populärpsychoanalytischen, aber wie ausgeführt, für Freuds Konzeption nicht zutreffenden Perspektive – lediglich als einen Behälter für lebensgeschichtlich verdrängte Bewusstseinsinhalte zu betrachten.

Erst die nachfolgenden Psychoanalytiker-Generationen haben diese Vorgänge nach und nach genauer erforscht, wie kurz am Beispiel der unbewussten Wahrnehmung und unbewusster Denkvorgänge aufgezeigt werden soll (siehe die geplanten Bde. »Psychoanalyse: Die Lehre vom Unbewussten – Geschichte, Klinik und Praxis« und »Wahrnehmung und Gedächtnis«).

8.2 Unbewusste Wahrnehmung und unbewusste Denkvorgänge aus heutiger Sicht

Man geht heute davon aus, dass der introspektiv bewusstseinszugänglichen Wahrnehmung, die bis zum selbstreflexiven Selbstbewusstsein führen kann, eine unbewusste bzw. nicht-bewusste sensorische Registrierung vorausgeht – es ließe sich auch von einer primären, noch nicht introspektiv bewussten Wahrnehmung im Unterschied zu einer sekundären, introspektiv bewusstseinsfähigen Wahrnehmung sprechen. Angst machende Stimuli werden bereits zum Zeitpunkt der nicht-bewussten Registrierung mittels Abschwächung des emotionalen Inputs in Abstimmung mit dem Langzeitgedächtnis ausgeblendet bzw. verleugnet, so dass es erst gar nicht zu einer viele emotionale Bedeutungen umfassenden Konstruktion des Wahrnehmungseindrucks kommen kann, der unserer Introspektion zugänglich wird. Die Verleugnung geschieht also bereits zu einem früheren Zeitpunkt, nämlich bereits im Verlauf der sensorischen Registrierung, wenn Angstmachendes nicht-bewusst erfasst wird. Dies alles geschieht somit, bevor der Wahrnehmende überhaupt ein introspektiv bewusstseinsfähiges Bild konstruieren kann.

Die Experimente zur subliminalen Wahrnehmung und zur Perzeptgenese, die ab den 1950er-Jahren von psychoanalytischen Ich-Psychologen und später auch von kognitiven Wahrnehmungspsychologen durchgeführt wurden, bestätigen die These einer nicht-bewussten Stimulusregistrierung, die subsymbolisch oder bildlich symbolisch, aber ohne introspektives Gewahrwerden vonstatten geht und sich dennoch auf die bewusste Wahrnehmungs- und Denkwelt auswirkt (z. B. Leuschner, Hau & Fischmann, 1999).

Kognitive Psychologen, wie z. B. Neisser (1976), gehen mittlerweile ebenfalls von aufeinander folgenden Phasen der Wahrnehmung aus und sprechen davon, dass zwischen der Registrierung des sensorischen Eindrucks und der introspektiv bewussten Wahrnehmung komplexe Informationsverarbeitungen vonstatten gehen. In der ersten, sog. präattentiven Phase wird der Stimulus in Bruchteilen von Sekunden entdeckt, analysiert und registriert. Erst in der zweiten Phase der Wahrnehmung erhält er eine fokale Aufmerksamkeit und wird mittels sprachlicher Symbolisierung konstruiert. Auf jeder Verarbeitungsstufe kann es zu einem perzeptuellen und kognitiven Stillstand kommen; deshalb brauchen die Informationen aus der präattentiven Phase auch keineswegs introspektiv bewusstseinsfähig zu werden.

Im Unterschied zu Kognitionspsychologen, die ubiquitäre Selektionsmechanismen beim Konstruktionsvorgang der bewussten Wahrnehmung postulieren (aus der unendlichen Fülle der präattentiven Wahrnehmungseindrücke muss die fokale Wahrnehmung zwangsläufig eine Auswahl treffen), betont die Psychoanalyse nun aber zusätzlich den psychodynamischen Einfluss, der sich bereits auf die primäre Registrierung, sicherlich aber auf die introspektiv wahrnehmbare Konstruktion auswirkt, der sich bei der Wahrnehmung von Stimuli aus der gegenständlichen Welt, aber viel stärker noch in der sozialen Wahrnehmung, also in der Wahrnehmung von Menschen Geltung verschafft. Zu einer Selektion kann es aber auch kommen, wenn sensorische Eindrücke aufgrund einer nicht ausreichend erfahrenen Affektmentalisierung unmentalisiert bleiben und somit niemals oder nur in Bruchstücken den Status sprachlich symbolisierbarer Erlebnisse erlangen (zum Konzept der semiotischen Progression s. den geplanten Bd.. »Symbolbildung, Präsentation und Mentalisierung«).

Der neuropsychologisch argumentierende Psychoanalytiker Fred M. Levin betont, dass wir das dynamische System Unbewusst benötigen, um Wünsche, die uns vor uns selbst, aber vor allem vor anderen Scham- und Schuldgefühle bereiten, mit anderen Gedächtnissystemen abzustimmen. »Mit anderen Worten trägt das dynamische System Unbewusst zur Kognition bei, indem es alle Gedächtnissysteme synchronisiert und somit unser Denken synthetisiert, während es gleichzeitig unsere Privatsphäre schützt, indem es unser Bedürfnis geltend macht …, zumindest einen Teil unserer Phantasien oder Bedürfnisse zu befriedigen, die wir als unannehmbar betrachten. Das Ergebnis ist üblicherweise eine sanfte und erfolgreiche Vermengung bewusster (öffentlicher) und unbewusster (privater) Affekte und Motive« (2004, S. 200 f.).

Psychoanalytisch betrachtet ist die Informationsverarbeitung, die mit ihren emotionalen Anteilen im Subsymbolischen wurzelt, noch nicht sehr differenziert, aber sie subsumiert blitzschnell bereits geringste emotionale Spuren unter entsprechende Muster, energetisiert und vitalisiert den Betreffenden und aktiviert seine Denkprozesse, die im nichtbewussten Bereich noch eher primärprozesshaft funktionieren. In der Sprache des chilenischen Psychoanalytikers Matte-Blanco laufen diese emotionalen und kognitiven Prozesse eher symmetrisch ab, d. h. dass es in Bruchteilen von Sekunden zu Stimulus- und Reaktions-Generalisierungen kommt und noch keine sehr starke Differenzierung möglich ist.

Der seit über 25 Jahren mit subliminaler Forschung befasste Frankfurter Psychoanalytiker Wolfgang Leuschner hat für das Processing unterschwelliger Wahrnehmungen in faszinierenden Experimenten erneut nachweisen können, dass Wahrnehmungsinhalte nicht in Gestalt kohärenter, analog kodierter Bilder gespeichert werden, sondern in dissoziierten Subkategorien wie Form, Farbe, Bewegung, semantische und motorische Aspekte, Wortklänge u. a. m., die bei diesem Vorgang eine digitale Kodierung erfahren. Diese Wahrnehmungsradikale werden bei einer Erinnerung wieder reassoziiert. Die Reassoziierung verläuft umso erfolgreicher, wenn der Matching-Vorgang zwischen den bewusst verfügbaren Hinweisreizen und den im Gedächtnis dissoziierten Subkategorien nicht durch Abwehrvorgänge beeinträchtigt wird. Im Langzeitgedächtnis sind also nicht die ursprünglichen Inhalte vergleichbar einem riesigen Archiv – analog kodiert – gespeichert, sondern lediglich die Bereitschaft zur Reassoziierung der ursprünglich zusammengehörigen Subkategorien. Dass bei diesem Vorgang der Verwandlung analoger Symbole in digitalisierte Radikale viele Übersetzungsfehler geschehen können, ist naheliegend. Je intensiver nun der zusätzliche Einfluss psychodynamischer Abwehrprozesse bei der Reassoziierung der Wahrnehmungsradikale ausfällt, desto stärker wird die primärprozesshafte Organisation der Wiedervergegenwärtigung (Leuschner, 2008). Soweit sie sich in Grenzen hält, ist sie hingegen Bestandteil alltäglicher Kreativität in den kontinuierlich stattfindenden vorbewussten Verarbeitungsprozessen, die Tag und Nacht in Form von Träumen ablaufen.

8.3 Von einfachen Rückkoppelungsprozessen hin zu einem Meta-Selbstbewusstsein

Werfen wir kurz einen Blick auf eine evolutionsbiologische Betrachtung der Rolle des Bewusstseins, wie sie der Psychoanalytiker David Olds (1992) ausgearbeitet hat. Er geht davon aus, dass im Verlauf der Evolution informationsverarbeitende Systeme entstanden sind, die von einfachen Rückkoppelungsprozessen angefangen, wie man sie bereits bei Einzellern vorfindet, bis hin zu einem menschlichen Meta-Selbstbewusstsein reichen.

Auf jeder Stufe der Evolution kamen neue Möglichkeiten hinzu, auf einen Reiz nicht mehr unmittelbar reflexhaft reagieren zu müssen. So könnte das Traumbewusstsein, das bereits bei Säugetieren entstanden ist, die erste Stufe einer Vergegenwärtigung von Gedächtnisengrammen sein. Das Traumbewusstsein mit seiner bildlichen Symbolik kann zwar noch nicht willentlich – wie das später auftretende sprachliche und reflexive Wachbewusstsein – hervorgerufen werden, stellt aber dennoch einen ersten Hiatus gegenüber der unmittelbaren motorischen Abreaktion dar. Denn die träumende Vergegenwärtigung von Vergangenem beinhaltet eine höhere Leistung als das bloße Wiedererkennen von Stimuli. Die Reizkonstellation muss nicht mehr unmittelbar in der Außenwelt präsent sein; vielmehr wird sie vom Traumbewusstsein evoziert, ohne dass der Träumende darüber allerdings eine Kontrolle hat. Träumen geschieht einfach. Für unsere Vorfahren wurden nächtliche Träume deshalb auch als Eingebungen von Göttern empfunden. Für die Hypothese, dass es sich beim REM-Zustand um ein in der Phylogenese ursprüngliches Wachbewusstsein handelt, spricht nach Panksepp (1998) auch, dass das EEG der REM-Aktivität dem Wachzustand entspricht. Auch tagsüber erfahren wir uns übrigens über weite Strecken tagträumend; das denkende Bewusstsein und die bemühte Selbstreflexion verdecken dies nur. Gabbard und Ogden (2009) vergleichen die Tagträume mit den Sternen am Himmel, die tagsüber vom helleren Sonnenlicht überstrahlt werden, aber natürlich weiterhin anwesend sind.

Wenn man in der Evolution eine Stufe höher geht, dann können im weiter entwickelten Wachbewusstsein nun Erinnerungen willentlich wachgerufen und repräsentiert werden, ohne aber sofort – wie zuvor auch schon im Traumbewusstsein – motorisch handeln zu müssen. Die Muskeln sind zwar jederzeit zur Handlung bereit, aber durch nicht-bewusste und bewusste Entscheidungsprozesse kontrolliert. Ebenso können im Wachbewusstsein verschiedene Affekte durch Abwehrvorgänge weitgehend unterdrückt oder abgekoppelt werden, so dass sie im introspektiv wahrnehmbaren Bewusstsein keine Rolle mehr spielen. Dass sie allerdings für andere Menschen dennoch erkennbar werden, dass der »Verrat aus allen Poren« dringen kann, hatte Freud (1905e) in einer ausführlichen Krankengeschichte bereits beschrieben.

Warum haben wir im Laufe unserer Evolution als Menschen die Fähigkeit erworben, unliebsame Wahrnehmungen und Erinnerungen aktiv aus unserem Bewusstsein fernzuhalten? Die Funktion von Abwehrmaßnahmen besteht in erster Linie darin, unser Bewusstsein vor zu großen Affektmengen zu schützen. Wenn wir uns Vergangenes wieder vergegenwärtigen können, ohne dabei motorisch sofort handeln zu müssen, dann wäre doch aber zu vermuten, dass es ebenso eine Möglichkeit geben muss, auch die entsprechenden Affekte abzukoppeln. Zwar sind wir zur Probehandlung, also zum gedanklichen Durchspielen einer Handlung und der Vorwegnahme ihrer möglichen Folgen fähig, aber wie verhält es sich mit dem Probeaffekt? Können wir uns ebenso vorstellen, wie wir rasend vor Zorn werden oder vor Neid platzen könnten und daraufhin diese heftigen Emotionen reduzieren oder gar aufgeben?

Unser Gehirn ist nun aber so beschaffen, dass jede sensorische Registrierung auch immer eine affektive Ladung oder Besetzung enthält. Denn anders als die motorische Handlung, die einen Output darstellt und deswegen leichter vom Input getrennt werden kann, ist der Affekt bereits Teil des Inputs. Die Informationsverarbeitung ist deshalb um einiges schwieriger, weil der Affekt von der Registrierung getrennt werden muss, nachdem er ursprünglich zusammen mit ihr erfolgt ist.

Abwehrvorgänge stellen deshalb auf verschiedene Weise eine Entkoppelung von bestimmten Affekten her, z. B. ich bin nicht auf eine andere Person, die für mich lebenswichtig ist, böse, sondern mag sie, was im psychoanalytischen Verständnis eine Reaktionsbildung darstellt; oder: eine wichtige Person ist gestorben, aber ich erlebe mich nicht als traurig, was eine Verleugnung des Affekts ausdrückt; oder: nicht ich bin neidisch, sondern der Andere ist neidisch, was einer Projektion entspricht.

Die Wiedervergegenwärtigung (s. u.) geschieht somit reibungsloser, wenn störende oder gar überwältigende Affekte durch Abwehr vom introspektiven Bewusstsein ferngehalten werden können. Die Abkoppelung von Affekten und die emotionsfreie Verarbeitung des Wahrgenommenen sowie die Erinnerung in Form einer dem primären Bewusstsein gewahrwerdenden Wiedervergegenwärtigung ist deshalb eine wichtige evolutionäre Errungenschaft. Allerdings darf dabei nicht vergessen werden, dass die Abwehr nur dem introspektiv bewusstseinsfähigen mentalen Inhalt gilt, die körperliche, subsymbolische Seite des Affektgeschehens bleibt dennoch erhalten und beeinträchtigt die nicht-bewussten Verarbeitungsprozesse, die somit keine Fehlerkorrektur erfahren. Dies hat selbstverständlich Auswirkungen auf die körperlich-seelische Gesundheit und ist in klinischer Hinsicht von zentraler Bedeutung (s. die geplanten Bde. »Symbolbildung, Präsentation und Mentalisierung« und »Psychoanalytische Behandlungstechnik«).

8.4 Verschiedene Bewusstseinsauffassungen und -definitionen: Ein Ordnungsversuch

Um eine begriffliche Grundlage für die nachfolgende Betrachtung des Einflusses des höheren Bewusstseins auf diejenigen Vorgänge zu haben, die sich bei nicht-bewussten und psychodynamisch unbewussten Prozessen abspielen, sollen hier noch einmal sowohl Begrifflichkeiten aus einer Erste Person-Perspektive (linke Spalte, obere Hälfte), als auch aus einer Dritte Person-Perspektive (linke Spalte, untere Hälfte und gesamte rechte Spalte) aufgelistet werden (s. ▶ Tab. 8.2):

Wenn man sich nun die Leistungen des reflexiven Selbstbewusstseins aus der Erste Person-Perspektive mit entsprechenden Beispielen noch etwas genauer betrachtet, dann lassen sich folgende Unterscheidungen und Entwicklungskompetenzen vornehmen (s. ▶ Tab. 8.3):

Tab. 8.2: Bewusstseinsauffassungen der Psychoanalyse und der Kognitionspsychologie

»Erste Person-Perspektive« Phänomenologische Betrachtung	»Dritte Person-Perspektive« Wissenschaftliche Betrachtung
Reflexives Selbstbewusstsein	Höheres Bewusstsein Meta-Kognition »autonoetisch«
Bewusstseinsfähige Selbstbeobachtung	Fokale Aufmerksamkeit »noetisch«
Introspektiv flüchtig wahrnehmbare, aber sprachlich immer noch formulierbare Assoziationen	Geringe fokale Aufmerksamkeit
Introspektiv nur noch flüchtig wahrnehmbare Bilder	
Vorbewusst (im klass. Freud'schen Sinn) mit willentlicher Anstrengung nach einiger Zeit wieder erinnerbar und sprachlich verfügbar	Bewusstsein ohne Aufmerksamkeit »präattentive Prozesse«
Traumerinnerungen überwiegend in Bildern (die sekundär versprachlicht werden)	Aufwecken nach REM-schlafphasen
Nicht-(introspektiv erfahrbarer) erlebnismäßiger Bereich	Sensorische Registrierung
(Psychodynamisch) unbewusste Abwehrvorgänge	Niedrigschwellige Wahrnehmung
nicht-bewusste Prozesse, wie z.B. unbewusstes Wahrnehmen, unbewusste Erwartungen, unbewusstes Denken, unbewusste Entscheidungsbildung	

Tab. 8.3: Vom beobachtenden Bewusstsein zum reflektierenden Bewusstsein

Selbstreflexive Vorgänge und ihre Vorstufen	Beispiele
Selbstreflexive Kompetenz III	Sich bewusst machen können, welchen Traumatisierungen und Konflikten sich eigene Handlungen (teilweise) verdanken und wie diese von einem Gegenüber wahrgenommen werden und wie es – bewusst und unbewusst – darauf reagieren wird

Tab. 8.3: Vom beobachtenden Bewusstsein zum reflektierenden
Bewusstsein – Fortsetzung

Selbstreflexive Vorgänge und ihre Vorstufen	Beispiele
Selbstreflexive Kompetenz II	Reflektieren können, welche unbeabsichtigten Implikationen des eigenen Tuns von einem Gegenüber wahrgenommen werden, und wie es darauf – möglicherweise ihm selbst gar nicht bewusst – reagieren wird
Selbstreflexive Kompetenz I	Nachvollziehen können, welche unbeabsichtigten Implikationen des eigenen Tuns von einem Gegenüber wahrgenommen werden
Komplexere Perspektivenübernahme	Darüber nachdenken können, wie manifeste Handlungen und Äußerungen von einem Gegenüber wahrgenommen werden
Hinterfragenkönnen der Selbstwahrnehmung, aufgrund dessen ein bestimmtes Selbstbild entsteht	Sich mit den Einschätzungen und Rückmeldungen des Gegenübers, das eigene Verhalten betreffend, kritisch auseinandersetzen können
Hinterfragenkönnen der eigenen Auffassungen und (Vor-)Urteile sowie religiöser, politischer, ästhetischer und anderweitiger Überzeugungen	Seine eigenen Überzeugungen (und Vorurteile) als Ergebnis einer bestimmten Sozialisation und Enkulturation betrachten und u. U. relativieren können
Einfache Perspektivenübernahme und Dezentrierenkönnen	Sich in sein Gegenüber hineinversetzen und sich dabei überlegen können, wie seine mentale Sichtweise von anderen Personen, Ereignissen usw. beschaffen ist; dabei von seinen eigenen Vorlieben, Bedürfnissen und Einschätzungen absehen können
Übergang zum reflexiven Selbstbewusstsein Einfühlung	Gefühle wie z.B. Traurigkeit eines Gegenübers spüren und sie mit entsprechenden Erlebnissen bei ihm verbinden können, zwischen sich und dem Anderen dabei unterscheiden können
Sich Prozesse des Mitfühlens bewusst machen können	Gefühle wie z.B. Traurigkeit in sich selbst spüren und sie mit dem Gegenüber verbinden können

Tab. 8.3: Vom beobachtenden Bewusstsein zum reflektierenden Bewusstsein – Fortsetzung

Selbstreflexive Vorgänge und ihre Vorstufen	Beispiele
Bewusstwerden der Getrenntheit von Subjekt und Objekt	Gewahrwerden, dass andere Menschen anders erleben, wahrnehmen und anderes für wünschenswert halten als man selbst; Projektionen und magisches Denken in Frage stellen können
Äquivalenzmodus, »magisches«, »konkretistisches« Denken	Davon überzeugt sein, dass die eigenen Vorstellungen, Wünsche und Gefühle in der selben Weise auch von dem Gegenüber geteilt werden
Übergang zur bewusstseinsfähigen Selbstbeobachtung	Sich dessen gewahr werden, dass Bilder und verbalisierbare Vorstellungen in einem selbst geschehen; dass sie z.B. nicht von außen kommen, dass sie nicht geträumt worden sind, sondern sich im Wachbewusstsein abspielen u. a. m.

Wenn man die ▶Tab. 8.3 von unten nach oben liest, erkennt man, dass angefangen von der bewusstseinsfähigen Selbstbeobachtung, die die Anfänge des introspektiven Gewahrwerdens darstellen bis hin zu den selbstreflexiven Kompetenzen die kognitiven und sozioemotionalen Leistungen immer komplexer werden und dem Betreffenden immer mehr abverlangen. Letzteres selbstverständlich nur, wenn diese Vorgänge nicht nur ein paar Sekunden und nicht nur sehr selten stattfinden und selbstverständlich auch nur, wenn sie nicht zweckinstrumentell eingesetzt werden, wie dies z. B. ein geschickter Anlagebetrüger tun kann, sondern wenn sie mit einem wohlwollenden Erkenntnisinteresse verbunden sind wie z. B. in einem therapeutischen Prozess.

Die Richtung von unten nach oben verdeutlicht auch eine entwicklungspsychologische Reihung der entstehenden Kompetenzen. Im Kindesalter herrschen noch magische, konkretistische Bewusstseinsmodi vor, die dann nach und nach von der Fähigkeit zur Perspektivenübernahme und im Erwachsenenalter von höheren reflexiven Leistungen abgelöst werden können.

Manche Erwachsene kommen niemals über eine einfache Perspektivenübernahme hinaus; und manche, die durchaus bereits über ein weiter entwickeltes reflexives Bewusstsein verfügen, können in Konfliktsituationen sogar auf den Äquivalenzmodus oder magisches Denken zurückfallen. Therapeuten weisen in dem Spektrum von einfachen Vorgängen des Mitfühlens und den höheren selbstreflexiven Kompetenzen eine ziemlich große Variabilität auf und zuweilen trifft man sogar auf »affektblinde« Therapeuten, die tendenziell Schwierigkeiten mit dem Erkennen einiger Gefühle anderer Menschen haben und noch viel weniger zu einer komplexeren Perspektivenübernahme fähig sind.

8.5 Top-down-Bewusstseinsprozesse dienen der Fehlerkorrektur – »Die Stimme des Intellekts ist leise, aber sie ruht nicht ...« (Freud)

Wir können uns nun noch einmal der Frage zuwenden, ob das introspektive Gewahrwerden der bereits nicht-bewusst abgelaufenen Wahrnehmungs-, Denk- und Entscheidungsprozesse letztlich überflüssig ist, also nur ein Epiphänomen darstellt, dem keinerlei kausale Bedeutung im Sinne einer Einwirkung auf die nicht-bewusst ablaufenden Prozesse zukommt. Ist unser höheres Bewusstsein tatsächlich nur der von Freud beschriebene »dumme August«? Dem gesunden Menschenverstand erscheint diese Annahme natürlich kontraintuitiv. Denn ein nicht geringer Teil unseres bewusstseinsfähigen Tuns und Trachtens scheint doch darauf angelegt zu sein, Einfluss auf die oftmals tatsächlich als willkürlich und unbedacht ablaufenden, von irrationalen Emotionen getriebenen, zumeist als körperlich angenommenen Handlungsvorgänge zu nehmen. Und zumeist scheint uns dies doch auch recht und schlecht zu gelingen.

Wir würden deshalb mit unserem gesunden Menschenverstand die Auffassung von der Überflüssigkeit unseres höheren Bewusstseins, wie sie tatsächlich in der Wissenschaft vertreten worden ist, mit ziemlicher Vehemenz zurückweisen. Selbstverständlich wirkt unser Bewusstsein, unsere »Psyche« auf den Körper zurück.

Abgesehen davon, dass mit dieser Auffassung zumeist eine unhaltbare klassische dualistische Auffassung cartesianischen Ursprungs einhergeht, nämlich dem Dualismus von Geist/Bewusstsein/Psyche und

Körper, liegt in diesem Fall der gesunde Menschenverstand aber keineswegs völlig daneben. Denn trotz der Abhängigkeit unseres höheren Bewusstseins von den introspektiv nicht zugänglichen Prozessen kann unser höheres Bewusstsein doch auf psychodynamisch unbewusste und nicht-bewusste Vorgänge einwirken. Unser Bewusstsein ist also nicht nur einem Monitor vergleichbar, auf dem die wirklich entscheidenden Verarbeitungsprozesse lediglich noch einmal visualisiert werden, der aber ansonsten keinerlei Einwirkungsmöglichkeit auf diese hat.

Die Wiedervergegenwärtigung der Vorgänge aus dem introspektiv nicht zugänglichen Bewusstsein im höheren introspektiv zugänglichen Bewusstsein ist nämlich nicht bloß l'art pour l'art, sondern sie ermöglicht oftmals eine Fehlerkorrektur, gleichsam ein Updating der eher primärprozesshaften Vorgänge an ein eher sekundärprozesshaftes und damit noch besser an die Realität angepasstes Handeln (s. Box 8.1). Hier können nicht zutreffende Generalisierungen bzw. reflexhaft erfolgende Wahrnehmungseindrücke (»alle Chefs kreisen im Grunde nur um ihr eigenes Ego«) je nach situativem Kontext differenziert werden (»*dieser* Vorgesetzte scheint sich für meine Belange tatsächlich zu interessieren«), reflexhafte Vorgänge somit in adaptivere Handlungen umgeformt werden. Wenn die ersteren aufgrund vieler negativer Erfahrungen allerdings ziemlich starr sind, kann die bewusste Wiedervergegenwärtigung wenig an der ursprünglichen Wahrnehmung und Denkweise ändern. Hier ist dann der Übergang zu den klinisch relevanten Phänomenen fließend und der Betreffende bleibt vorerst »unbelehrbar«.

Box 8.1: Primärvorgang und Sekundärvorgang (nach Mertens, 1998)

Primärvorgang/Sekundärvorgang – primary process/ secondary process

Das von Freud (1895d, 1900a) bereits sehr früh entwickelte Konzept zweier unterschiedlicher Funktionsweisen, des Primär- und Sekundärvorgangs, ist nach Ansicht verschiedener psychoanalytischer Forscher mindestens ebenso bedeutsam wie Freuds klinische Erforschung des Unbewussten. Diese unterschiedlichen Modi, die nach Freud in ihrer Benennung eine zeitliche Abfolge implizieren, finden sich im Denken, Wahrnehmen, Kommunizieren und in anderen Ich-Funktionen. Der Primärvorgang zeichnet sich nach Freud durch archaische, primitive und unstrukturierte Vorgänge aus, die vor allem durch eine nicht-gebundene Energie entsteht, die frei verschiebbar ist und wie im Traumbewusstsein zu Verdichtungs- und Verschiebungsvorgängen führt. Im Wachleben sollte er nach Freud allmählich vom Sekundärvorgang, mit einem eindeutigen Schwerpunkt auf dem logisch-diskursiven Denken, das seit Aristoteles die vorherrschende Denkform der westlichen Welt darstellt, abgelöst werden.

Viele Jahre blieb die Ansicht vorherrschend, dass psychische Vorgänge, die primärprozesshaft organisiert sind, chaotisch und unstrukturiert seien und ohne Rücksicht auf die Realität nach Triebentladung und Wunscherfüllung streben. Diese Ansicht begann sich ab den 1950er-Jahren allmählich zu verändern. Vor allem Noy (1969, 1979) hat überzeugende Argumente für eine Revision der klassischen Sichtweise ausgearbeitet. Er hat die Hypothesen aufgestellt, dass *jede* kognitive Funktion *auch* beim Erwachsenen nach diesen beiden Organisationsmodi operiert, dass diese Funktionsweisen sich *entwickeln* und sich hinsichtlich ihres optimalen Ausprägungsgrades unterscheiden lassen und dass ein gut entwickeltes kognitives Funktionieren eine Balance zwischen den beiden Modi erforderlich macht.

So lässt z. B. der bei schizophrenen Patienten antreffbare überwertige Gebrauch primärprozesshafter Modi ebenso wie das Überwiegen sekundärprozesshafter Organisationsmodi beim »schizoid-zwanghaften« Menschen erkennen, wie wichtig eine ausgewogene Balance zwischen diesen beiden Modi ist.

Die neurobiologisch argumentierende Psychoanalytikerin Regina Pally (2007) hat aufgezeigt, dass im Fall früher Traumatisierungen schlecht angepasste Erwartungsmuster nur sehr mühsam verändert werden können, so dass der Betreffende eine ganze Zeitlang mit entsprechend hartnäckigen Wiederholungszwängen zu kämpfen hat, z. B. immer wieder im Berufsleben oder in Beziehungen in große Schwierigkeiten gerät oder sogar scheitert.

Dennoch leben psychoanalytische Therapeuten von der Hoffnung, dass das wiederholte Erfahren neuartiger Beziehungsmuster in der Therapie sowie ein entsprechendes begleitendes Einsichtslernen derartige aufgrund von Traumatisierungsprozessen entstandene implizite Beziehungserfahrungen verändern können.

Also ist dem »dummen August« letztlich doch auch eine »Stimme des Intellekts« zu Eigen, die zwar leise bleiben kann, aber dann doch nicht ruht, »ehe sie sich Gehör geschafft hat« (Freud, 1927c, S. 377).

Verschiedene Autoren haben dies mit unterschiedlichen Konzepten beschrieben: Für den Psychoanalytiker David Olds (1992) ist das Gehirn kontinuierlich informationsverarbeitend; weil es aber dazu tendiert, Informationen auch wieder rasch zu verlieren, braucht es ein permanentes Updating. Die Wiedervergegenverwärtigung oder das »reentry«, wie der Neurowissenschaftler Gerald Edelman (1989) sich ausdrückt, dient aber nicht nur der Auffrischung des Langzeitgedächtnisses, sondern auch der Zuordnung der Vorgänge unter entsprechende emotionale Bedeutungszusammenhänge.

Selbst unsere Metakognition, von der wir im Allgemeinen annehmen, dass sie die höchste Stufe unseres bewussten Nachdenkens über unsere Gedanken, Gefühle und Handlungen darstellt, wird somit unbewusst vorbereitet (Timmermans et al., 2012). Denn unsere Vorstellungen von uns selbst sind von denjenigen Lernerfahrungen geformt, die wir – größtenteils – mit anderen Menschen seit unserer Geburt gemacht haben. Diese reagierten auf unser Verhalten und diese Reaktionen wurden von uns gespeichert. Unablässig interpretierten unsere Eltern in unserer Kindheit unser Verhalten mimisch, gestisch und sprachlich und diese Zuschreibungen begleiten seitdem ebenfalls unsere Handlungen. Timmermanns et al. (2012) kommen deshalb zu dem Schluss, dass unser unbewusstes Selbst (die Autoren sprechen vom Gehirn) nicht nur aus dem Umgang mit der äußeren Welt und anderen Personen, sondern auch von seinen eigenen Repräsentanzen, die ständig mit bewussten und unbewussten Vorgängen abgeglichen werden, permanent lernen kann. Sie bezeichnen dieses Konzept als die »These der radikalen Plastizität«: Jede bewusste Repräsentation z. B. von einer sozialen Situation wird von unbewusst gelernten Meta-Repräsentationen begleitet, die sich kontinuierlich entsprechend der neu gemachten Erfahrung verändern.

In diesem Zusammenhang ist auch das Träumen noch besser zu verstehen (Leuschner, 2000). In den Träumen finden ebenfalls kontinuierliche Wiedervergegenwärtigungen statt, bei denen im Vorbewussten neue emotionale Gedächtniszusammenhänge hergestellt werden, wobei der Erfolg dieser Bemühungen allerdings sehr unterschiedlich ausfallen kann. Häufig wachen wir aus unseren Träumen mit einem heftigen Affekt auf.

Wenn es gelingt, die Traumerinnerungsfähigkeit zu schulen und wenn man lernt und sich darum bemüht, seine Trauminhalte wahrzunehmen und die Bilder und Geschichten mit seinem Lebenskontext im Wachbewusstsein in Zusammenhang zu bringen, können die missglückten Zuordnungsversuche im Traum einen ziemlich guten Aufschluss darüber liefern, wo der Transfer zwischen den tieferen und den höheren Schichten beeinträchtigt ist und wo und aus welchen Gründen die Korrekturversuche des höheren Bewusstseins zu keiner Änderung des Erlebens und Verhaltens führen können (s. ▶ Kap. 9).

»Ich hab schon so viel versucht, x Bücher zu meiner Problematik gelesen, mit Freunden darüber gesprochen, bin zu Ärzten gelaufen. Aber nichts hat geholfen, Sie sind jetzt meine letzte Rettung«, so oder ähnlich lauten viele verzweifelte Aussprüche, mit denen Patienten zu Beginn einer Therapie zumeist sehr zutreffend beschreiben, dass die Korrekturmaßnahmen des höheren reflektierenden Bewusstseins zu keinem Erfolg geführt haben. Die Blockaden und Dissoziationen zwischen dem bildlich und sprachlich introspektiv Zugänglichen im höheren Wachbewusstsein, dem auf bildliche Symbolik eingeschränkten, dafür aber hyperkonnektiven und narrativen Traumbewusstsein und den subsymbolisch ablaufenden tieferen nicht-bewussten Prozessen können nur mit Hilfe grundlegender psychodynamischer Konzepte wie traumatische Angst, Verleugnung, Dissoziation, Verdrängung, Konflikt und Kompromissbildungen verstanden werden (s. den geplanten Bd. »Psychoanalytische Behandlungstechnik«).

Natürlich ist diese Wiedervergegenwärtigung, die mit einem hohen Energieaufwand einhergeht, nicht für alle Bewusstseinsvorgänge erforderlich. Viele unserer alltäglichen Verhaltensweisen lassen sich glücklicherweise routinisieren; nicht wenige unserer sensorischen, kognitiven und motorischen Prozesse erfordern zudem nur eine subsymbolische, somit keine zusätzliche symbolische Kodierung; wiederum andere werden nach ihrer Versprachlichung abgekoppelt und zu (subsymbolischen) Routinen, die nur noch gelegentlich eine korrigierende Anpassung erfordern, wie z. B. motorische Fertigkeiten. Aber alle psychisch komplexeren Tätigkeiten, wie Einfühlungsprozesse, liebendes Miteinandersein, kommunikatives Sich-Verständigen und Sich-Abgrenzen, Entscheidungsprozesse, Abwägen von moralischen Werten, wie sie Dutzende Male am Tag anfallen, erfordern die Aktivierung nichtbewusster Beziehungsregeln, die ab dem Säuglingsalter bereits gelernt werden, sowie die mit konzentrierter Aufmerksamkeit einhergehenden, selbstreflexiven im Laufe des Heranwachsens sich entwickelnden Kompetenzen des höheren, sprachlichen Bewusstseins.

Aus gedächtnispsychologischer Sicht – auf die in diesem Kapitel nur am Rand Bezug genommen werden kann (s. den geplanten Bd. «Wahrnehmung und Gedächtnis») – wird für die Wiedervergegenwärtigungen das Arbeitsgedächtnis aktiviert. Und aus behandlungstechnischer Sicht (s. den geplanten Bd. »Psychoanalytische Behandlungstechnik«) lockern freie Assoziation und spontan entstehende Übertragungsvorgänge Blockierungen im Arbeitsgedächtnis auf und erleichtern auf diese Weise Lernvorgänge (Levin & Trevarthen, 2001).

8.6 Der Ursprung des höheren Bewusstseins liegt in den Emotionen

Wenn nun hinreichend klar geworden ist, dass unser höheres Bewusstsein von unbewussten Prozessen vorbereitet wird und mit diesen in einem kontinuierlichen Austausch steht, bleibt nur noch die Frage zu beantworten, was diese unbewussten Prozesse antreibt. Warum tauchen in dem Strom des Bewusstseins (s. obiges Beispiel in 7.2) bestimmte Wahrnehmungen, Bilder, Vorstellungen und Gedanken auf? Nach welchen Kriterien wählt das introspektiv zugängliche Bewusstsein diese Phänomene aus? Oder zeichnen sich unsere vorbeieilenden Gedanken durch eine relative Zufälligkeit aus, einer umherziehenden wilden Rinderherde vergleichbar (William James), was übrigens einige Neurowissenschaftler, die Freuds Traumtheorie in den 1970er- und 80er-Jahren kritisierten, für den nächtlichen Traum – fälschlicherweise – behauptet haben.

Zeitgenössische Neurowissenschaftler wie Panksepp gehen davon aus, dass unser Bewusstsein nicht in höheren kortikalen Zentren, sondern in subkortikalen Regionen des Gehirns, in angeborenen basalen emotionalen Systemen entsteht. Natürlich interagieren diese mit äußeren Anforderungen, erfahren im Verlauf des Heranwachsens eine vielfältig geschichtete Überlagerung und Interdependenz mit höher organisierten Hirnprozessen und – im besten Fall – fortlaufende Korrekturen vom höheren Bewusstsein.

Panksepp geht von den folgenden emotionalen Systemen aus, die sich ab der Geburt entwickeln: Das SEEKING/Desire System, das sich durch Neugier, Exploration und Sehnsucht nach neuen bedeutungsvollen Erfahrungen charakterisieren lässt und nicht nur der Bewältigung verschiedener Lebensanforderungen dient, sondern auch dem unablässigen libidinösen Suchen nach Lebendigkeit und Selbstverwirklichung; das FEAR/Anxiety System, das der Gefahr von Vernichtung und Schmerz zu entgehen trachtet; das RAGE/Anger System, das aufgrund von Frustrationen entsteht und zu aggressiven Verhaltensweisen führt; die LUST/Sexual Systems, die auf die Verwirklichung sexueller Lust abzielen und geschlechtsspezifische Besonderheiten aufweisen; das CARE/Nurturance System mit ebenfalls geschlechtsspezifischen Besonderheiten in der sorgenden und pflegenden Zuwendung gegenüber Kindern und Schwächeren; das PANIC oder GRIEF/DISTRESS System, das aktiviert wird, wenn die Gefahr einer lebensbedrohenden Trennung von der Bezugsgruppe droht, die somit vor allem Bindungserfahrungen betrifft und sich als Kummer und Leid manifestiert; die PLAY Systems, die als soziales und lustvolles Spielen ebenfalls nicht gelernt zu werden brauchen und auch nicht im Neocortex lokalisiert sind, sondern wie alle anderen Systeme bereits unseren tierischen Vorfahren zu Eigen sind (Panksepp, 2009).

Wir können aufgrund der neueren Erkenntnisse nunmehr davon ausgehen, dass unser introspektiv nicht zugängliches Bewusstsein, angetrieben von den »Primär-Prozess-Emotionen« i.S.v. Panksepp und deren lebensgeschichtlichen Verarbeitungen in generalisierten Beziehungserfahrungen, unablässig mit großer Geschwindigkeit und mit hoher serieller Verarbeitungskapazität aufgrund wahrgenommener Stimuli interpersonelle Verhaltensweisen entwirft und auf jeweilig zu erwartende Ereignisse abzustimmen versucht. Dabei werden unter Rückgriff auf frühere Erfahrungen und früher Gelerntes im Langzeitgedächtnis kontinuierlich Probehandlungen entworfen.

Mit Leuschner kann zusätzlich davon ausgegangen werden, dass das Vorbewusste – im topischen Verständnis Freuds als vorübergehend nicht Erinnerbares – neu definiert werden muss: Permanent läuft neben allen Prozessen des sowohl bewussten als auch nicht-reflexiven Bewusstseins ein vorbewusstes Verarbeiten aller eintreffenden (nicht nur subliminalen) Stimuli ab (s. ▶ Tab. 8.4). Diese entstammen sowohl den gegenwärtigen Beziehungen als auch den Stimuli, die aus dem Körperinneren, dem Langzeitgedächtnis oder Lebensgedächtnis, basierend auf den ursprünglichen emotionalen Schaltkreisen, entspringen.

Tab. 8.4: Die Rolle des vorbewussten Processing

Reflexives Selbstbewusstsein	↔	Vorbewusstes Processing
Bewusstseinsfähige Selbstbeobachtung	↔	Kontinuierliche Vorgänge der Dissoziierung und Reassoziierung
	↔	
Traumerinnerungen überwiegend in Bildern (die sekundär versprachlicht werden)	↔	im Dienste des Erinnerns und des Vergessens werden die Gedächtnisinhalte sowohl im Wachbewusstsein (mittels Tagträumen) als auch im Schlaf (mittels des Träumens)
unbewusste Vorgänge, wie z. B. unbewusstes Wahrnehmen, unbewusste Erwartungen, unbewusstes Denken, unbewusste Entscheidungsbildung	↔	permanent verarbeitet
	↔	die Organisationsprinzipien des vorbewussten Processing folgen den emotional fundierten Beziehungserfahrungen
Nicht-erlebnismäßiger Bereich	↔	

Zusammenfassend und abschließend kann nun über die Zusammenarbeit von höheren und niedrigeren Bewusstseinsprozessen noch einmal Folgendes festgehalten werden: Mittels der vorbewussten kontinuierlichen Abgleichungsprozesse kommt es immer dann zu Top-down-Regulierungsprozessen, wenn die unbewussten/nicht-bewussten Verarbeitungsvorgänge eine noch bessere Anpassung an die gegenwärtige Realität erfordern, was aber durchaus nicht immer der Fall zu sein braucht. Denn manche routinisiert ablaufenden Vorgänge entlasten ja auch die viel Energie verbrauchenden Prozesse des höheren Bewusstseins. Aber immer dann, wenn neuartige Problem- und Konfliktlösungen erforderlich werden, sind Vorgänge des höheren reflexiven Bewusstseins gefragt. Also ist das Ich oder das höhere Bewusstsein doch kein dummer August?

Es hängt nun sehr davon ab, wie reguliert oder fehlreguliert die emotionalen Vorgänge in vergangenen Interaktionen abgelaufen sind, welche Ängste und Abwehrvorgänge sowie welche verzerrten Wahrnehmungen damit zusammenhängen. Und die Möglichkeit mittels des höheren Bewusstseins Einfluss auf die automatisch ablaufenden nicht-bewussten Wahrnehmungs-, Denk- und Entscheidungsprozesse zu nehmen, hängt von der Starrheit der zugrunde liegenden emotionalen Beziehungsmuster ab. Je rigider diese sind, desto weniger kann die bewusste Wiedervergegenwärtigung an der ursprünglichen Wahrnehmung und Denkweise etwas ändern. Da aber nahezu in allen Eltern-Kind-Interaktionen Beeinträchtigungen der Affektabstimmungen stattfinden, die vor allem in den ersten zwei Lebensjahren zum Aufbau unserer emotionalen Lebensorganisation führen, bleibt es keinem Menschen erspart, mit den möglicherweise lebenslangen Konsequenzen fehlregulierter emotionaler Beziehungserfahrungen und Affektabstimmungen, wenn nicht sogar mit erheblichen Entwicklungstraumatisierungen, die ihren Ausdruck in bestimmten Persönlichkeitshaltungen, Abneigungen, Vorurteilen, unveränderlichen Gewohnheiten u. a. m. finden, konfrontiert zu werden. Menschen, die deswegen einen Therapeuten aufsuchen, sind diejenigen, die am meisten darunter leiden, aber auch die größte Bereitschaft haben, sich damit auseinanderzusetzen (s. den o. g. Bd. »Psychoanalytische Behandlungstechnik«). Sicherlich macht es aber einen großen Unterschied, ob ein Kind mit einer einigermaßen ausgeglichenen, mit sich selbst zufriedenen und den Vater ihres Kindes liebenden Mutter aufgewachsen ist oder ob die Mutter nach der Geburt unter einer Postpartum-Depression litt, mit ihrem bisherigen Leben und ihrem Partner unzufrieden war, ihrem Kind mit deutlicher Ambivalenz begegnete, sich nach ihrem Beruf sehr stark zurücksehnte und ihr Baby als hinderlich empfand u. a. m. Selbstverständlich spielen auch die Erfahrungen mit dem Vater und anderen wichtigen Bezugspersonen eine nicht zu unterschätzende Rolle. Da eine Bilderbuch-Kindheit relativ selten vorkommt, ist wohl eher von ubiquitären Beeinträchtigungen in der Regulation emotionaler Beziehungserfahrungen und Affektabstimmungen auszugehen, die selbstverständlich in Art und Ausmaß unterschiedlich ausfallen.

Und es gilt noch etwas Zusätzliches zu bedenken: Das Ausmaß, in dem die Top-down-Regulierung des höheren Bewusstseins ein adaptiveres Verhalten ermöglichen kann, was viel interpersonelle Konflikte, Enttäuschungen, Depressionen, Sinnlosigkeitsgefühle, Spaltungen bis hin zu gewalttätigen Auseinandersetzungen ersparen kann, hängt ganz entscheidend auch davon ab, ob diese regulierende Wiedervergegenwärtigung z. B. von einem Äquivalenzmodus, einer einfachen Perspektivenübernahme-Fähigkeit oder von noch höheren reflexiven Kompetenzen aus erfolgen kann. Denn je höher die Stufe der Reflexionsfähigkeit im Selbstbewusstsein oder der emotionalen Intelligenz ist, desto wirksamer kann die Korrektur der nicht-bewusst ablaufenden Prozesse in den subkortikalen Strukturen erfolgen.

Allerdings sollte man sich hierbei keinen Illusionen hingeben. Denn die Erfahrung lehrt, dass die frühen missglückten Affektabstimmungsprozesse, die sicherlich in unserer gegenwärtigen Gesellschaft eher die Regel als die Ausnahme darstellen, deswegen aber nicht schon krankheitswertig sein müssen (Dornes, 2012), das Wohlbefinden, die innere Harmonie und emotionale Ausgewogenheit beeinträchtigen. Dennoch, um noch einmal auf den »dummen August« zurückzukommen, gilt, Freud paraphrasierend, auch Folgendes: Die Stimme des reflektierenden Bewusstseins, der emotionalen Intelligenz ist zwar nicht immer sehr kräftig, weil sie von emotionalen Fehlregulationen beeinträchtigt und in einen Kreislauf des immer Gleichen gezwungen wird, aber sie ist dennoch in ihren Versuchen der korrigierenden Wiedervergegenwärtigung unermüdlich sowie äußerst beharrlich und gelegentlich hat sie dann doch Erfolg.

8.7 Zurück zur klinischen Wirklichkeit

Die Psychoanalyse befasst sich in bislang einzigartig differenzierter Weise mit Bewusstseinszuständen und Reflexionsmodi, die nicht nur für das individuelle Wohlergehen, sondern auch für das Zusammenleben von Paaren, größeren Gruppen, Institutionen von großer Bedeutung sind (s. die geplanten Bde. »Sozialpsychologische Grundlagen der Psychoanalyse« und »Psychoanalyse in Organisationen«).

Psychoanalytisch orientierte Forscher haben nicht nur das Kontinuum unterschiedlicher Wachheitszustände von konzentrierter Aufmerksamkeit bis hin zum Traumbewusstsein, ja sogar bis zum Bewusstsein in der Narkose (siehe **Box 8.2**) untersucht, sich mit meditativen und hypnotischen Zuständen befasst, sondern auch die entwicklungspsychologische Abfolge von sensomotorischen Zuständen des Säuglings bis hin zu den metareflexiven Leistungen eines erwachsenen Denkens, bei dem das Nachdenken über Denk-, Vorstellungs- und Erinnerungsprozesse zentral ist, erforscht (s. die geplanten Bde. »Symbolbildung, Präsentation und Mentalisierung« und »Entwicklungspsychologische

Grundlagen der Psychoanalyse«). Sie haben aber auch in großer Differenziertheit pathologische Bewusstseinszustände untersucht, so z. B. das Denken und Erleben, das egozentrisch um sich selbst kreist, das sehr schnell in Gegenwart anderer von deren Erwartungen und Gedanken eingenommen wird, das die eigenen Vorstellungen mit der Realität gleichsetzt, das eine bestimmte Denkorganisation aufweist, wie z. B. eine zwanghaft perseverativ um einen Fokus oder um ein winziges Detail kreisende Art, eine sprunghafte, impressionistische Art des Denkens, ein Erleben, das sich leer, fragmentiert, nicht als Schöpfer der eigenen Handlungen, dissoziiert, in der Aufmerksamkeit beeinträchtigt, ohne ein Bewusstsein für die Kontinuität in der Zeit, psychotisch halluzinierend u. a. m. anfühlt (s. die geplanten Bde. »Depression«, »Ängste«, »Zwangsneurosen/Zwangsstörungen«, »Traumafolgestörungen« und »Persönlichkeitsstörungen«).

Psychoanalytiker haben sich auch im Rahmen ihrer erkenntnistheoretischen Konzepte über die angemessene Haltung beim Zuhören mit unterschiedlichen Bewusstseinszuständen befasst: So konzeptualisierte Freud die Haltung der gleichschwebenden Aufmerksamkeit, C.G. Jung beschrieb Vorgänge der Intuition, Bion sprach von Vorgängen der »Rêverie« und von einem »ungesättigten Erfahrungsraum«.

Box 8.2: Narkose und Bewusstsein: Eine psychoanalytische Hypothese

Bewusstsein während der Narkose?

Obwohl im Allgemeinen davon ausgegangen wird, dass das Bewusstsein während einer Vollnarkose vollkommen von Außenreizen abgeschirmt ist, war aber dennoch bekannt, dass das anästhesierte Gehirn immer noch Signale empfangen kann. Dennoch wusste man bis vor kurzem so gut wie nichts darüber, welchen Zusammenhang die tiefe narkotisierte Bewusstlosigkeit mit dem Unbewussten aus psychoanalytischer Sicht aufweist. Vielleicht hat die Auffassung, dass das Gehirn einfach »abgeschaltet wird«, dazu beigetragen, dass Psychoanalytiker sich zu wenig damit beschäftigt haben. So hat der Neurochirurg George A. Mashour (2008) in einer Arbeit, die von der Amerikanischen Psychoanalytischen Gesellschaft mit einem Preis ausgezeichnet wurde, das Modell einer kognitiven Desintegration aufgestellt und es mit Bions Theorie des Denkens verglichen, in der unter anderem das Konzept des Auflösens von Verbindungen eine wichtige Rolle spielt.

Darüber hinaus skizziert Mashour auf der Grundlage des »cognitive unbinding paradigm of general anesthesia« und der Konzepte Bions eine generelle Theorie des Bewusstseins.

Wer gedacht hätte, dass Anästhesisten über eine konsensuell geteilte Hypothese über die Vollnarkose verfügen, wird allerdings enttäuscht sein. Trotz der jahrzehntelangen Untersuchungen von Neurotransmittern, Lipiden, Proteinen, Gehirnregionen, trotz der Fortschritte, die die modernen bildgebenden Verfahren in diesem Bereich ermöglicht haben, gibt es diese Hypothese nicht. Aber die psychoanalytische Untersuchung der Frage, wie die Unterdrückung des Bewusstseins abläuft, könnte zur Aufklärung dieses Rätsels beitragen.

Es sollte in diesem Kapitel deutlich geworden sein, dass in der gegenwärtigen Psychoanalyse die alte topische Unterscheidung von bewusst und unbewusst zu einfach ist, wenn hierbei eine strikte Trennungslinie zwischen diesen Bewusstseinszuständen gezogen wird. Es ist auch zu einfach, wenn die therapeutische Tätigkeit lediglich in einer Aufdeckung unbewusster Inhalte gesehen wird. Vielmehr müssen wir heute von einer Vielzahl unbewusster wie bewusster Prozesse ausgehen, die auf unterschiedliche Weise dem Erleben entweder völlig unzugänglich, zum Teil zugänglich oder verbal und reflexiv in unterschiedlicher Qualität verfügbar sind.

Völlig unzugänglich für das introspektive Erleben sind humorale, neurovegetative, immunologische Prozesse, die zwar als äußerst komplexe, gerichtete, körperliche Vorgänge zu betrachten sind, aber noch nicht als *unbewusst psychisch* gelten können. Zwar senden diese Prozesse permanent Anforderungen an die bewusstseinsfähige Ebene, müssen aber zunächst eine Ebene durchlaufen, in der subsymbolische Vorgänge in modularisierter Form in großer Anzahl, in serieller Verarbeitung und in hochgradiger Vernetzung ablaufen. Bereits in diesem durchaus schon als mental oder psychisch zu betrachtenden Bereich können sensorische Registrierungen ausgeblendet und von weiterer Verarbeitung abgehalten werden. Grundstätzlich finden aber hier bereits einfache Denkleistungen unter Hinzuziehung entsprechender Erfahrungswerte u.a.m. statt.

Alle weiteren Schritte hängen entscheidend davon ab, mit welcher Qualität Mütter/Eltern im Entwicklungsprozess ihrem Kind dazu verhelfen, die körperlichen Ausdruckserscheinungen dieser subsymbolischen Vorgänge in bedeutungshaltige Äußerungen zu übersetzen. Diese Mentalisierungsvorgänge entscheiden darüber, in welchem Ausmaß subsymbolische Vorgänge, wie z. B. körperliche Affektausdrücke, dem bewusstseinsfähigen Erleben des Kindes zugänglich und in einem weiteren Schritt bildlich und sprachlich symbolisierbar werden. Erst dann können bestimmte, bereits verbalisierbare Impulse und Phantasien verdrängt, projiziert, entäußert u. a. m. werden. Die Verdrängung unbewusster Inhalte betrifft also nunmehr nur noch einen Teil psychischer Vorgänge und die Bewusstseinsfähigkeit umfasst einen weiten Bereich von Phänomenen, wie unmentalisierte Affektäußerungen, einfache Denkprozesse im Äquivalenzmodus, aber auch komplexe reflexive (Selbst-)Bewusstseinshandlungen. Subsymbolische Vorgänge und symbolische Prozesse des höheren reflexiven Bewusstseins sind über ein vorbewusstes Processing, das einem tagtraumähnlichen Erleben ähnelt und nachts im REM-Schlaf fortgesetzt wird, mehr oder weniger miteinander verbunden.

Zusammenfassung

In diesem Kapitel wurde aufgezeigt, dass – trotz der in ▸ Kap. 7 beschriebenen Abhängigkeiten des höheren Bewusstseins – die bewusste Wiedervergegenwärtigung ausgewählter Inhalte für unsere anspruchsvolleren sprachlichen und reflexiven Bewusstseinsleistungen unerlässlich ist. Und dies sowohl im Hinblick auf die mentalitätsgeschichtliche Entwicklung des menschlichen Bewusstseins als auch für individuelle Verarbeitungs- und Entscheidungsprozesse, die von unserem der Introspektion zugänglichen Ich-Bewusstsein zwar nur zum Teil gesteuert, aber doch abgesegnet und auch korrigiert werden. Das höhere Bewusstsein steht somit in einem kontinuierlichen Abgleich mit dem lediglich sensorisch Registrierten, dessen Auswahl wiederum von den emotional bedeutsamen Themen der primären Lebensorganisation, den emotionalen Schaltkreisen (Panksepp) bestimmt wird. Der Einfluss der Top-down-Regulierung kann umso erfolgreicher ausgeübt werden, je entwickelter die erreichte Reflexionsstufe des höheren Bewusstseins ist.

Literatur zur vertiefenden Lektüre

Karlsson, G. (2004). The conceptualization of the psychical in psychoanalysis. *International Journal of Psychoanalysis, 85,* 381–400.

Kettner, M. & Mertens, W. (2010). *Reflexionen über das Unbewusste. Philosophie und Psychologie im Dialog.* Göttingen: Vandenhoeck & Ruprecht.

Mancia, M. (2007). *Feeling the words. Neuropsychoanalytic understanding of memory and the unconscious.* London: Routledge.

Moser, U. (2012). *Von der Schwierigkeit, die Brust an den richtigen Ort zu setzen. Naive, implizite und explizite Reflexivität.* Frankfurt/M.: Brandes & Apsel.

Pally, R. & Olds, D. (1998). Consciousness: A neuroscience perspective. *International Journal of Psycho-Analysis, 79,* 971–989.

Timmermans, B., Schilbach, L., Pasquali, A. & Cleeremans, A. (2012). Higher order thoughts in action: consciousness as an unconscious re-description process. *Philosophical Transactions of the Royal Society Biological Science, 367,* 1412–1423.

Fragen zum weiteren Nachdenken

- Warum und auf welche Weise können Top-down-Regulierungsprozesse durch unbewusste psychodyamische Abwehrvorgänge sowie unmentalisiert gebliebene Affekte beeinträchtigt werden?
- Können sich reflexive Kompetenzen des höheren Bewusstseins nur entwickeln, wenn entsprechende unbewusste psychodynamische Abwehrvorgänge zuvor entsprechend durchgearbeitet und bewältigt worden sind?
- Warum wirkt eine reflexive Einschätzung, die nur rational-kognitiv basiert ist, entsprechend dissoziiert, aufgesetzt und bleibt letztlich folgenlos?

9 Für ein neues psychoanalytisches Verständnis von Spiritualität

Einführung

Ist es sinnvoll, angesichts der gegenwärtigen Konjunktur von Achtsamkeit, Meditation und Yoga, eines boomenden populärreligiösen Marktes, auf das psychoanalytische Aufklärungsanliegen zu verzichten und auf den sog. spiritual turn zu setzen? Kann man sich aus psychoanalytischer Sicht mit diesem überhaupt anfreunden? Oder lässt sich vielleicht der spirituelle Kern des religiösen Anliegens auch in einer aufgeklärten atheistischen Geisteshaltung verwirklichen, die sich gleichzeitig kritisch gegenüber archaisch gebliebenen und fundamentalistischen Tendenzen in allen Religionen verhält? Wie kann ein ausgewogener Standpunkt zwischen dem positivistischen Denken als dem Vermächtnis der Moderne und spiritualistischen Konzepten und Praktiken gefunden werden, bei dem der herkömmliche christliche und cartesianische Körper-Seele-Dualismus transzendiert und Anschluss an ein zeitgemäßes Verständnis gefunden wird, in dem Körperliches und Seelisches als zwei unterschiedliche erkenntnistheoretische Zugangsweisen zum beseelten Leib aufgefasst werden? Eine Auseinandersetzung mit diesen Fragen könnte im 21. Jahrhundert zu einem neuen Verständnis von Spiritualität bzw. Ganzheitlichkeit führen und auch den eminent wichtigen Stellenwert einer um Aufklärung bemühten Psychoanalyse für eine weitere Evolution des Bewusstseins im Rahmen einer psychoanalytischen Kulturkritik verdeutlichen (s. den geplanten Bd. »Psychoanalyse und Soziologie«).

In diesem Kapitel wird aufgezeigt, dass dies möglich wird, wenn diejenigen Prozesse, die das introspektiv zugängliche Bewusstsein transzendieren, nicht mehr auf einen Gott, ein Wesen außerhalb der menschlichen Psyche, projiziert zu werden brauchen, sondern in der eigenen primären Lebensorganisation verortet werden. Diese ver-körperlichten geistigen und emotionalen Vorgänge, deren wir uns nicht bewusst sind, sind für unsere Lebensregulation, für unsere Moral und ethischen Werte zentral. Mit religiös kann dementsprechend ein Mensch bezeichnet werden, der bei seinen Handlungen sein Ein- und Rückgebundensein (religio) beachtet und sich zugleich darüber im Klaren ist, dass er sich aufgrund der Beschränktheit seiner reflexiven Bewusstheit dem Verständnis und der genauen Funktionsweise dieser ihm überlegenen Macht in ihm – die ihn natürlich auch mit anderen Lebewesen und mit dem Geistaspekt der Materie verbindet – immer nur bruchstückhaft annähern kann. Die unserer Introspektion nicht zugänglichen nicht-bewussten Verarbeitungsprozesse, deren Disposition wir einer Jahrmillionen alten Evolution verdanken, bleiben gleichsam ein verborgener geistiger Bereich, ein Numinosum in uns, dessen wir uns allerdings im Hinhören auf unser Unbewusstes zumindest teilweise versichern können. Die wichtigste Methode hierfür ist aus psychoanalytischer Sicht das Verstehenkönnen der Botschaften unseres Unbewussten, insbesondere der von Träumen.

Lernziele

- Unterscheiden lernen zwischen Religion im Rahmen des archaischen Weltbildes und einem religiösen/spirituellen Bedürfnis im Rahmen der Bewusstseinsevolution
- Mit den klassischen Positionen der Freud'schen Religionskritik vertraut werden
- Die Welt- und Menschenbilder der Bewusstseinsevolution kennenlernen
- Eine Antwort auf die Frage geben können, warum die klassische Psychoanalyse Freuds trotz positivistischer Residuen dennoch die Wende vom positivistischen Welt- und Menschenbild zur jetzigen Evolutionsstufe eingeleitet hat
- Ein Gefühl dafür bekommen, womit sich – psychoanalytisch verstanden – ganzheitliche/spirituelle Erfahrungen befassen
- Einige Gründe für Freuds Ablehnung des religiösen Erlebens kennenlernen

- Ein Gespür dafür bekommen, warum in einem rationalistischen Menschenbild das »Numinose« nur im Jenseits des Glaubens, nicht in den eigenen, unaussprechlichen, »subsymbolischen« Prozessen eines verkörperten Geistes gefunden werden kann
- Einige der Auswirkungen eines positivistischen Menschenbildes, das sich z. B. in herkömmlichen psychologischen Lerntheorien, aber auch in vielen Ideologien Geltung verschafft, kennenlernen
- Träume als faszinierende Botschaften aus dem Unbewussten begreifen lernen

9.1 Die neue spirituelle Wende – ein Rückschlag für das psychoanalytische Aufklärungsprojekt?

Die der Aufklärung verpflichtete Religionskritik Freuds hat bei religiösen Menschen immer wieder zur Ablehnung der Psychoanalyse geführt, wenngleich einige Gläubige den Dialog mit ihr nicht abreißen ließen und Theologen wie Eugen Drewerman sogar mit Nachdruck betont haben, wie wichtig eine Ergänzung der im abendländischen Denken und auch in der Religion vorherrschenden Bewusstseinspsychologie durch die psychoanalytischen und tiefenpsychologischen Erkenntnisse Freuds und Jungs über unbewusste Prozesse sei. Die in der Gegenwart so stark kritisierten dogmatischen Elemente der katholischen Kirche, aber auch die Überbetonung des Wortes gegenüber dem Bildlichen bei den Protestanten haben mit der Geringschätzung unbewusster Vorgänge im Menschen zu tun, die sich jenseits sprachlicher Symbole abspielen. Vor allem die katholische Kirche muss sich in der Gegenwart mit der Kritik auseinandersetzen, inwieweit sie mit ihrem Festhalten an lebensfernen Glaubenssätzen in die Zeit vor der Aufklärung zurückfällt, in der sich Menschen religiösen Dogmen unterwarfen und jegliches Infragestellen einer konkretistischen Mentalität als Blasphemie erlebt wurde. Wenn man zum Beispiel im Jahr 2012 zur Kenntnis nahm, dass ein Präsidentschaftskandidat der US-Republikaner an die Hölle glaubte und 50 Millionen Anhänger aktivieren konnte oder der Papst Frauen die Legitimation für ein Priesteramt abspricht, Verhütungsmittel verbietet, vergewaltigten Frauen die Abtreibung verweigert und mit dieser Doktrin offensichtlich Millionen gläubiger Anhänger auf seiner Seite weiß, ist es um eine Bewusstseinsentwicklung in der Gegenwart tatsächlich immer noch schlecht bestellt. Vielmehr scheint das archaische Weltbild, das bis zum Beginn der Neuzeit tonangebend war, bei vielen gläubigen Menschen nach wie vor ihr Erleben und Denken einzunehmen. Deshalb muss sorgfältig geklärt werden, was es mit dem neuen Verständnis von Religiosität und Spiritualität unter psychoanalytischen Vorzeichen auf sich hat. Denn viele Menschen, die sich zwar immer noch als gläubig bezeichnen, haben sich mittlerweile in Deutschland von der Institution Kirche abgewandt. Gleichwohl existieren in der Gegenwart viele Formen von Religiosität. Denn die Kritik an dem Aufklärungsanliegen der Moderne, an einem zu rigoros verfolgten Positivismus, der in einem rationalistischen Menschenbild gipfelte (s. ▶ Kap. 2), hat in der Folge gleichsam als Nebenprodukt des Positivismus zu einem erstaunlichem Aufblühen von Esoterik und zu New Age-Heilslehren geführt. Wie verhalten sich nun Psychoanalytiker gegenüber dieser Problematik? Bei nicht wenigen scheint gegenwärtig zwar keine Rehabilitierung religiöser Gläubigkeit, so aber doch eine Aufgeschlossenheit für die »spirituelle Wende« zu erfolgen. Denn der Freud'sche Religionsverzicht, der bei psychoanalytischen Anhängern nicht selten zu einem kämpferischen Antiklerikalismus geführt hatte, wird von ihnen als eine zu wenig reflektierte Vernaturwissenschaftlichung eines menschlichen Bedürfnisses nach Transzendenz und Religiosität betrachtet. Aber hierbei ist sorgfältig zu unterscheiden, ob es sich um Religion im Rahmen des archaischen Weltbildes oder um ein religiöses Bedürfnis von Menschen im Rahmen einer Bewusstseinsevolution handelt, bei der sowohl das archaische als auch das positivistische Weltbild überwunden worden ist, bei der aber mittels Innenerfahrung neue Aufschlüsse über den geistigen Aspekt biologischer Vorgänge in uns gewonnen werden können.

9.2   Die Freud'sche religionskritische Position

Freud war zeit seines Lebens stolz darauf, Illusionen zerstört zu haben, nicht nur die der marxistischen Hoffnung auf eine klassenlose Gesellschaft, sondern auch die in seinen Augen schlimmste aller Illusionen, die des religiösen Glaubens. Ihm war vor allem an der Klärung der Frage gelegen, ob die Religion und die von ihr verlangten Sublimierungen tatsächlich der geeignetste Weg für den Menschen seien, seiner Natur gerecht zu werden. Denn es war auch zu Freuds Zeiten ein offenes Geheimnis, dass gläubige Menschen nicht unbedingt zu den friedfertigsten gehören, dass Glauben engstirnig und intolerant machen kann, dass im Namen Gottes Gräueltaten wie z. B. Religionskriege, Hexen- und Ketzerverbrennungen geschehen sind, dass Selbstgerechtigkeit, Bigotterie und sexuelle Verlogenheit oft mit Frömmigkeit korreliert sind, dass Menschen an ihrer Glaubenserziehung erkranken können u. a. m.

Könnte es nicht andere und bessere Wege geben, eine Sublimierung unserer doch überwiegend egoistischen Triebnatur zu erreichen als durch die oftmals diktatorischen Methoden, die unter dem Regime christlicher Institutionen ausgeübt worden sind? Existieren nicht andere Möglichkeiten, ein aufgrund unserer spezifisch menschlichen Ausgangsbedingungen vorhandenes und sich entwickelndes Idealisierungs- und Sinnbedürfnis auf eine Weise für die kulturelle Evolution fruchtbar zu machen, dass daraus neue Chancen für einen friedlicheren und konstruktiveren mitmenschlichen Umgang entstehen? Können Vorgänge wie Idealisierung der eigenen Ethnie oder der eigenen Religionszugehörigkeit, die Ausstoßung des Fremden in das Reich des Bösen, Spaltung und Projektion, alles offensichtlich sehr menschliche Verarbeitungsmöglichkeiten und Abwehrvorgänge im Umgang mit dem Angst- und Neiderregenden, auch auf andere Weise beantwortet werden als mit dem christlichen Glauben und der christlichen Ethik?

In den fünf grundlegenden Arbeiten, in denen Freud seine Auffassung über die Religion ausführte – in Zwangshandlungen und Religionsübungen (1907b), Totem und Tabu (1912–13a), Die Zukunft einer Illusion (1927c), Über eine Weltanschauung (1933a) sowie Der Mann Moses und die monotheistische Religion (1939a) – verglich er religiöse Übungen mit Zwangshandlungen, bezeichnete Religion als eine kollektive Zwangsneurose, in der Magie und Allmacht der Gedanken eine zentrale Rolle spielen, kritisierte das Denkverbot, das Religionen verbreiten, die Fixierung an den kindlichen Narzissmus, als Gottes Geschöpf selbst vollkommen zu sein und an seiner Macht und Größe teilhaben zu können.

Bei Freuds Interpretationen der religiösen Handlungen und des religiösen Erlebens stehen der patriarchale Vater, die Rivalität mit ihm, die

Unterwerfung unter ihn und die Übernahme seiner Normen, die Sehnsucht nach seiner Liebe und seinem Schutz bei gleichzeitiger Furcht vor ihm im Mittelpunkt. Der Weg zur eigenen Reife und Autonomie verlangt, so Freud, ein Erkennen und Durcharbeiten der Konflikte mit dem eigenen Vater. An die Stelle von Idealisierung und Unterwerfung unter ein höheres außerweltliches Wesen soll das Erkennen der Projektion kindlicher Wünsche und unbewältigter Ängste treten.

Mancherorts gilt diese Begründung Freuds auch heute noch als die Essenz der psychoanalytischen Religionskritik. Dabei wurde aber übersehen, dass sich mit psychoanalytischen Objektbeziehungstheorien auch die Interpretationen von religiöser Erfahrung deutlich verändert haben. Außerdem wurde nicht ausreichend erkannt, dass Freuds Gottesbild selbst – wobei hiermit nichts über den Wahrheitswert religiöser Vorstellungen ausgesagt wird – von seinen eigenen Entwicklungstraumatisierungen und Konflikten geprägt war. Allerdings berührt dies nicht den Kern seiner Religionskritik.

9.3 Gründe für Freuds Ablehnung des religiösen Erlebens

Psychoanalytiker haben Freuds Charakterisierung des religiösen Erlebens als illusionär nicht nur als Resultat seiner nicht vollständig überwundenen positivistischen Denkhaltung, in der er sozialisiert worden war, interpretiert. Freuds Aversion gegenüber religiösen Gefühlen, die zum Beispiel in seinem viel zitierten Brief an Romain Rolland (1926a) zum Ausdruck kam, ist auch Ausdruck seines Bestrebens, das Unbewusste »in den Griff zu bekommen«. Das Erleben von etwas Unbegrenztem, nicht Kontrollierbarem machte ihm Angst, die es durch die Herrschaft des Intellekts zu bändigen galt. Zwar ging für Freud das Psychische nicht im bewussten Erleben auf, weil es das Unbewusste mit umfasst; aber für ihn war es letztlich doch wichtig, sich von unbewussten Vorgängen nicht allzu sehr beeindrucken zu lassen, was unter anderem in seinem bekannten Ausspruch »Wo Es war, soll Ich werden« (Freud, 1933a, S. 86) zum Ausdruck kommt.

Psychoanalytiker, wie z. B. Martin Wangh (1989), haben dies mit Freuds Muttererfahrung in Zusammenhang gebracht. Der Wunsch nach einer »ozeanischen« Verschmelzung hätte für ihn bedeutet, »sich der Umarmung einer verwirrenden, destruktiven Muttergestalt hinzugeben, der unerbittlichen Vertreterin eines bösen Schicksals. Dagegen war sein bevorzugter Standpunkt der, seinen Intellekt wach zu halten. Rational zu bleiben, auch wenn er über das Rätselhafte, das Unheimliche, das Telepathische nachdachte, war immer Freuds Ziel« (S. 63).

Aus diesem Grund schätzte er die Hinwendung zu einem »ozeanischen Gefühl«, das aus der religiösen und spirituellen Erfahrung entstehen kann, als das Festhalten an einem kindlich narzisstischen Erlebenszustand ein. Man kann Freud zustimmen, wenn das »ozeanische Gefühl« dem »Heraufschieben« der unbewussten Inhalte in den Himmel oder in ein Jenseits des Bewusstseins oder des Ichs entspricht. Aber man muss ihm widersprechen, wenn mit dem Bedürfnis nach Transzendenz die Überschreitung des lediglich rational reflektierenden Bewusstseins gemeint ist, bei dem der Betreffende sich den nicht bewusst steuerbaren Vorgängen in ihm anvertrauen und überlassen kann.

An die Stelle des Sichverlassenkönnens auf eine beschützende Muttererfahrung setzte Freud die wissenschaftliche Analyse, die er in scharfem Kontrast zur religiösen Weltanschauung betrachtete. Denken und wissenschaftliche Betätigung sollten für ihn offensichtlich die Mängel seiner frühen Mutterbeziehung wettmachen.

Die argentinische Psychoanalytikerin Ana-Maria Rizzuto (1979, 1998) vertrat die Auffassung, dass die Gottesvorstellung auf eine erlebte zwischenmenschliche Beziehung zurückgeht. Im Verlauf der menschlichen Entwicklung im Kindes- und Jugendalter wird eine Anzahl von Erfahrungen mit den Eltern, Großeltern, aber auch mit Geschwistern gemacht, die Rizzuto in Anlehnung an Freuds und Eriksons Entwicklungsphasen beschreibt. Während Freud nur die ödipale Vaterrepräsentanz als Folie für die Gottesvorstellung thematisierte, zieht Rizzuto auch die früheren Erfahrungen heran. An Fallbeispielen arbeitet sie heraus, wie zum Beispiel das Gottesbild in seinen unbewussten Dimensionen Anteile des eigenen grandiosen Selbst und des idealisierten Mutterbildes beinhalten und in Konflikt zum bewussten Gottesbild geraten kann.

Jede Entwicklungsphase stellt aufgrund ihres Glückens oder Missglückens bestimmte Interaktionserfahrungen bereit, so z. B. in der oralen Phase das positive Erleben: Ich werde gehalten, gestillt und gespiegelt, mit der Folge, dass sich ein Urvertrauen in die Welt einstellt. In der sog. analen Phase entwickelt sich das Gefühl, dass die Erwachsenen für ein Kind da sind, das Sichvertrautmachen mit der Welt aufmerksam begleiten, gelegentlich aber auch Grenzen setzen. In der phallisch-exhibitionistischen Phase taucht das Erleben der eigenen grandiosen Bedeutung und allmächtiger und idealisierter Elternbilder auf. In der ödipalen Phase erfährt sich das Kind im positiven Fall als liebenswert und erhebt den Anspruch, den bevorzugten Elternteil ohne Einmischung des anderen lieben zu können. In der Adoleszenz trauert das Kind wegen der Fehlerhaftigkeit seiner Eltern, entidealisiert sie und schwelgt in eigenen Größenphantasien. In *Why did Freud reject god* zeigte Rizzuto (1998) auf, dass Freud in nahezu allen Phasen schwerwiegende Enttäuschungen erlitten hat, die sein Gottesbild geprägt haben. Die Schlussfolgerung, die sich für Freud aus diesen Erfahrungen nahezu aufdrängte, war, dass es vernünftiger sei, keine Illusionen bezüglich eines liebenden Gottes zu haben, der die Menschen trösten und schützen kann.

Die Einseitigkeit dieser religionskritischen Einstellung, die sich Freuds unbewusster Angst verdankte, führte dazu, dass viele Freudianer ihm zunächst in der Ablehnung folgten, sich mit solchen unbewussten Bedeutungen noch genauer zu beschäftigen, die über die Erfahrung des bewusst reflektierenden Ichs hinausgehen. Damit blieb aber ein beträchtlicher Teil der Mainstream-Psychoanalyse doch einer zu einfachen areligiösen Einstellung verhaftet, der sich – hierin nicht viel anders – auch das positivistische Denken verschrieben hatte. Um dies noch besser verstehen zu können, ist im Folgenden eine Unterscheidung verschiedener Entwicklungsschritte des Bewusstseins innerhalb des evolutionären Wandels des Selbst- und Weltverständnisses notwendig.

9.4 »Das Himmelreich ist in euch«

Für den tiefenpsychologischen Bewusstseinsforscher Willy Obrist (z. B. 1988, 1999, 2009) hat sich im 20. Jahrhundert ein grundlegender Wandel des Welt- und Menschenbildes vollzogen, der vor allem durch die Entdeckungen der Psychoanalyse zustande kam.

Die Evolution des Bewusstseins stellt nach Obrist die (vorläufig) letzte Phase der Gesamtevolution dar, bei der es zu einem Prozess fortschreitender Komplexitätszunahme raumzeitlicher Systeme kam, der seit 15 Milliarden Jahren unaufhaltsam vorangeschritten ist, zuerst als Evolution der Materie, dann der noch nicht zur Introspektion und Reflexion fähigen Lebewesen und schließlich – nach dem Auftreten des Menschen – als Evolution des prinzipiell reflexiven Bewusstseins.

Den Wandel der abendländischen Weltsicht vom archaischen Bewusstsein hin zum post-positivistischen Bewusstsein bezeichnet Obrist mentalitätsgeschichtlich als *Evolutionsschritt* und in Analogie zu entsprechenden Ereignissen in der Evolution der Lebewesen spricht er von *Mutation*, genauer von einer Mega-Mutation. Anders als bei der Evolution der Lebewesen vollziehen sich Mutationen im Zug der Bewusstseins-Evolution nicht am Genom, sondern über die kulturelle Tradition.

Obrist sieht die Mutation des abendländischen (reflexiven) Bewusstseins zwar schon in der Renaissance beginnen, datiert aber ihren Durchbruch erst im 20. Jahrhundert. Das dabei zustande gekommene Welt- und Menschenbild ist noch kaum bekannt, denn evolutionäre Durchbrüche ereignen sich in der Bewusstseinsspitze einer Population und diffundieren dann erst langsam – im Verlauf von Generationen – in die Breite.

Besonders wichtig für das Verständnis des neuen *Weltbildes* ist für Obrist nun der evolutionäre Wandel der Vorstellung von Materie und Geist: insbesondere der Wandel der Vorstellung des *objektiv* Geistigen – jenes Geistigen, das schon da war, *bevor* Bewusstsein, d. h. *subjektiv* Geistiges – in die Existenz trat.

Dieses objektiv Geistige lässt sich auf der gegenwärigen Ebene der Bewusstseinsevolution wie folgt definieren: Ausgehend von der Erkenntnis, dass heutzutage Physiker Materie als geordnete Energie definieren, betrachtet Obrist die fortschreitende Komplexitätszunahme, angefangen vom Atom über die Moleküle, die einfachsten Lebewesen bis hin zum Menschen, als eine immer komplexere Anordnung der Energie.

Dieses objektiv Geistige kann man auch als schöpferische Potenz bezeichnen. In der Denkweise des archaischen Weltbildes entspricht dies den weltschöpferischen Gottheiten. Was dieses Geistige »in Wirklichkeit« ist, kann man genauso wenig sagen, wie man zurzeit sagen kann, was Energie »in Wirklichkeit« ist.

Der kulturelle Wandlungsprozess ist nach Obrist dadurch gekennzeichnet, dass auf das archaisch-mythische Weltbild, von dem bis zum heutigen Tag noch die meisten Religionen geprägt sind, im Europa der Neuzeit das positivistisch-materialistische Weltbild als Antithese entstand. Damit ging eine Überschätzung der Ratio und des positivistischen Wissens einher. Die Kehrseite dieser ersten Bewusstseinsmutation, der Aufklärung, war nicht nur eine Befreiung von überkommenen Dogmen, nicht nur der aufrechte Gang des sich nun endlich befreit und autonom dünkenden Atheisten, sondern auch ein tief greifender Sinn- und Orientierungsverlust. Dieser wird bis zum heutigen Tag häufig mit esoterischen Bewegungen beantwortet.

Obrist zeigt nun auf, dass mit Freud beginnend und sich im Werk von Jung fortsetzend die Tiefenpsychologie eine sinnvollere Antwort sowohl auf den Szientismus der Aufklärung als auch auf die Esoterik gefunden hat: Im versuchten Dialog mit dem Selbst und seinen artspezifischen Programmen, das er als evolutive geistige Kraft begreift, dessen eine Seite die geistigen Leistungen des menschlichen Gehirns mit vorverdrahteten Dispositionen verkörpert und dessen andere Seite von der kulturellen Evolution bestimmt wird. Damit stellt er einen Anschluss an den heutigen Stand des interdisziplinären Wissens her.

So lassen sich zum Beispiel artspezifische Programme mit den von Panksepp (1998) erforschten Schaltkreisen basaler Emotionen des limbischen Systems vergleichen, deren Informationsverarbeitung mit den für höhere kognitive Prozesse zuständigen Kortexbereichen in einem ständigen Austausch stehen (s. ▶ Kap. 8). Nach Obrist lassen sich viele Erkenntnisse Jungs, die dieser noch in einer pseudoreligiös anmutenden Sprache formulierte, mühelos mit dem heutigen Wissen vom Lebendigen vereinbaren, sofern man sie klarer konzeptualisiert: So plädieren z. B. bei den verschiedenen Positionen des Hirn-Seele-Problems verschiedene Forscher für eine identitätstheoretische Position, wobei dem Mental-Symbolischen seine qualitative Neuartigkeit (Emergenz, Fulguration) gegenüber dem Neuronal-Biologischen belassen wird, obgleich beide als systemische Einheit angesehen werden. Psychische/mentale Prozesse lassen sich deshalb nicht länger auf neuronale Prozesse reduzieren. Vielmehr liegt der Geistaspekt als geordnete Energie, bereits den Zellvorgängen zugrunde, fulguriert aber mit jedem organisch körperlichen Entwicklungsschritt. Das Verständnis für die jeweils emergierenden geistigen/psychischen Vorgänge und ihre neuronalen Entsprechungen kann nur interdisziplinär und kooperativ mit sozial- und geisteswissenschaftlichen Disziplinen sowie am besten mit einer empirisch tiefenhermeneutischen Methodik geschehen.

Das tiefenpsychologische Welt- und Menschenbild mit den beschriebenen Mutationen des menschlichen Bewusstseins stellt eine tragfähige Grundlage für eine humanwissenschaftliche Betrachtung dar; zugleich ist es aber auch eine Absage an eine archaische Auffassung von Religion, die eindeutig einer früheren Bewusstseinsstufe zuzuordnen ist.

Obrist hat im Einzelnen die Entwicklungsschritte des Bewusstseins, den evolutionären Wandel des Selbst- und Weltverständnisses wie folgt beschrieben (s. **Box 9.1**):

Entwicklungsschritte des Bewusstseins nach Obrist

Das archaische Welt- und Menschenbild
Bei diesem unterscheidet man zwischen einer diesseitigen und einer jenseitigen Welt, einer natürlichen und übernatürlichen, einer physischen und einer metaphysischen Welt. In der jenseitigen Welt gibt es entweder Götter oder nur einen Gott, der auf die Welt einwirkt, sich dem Menschen offenbaren und sich inkarnieren kann. Zusätzlich zu dieser übernatürlichen Welt unterscheidet man einen sterblichen, materiellen Körper und eine immaterielle Seele, die nach dem Tod eines Menschen in die jenseitige von Geistwesen bevölkerte Welt eingeht.

Das positivistische Welt- und Menschenbild
Der erste Evolutionsschritt besteht in einer Zurückweisung des archaischen Welt- und Menschenbildes. Der Glaube an jenseitige überirdische Mächte wird als eine Fortsetzung kindlich magischen Denkens betrachtet, das in der Wirklichkeit keine Entsprechung findet. Wissen und Glauben stehen sich fortan fundamental gegenüber. Das naturwissenschaftliche Weltbild ist mechanistisch-deterministisch. Physikalische Gesetze sind exakt berechenbar.

Das bewusste Ich wird von seinem unbewussten Fundament abgelöst betrachtet. Dem bewussten, rationalen Ich wird der nach mechanischen und chemischen Gesetzen operierende Körper gegenübergestellt. Das Geistige und das Körperliche sind zwei getrennte Seinsbereiche. Letztlich lässt sich das Psychische auf das Körperliche zurückführen. Im positivistischen Welt- und Menschenbild ist das Gehirn die Ursache für das psychische Erleben. Demnach ist z. B. ein Serotoninmangel kausal ursächlich für depressives Erleben.

Dennoch kann der Mensch aber per Ratio und bewusstem Willen auf das Körperliche einwirken. Mit Hilfe des Verstandes kann er auf alle Fragen eine Antwort finden; dank seines Intellekts vermag er

---

zu erkennen, welches Handeln ethisch richtig ist und kann dies auch mittels seines Wollens verwirklichen.

Das postpositivistische Welt- und Menschenbild
Im zweiten Evolutionsschritt des menschlichen Bewusstseins wird zwar ebenfalls zwischen einem materiellen und einem geistigen Aspekt unterschieden, aber es wird hierbei von einer an sich einheitlichen raumzeitlichen Wirklichkeit ausgegangen. In der Terminologie von Obrist wird die seitens des archaischen Weltbildes ins Übernatürliche verlegte Welt nun gleichsam »ins Innere hineingeklappt«. Das Achten auf die unbewussten Vorgänge, die Auseinandersetzung damit und die darauf erfolgenden Korrekturen des Ich-Bewusstseins stellen eine Bindung (religio) an den geistigen Aspekt der einheitlichen raumzeitlichen Wirklichkeit dar. Erst mit der Entdeckung der unbewussten Dimension im Menschen kann deshalb ein Verstehen von innen her, eine Erforschung der Wechselwirkungen zwischen dem Bewusstsein und dem Unbewussten erfolgen. Das Unbewusste wird dabei keineswegs nur als die Ansammlung verdrängten Wissens betrachtet, sondern als ein Verhaltens- und Erlebensrepertoire, das als Ergebnis einer langen stammesgeschichtlichen Entwicklung begriffen werden muss und von einfachen Reflexen bis hin zu hoch differenzierten Mustern zwischenmenschlicher Beziehung, wie z.B. der Nähe-Distanz-Regulierung, reicht.

Diese stehen dem Menschen aber nicht selbstverständlich zur Verfügung; sie sind oftmals ungeübt, neurotisch verzerrt oder von den Einflüssen der modernen Lebenswelt so stark überformt, dass sie keine ausreichende Steuerungsfunktion mehr ausüben können. Deshalb ist es heute die Aufgabe tiefenpsychologischer/psychoanalytischer Verfahren sowie spiritueller Praktiken, sich dieses durch das positivistische Welt- und Menschenbild weitgehend verloren gegangene zwischenmenschliche und ethische Erfahrungswissen, das im archaischen Weltbild durchaus noch eine Rolle spielte, wieder zugänglich zu machen.

Die beschriebenen Etappen der Bewusstseinsevolution können zwar in eine zeitliche Abfolge gebracht werden, aber das bedeutet nicht, dass man die Mentalitäten von Menschen bzw. ihren jeweiligen Bewusstseinsstand eindeutig dem einen oder anderen Weltbild zuordnen kann.

Sehr viele weisen ein Mischungsverhältnis auf, wie z. B. ein überwiegend positivistisches, hier und da auch Anteile des neuen Welt- und Menschenbildes und gelegentlich, so z. B. in regressiveren Erlebniszuständen, auch Teile des magischen Weltbildes. Im esoterischen Denken finden sich überwiegend Elemente des archaischen Welt- und Menschenbildes vermengt mit einigen positivistischen Aspekten. Für Obrist ist das unreflektierte Nebeneinander der verschiedenen Weltbilder der Hauptgrund für die heutige Desorientiertheit, aus der Menschen dann unversehens in einen religiösen Fundamentalismus und/oder Okkultismus abgleiten können.

9.5 Unterschied zwischen Religion und Religiosität

Nun lässt sich auch der grundlegende Unterschied zwischen Religion und Religiosität genauer benennen: Religion verkörpert ein historisch gewachsenes soziokulturelles Gebilde, das aus der archaisch-mythischen Weltsicht hervorgegangen ist, Religiosität hingegen eine existenzielle menschliche Haltung. Religion wird im Allgemeinen verstanden als gemeinsame, mit Regeln und Ritualen gestaltete Erfahrungen, die von Institutionen tradiert werden sowie ein von der jeweiligen religiösen Gemeinschaft geprägtes Gottesbild aufweisen. Religiosität ist hingegen individualisiert, bezieht sich auf idiosynkratische Erfahrungen, die aber das bewusste Selbstverständnis transzendieren. Im Europa der Neuzeit hat im Zuge der Aufklärung ein erster und wichtiger Evolutionsschritt des Bewusstseins stattgefunden, bei dem die archaisch-mythische Weltsicht von einer grundlegend neuen, empirisch-wissenschaftlich begründeten abgelöst wurde. Allerdings blieb mit dieser positivistischen Weltsicht das Phänomen der Religiosität auf der Strecke. Damit fand auch eine scharfe Trennung von Wissen und Glauben statt. Als nun die Psychoanalyse zu Beginn des 20. Jahrhunderts die Vernachlässigung unbewusster Vorgänge im positivistisch rationalistischen Welt- und Menschenbild aufzeigte, konnten sich nach und nach auch ein neues Verständnis von Religiosität und ein umfassender Vernunftbegriff entwickeln. Entsprechend dieser Auffassung gehört das Bemühen um eine religiöse Haltung zum angeborenen Programm für die psychische Reifung von Homo sapiens. Bereits seit Jahrhunderten haben die verschiedenen Schulen der Spiritualität Maßnahmen entwickelt, mit denen eine religiöse Haltung erworben werden kann. »Ziel der spirituellen Schulen ... ist die Reifung der einzelnen Persönlichkeit. Zwar wird dieses Ziel je nach kulturellem Kontext verschieden formuliert, z. B. als Erlangung von Heil, Weisheit, Humanität oder Ganzheit, als Erlösung oder Selbstwerdung«, doch sei nach Abzug kulturspezifischer Besonderheiten im Prinzip das Gleiche gemeint (Obrist, 1988, S. 46). Spirituelle Praktiken bestehen diesem Verständnis nach somit nicht in Gottesdienstbesuchen, gemeinsamem Beten oder in der religiösen Suche nach einem »höheren Sinn«, sondern in dem Hinhören auf das, was sich immer schon im menschlichen Erleben, in der inneren erfahrbaren Welt abspielt.

Ohne auf die spirituellen Schulen Bezug zu nehmen, haben Psychoanalytiker die anfänglich noch im positivistischen Weltbild wurzelnde Freud'sche Lehre dahingehend modifiziert, dass sie der Innenerfahrung, wie z. B. dem Ernstnehmen der introspektiv wahrnehmbaren Gegenübertragungsgefühle, einen immer größeren Stellenwert eingeräumt haben. Und ebenso hatte bereits Freud mit einer neuartigen und systematisierten Auffassung über das Verstehen von Träumen der inneren Welt einen neuen Zugang eröffnet, der zuvor im positivistischen Weltbild verschlossen war. Auch wenn die Theorien über die Entstehung, die Aussagekraft und die Entschlüsselung von Träumen im Verlauf des 20. Jahrhunderts viele Revisionen und Neuerungen innerhalb der Psychoanalyse erfahren haben (z. B. Deserno, 1999), bleibt doch die Erkenntnis grundlegend, dass die Inhalte von Träumen mit zu den wichtigsten unbewussten Phänomenen gehören, deren Ursprung und Funktionsweise aber bis zum heutigen Tag noch auf eine genauere Klärung warten.

9.6 Rückgängigmachung der Aufklärung oder eine notwendige Erweiterung der psychoanalytischen Religionskritik?

Es gibt seit einigen Jahren ein ausgesprochenes Interesse an einem Vergleich der psychoanalytischen Auffassungen vom Ich und den Erfahrungen aus anderen Kulturen und Religionen, wie den Traditionen östlicher und westlicher Mystiken und Weisheitslehren. Darin wird auch eine Chance gesehen, westliche Vorstellungen von der Bewusstseinstätigkeit und des Bewusstseinsumfangs zu erweitern (z. B. Akhtar & Parens, 2001).

Seit Erich Fromms Buch *Zenbuddhismus und Psychoanalyse*, das er zusammen mit Daisetz Teitaro Suzuki Anfang der 1960er-Jahre verfasste, ist vor allem das Interesse an einem Austausch mit dem Buddhismus bzw. der Zenlehre bei Psychoanalytikern nicht mehr abgebrochen (z. B. Zwiebel, 2009, Weischede & Zwiebel, 2009).

Nach Auffassung einiger zeitgenössischer Psychoanalytiker und Psychotherapeuten können spirituelle Praktiken eine Geisteshaltung vermitteln, die mit den sonst üblichen Mitteln, psychische Ausgeglichenheit, Gelassenheit, Dankbarkeit und Achtsamkeit gegenüber seinen Mitmenschen, der Natur und dem Lebendigen zu erfahren, nicht erreicht werden. Der nun vor allem von der Analytischen Psychologie betonte Individuationsprozess, d. h. die Auseinandersetzung mit den außengeleiteten Normen und Wertvorstellungen einer Gesellschaft und die Besinnung auf eine »Selbstverwirklichung des Unbewussten« – i. S. v. wie möchte ich mein Leben in Übereinstimmung mit meinen unbewussten kreativen Möglichkeiten und Notwendigkeiten leben, ohne mich allzu sehr von dem leiten zu lassen, wozu mich Eltern und Lehrer, falsche Götter, Zeitgeist, Werbung, unreflektierte Traditionen, ökonomische Zwänge, narzisstische Verlockungen bislang verführt haben? – ist eine eminent spirituelle Erfahrung. Diese sucht die Transzendenz im Hinhören auf die Impulse, die aus den eigenen Leiberfahrungen, den Träumen, den unbewussten »Botschaften« auftauchen, zu vernehmen und das zu stark von außen bestimmte und lediglich bewussten Überlegungen folgende Ich übersteigen. In der jungianischen Tradition wird dieser auch als »Individuation« bezeichnete Weg sinnvollerweise aber erst in der zweiten Lebenshälfte eingeschlagen. Zuvor sei das Wirken des sog. Helden-Archetyps, der rastlosen Verwirklichung von Karrierestreben, Aufbau einer Familie, Berühmtwerdenwollen u. a. m. zielführend. Um einem möglichen biologisierenden oder naturalisierenden Missverständnis vorzubeugen, sei hinzugefügt, dass die jeweilige Individuation selbstverständlich auch immer von der kulturellen Evolution Gebrauch macht.

Statt an Tiergötter, den Sonnengott, den Meeresgott, den jüdischen Gott oder den christlichen Gott der Dreieinigkeit zu glauben, was nach

Obrist dem »Heraufschieben« der unbewussten Inhalte in den Himmel oder ein Jenseits im Rahmen eines archaischen Weltbildes entspricht, ist im Zuge der Bewusstseinsevolution ein reflektiertes Wissen um diese Projektionen entstanden, das nun nicht mehr – nur um den Preis von Verdummung – rückgängig gemacht werden kann. Dieses Wissen basiert auf den psychoanalytischen Erfahrungen über die Arbeitsweise unbewusster Vorgänge und ist nicht etwa aufgrund logischer Ableitungen erfolgt. Es wäre aber falsch, daraus den Schluss zu ziehen, dass die spirituelle Erfahrung, dieses »Werde, der du bist«, damit ebenfalls einem archaischen Weltbild und somit einer vergangenen Denkepoche angehöre. Denn damit bliebe man einem positivistischen Denken verhaftet, das aufgrund eines sehr engen Empiriebegriffs unbewusste Vorgänge im Menschen abstreiten oder zu einer nicht erfahrbaren Thematik erklären muss. Im Gegenteil: Das Umgehenlernen mit den Manifestationen unbewusster Prozesse, soweit sie unserem Bewusstsein zugänglich werden können, die den Großteil unseres leibseelischen/mentalen Erlebens ausmachen, ist zentraler Bestandteil psychoanalytischen Wahrnehmens, Fühlens und Denkens. Und an verschiedenen Stellen dieses Buches ist bereits angeklungen, wie sich durch die Weiterentwicklung der verschiedenen Konzeptionen des Unbewussten, der Umgang mit unbewussten Prozessen nicht nur auf psychodynamisch verdrängte Inhalte, sondern vor allem auch auf die evolutionären »Vorläufer« unseres sprachlich ausdrückbaren und reflektierbaren Bewusstseins bezieht.

9.7 Religiöser Trieb oder implizite Gedächtniserfahrungen?

Kann man aber mit der Postulierung einer das Ichbewusstsein transzendierenden Suche und des Wunsches nach Kontaktaufnahme mit den numinosen unbewussten Prozessen, nach dem nicht-bewussten Lebensgrund die äußerst intensiven Gefühle von religiösen Menschen zufriedenstellend erklären? Woher stammen die erlebte starke Sehnsucht nach dem Göttlichen, die inbrünstige Hingabe und die zumeist kämpferische Verteidigung des eigenen Glaubens? Wie entsteht die Aura von etwas Besonderem, Einmaligem, Machtvollem, Überirdischem, das den religiösen Glauben umgibt? Wie lässt sich der Exklusivitätsanspruch, der mit dem eigenen Glauben einhergeht, erklären, der oftmals an das Erleben kleiner Kinder erinnert, die untröstlich sind, wenn ihre Mutter sich von ihnen abwendet und dann keine andere Bindungsperson akzeptieren wollen?

Der Theologe Hans Küng (1987) meinte, die Erklärung hierfür in einem religiösen Trieb zu finden, der auf eine Dimension des Absoluten hinstrebe. Psychoanalytiker, die sich mit Freuds Religionskritik befassten, wie z. B. Heinz Henseler, William W. Meissner, Heinz Müller-Pozzi, hoben hervor, dass im Gottesbild unbewusst nicht so sehr der Schutz gebende Vater, sondern das absolut lebensnotwendige, idealisierte, unzerstörbare mütterliche Objekt aufbewahrt ist. Diese Seinserfahrung kann noch besser die Stärke und Unbedingtheit, die dem religiösen Glaubensbedürfnis innewohnt, erklären. Und wer jemals die Verzweiflung, den unbändigen Zorn und die schier unstillbare Traurigkeit eines ein- bis zweijährigen Kindes erlebt hat, dem sein »Übergangsobjekt« (Winnicott) abhanden gekommen ist, mit dem es sich – zumindest vorübergehend – eigenständig und kreativ bereits einen Ersatz für die nicht mehr permanent anwesend sein könnende Mutter geschaffen hat, wird die Parallele zum alles durchdringenden Glaubensbedürfnis unschwer nachvollziehen können. Da diese Erfahrungen und alle weiteren, wie z. B. auch die von mütterlichen Selbstobjekt-Funktionen (Kohut, 1971), im impliziten Gedächtnis gespeichert sind, können sie bewusst nicht mehr erinnert werden. Aber sie machen sich als die Erfahrung einer alles durchdringenden Sehnsucht und in unterschiedlichem Umfang natürlich auch als Annahme einer unendlichen Güte Gottes bei religiösen Menschen bemerkbar.

Christa Rohde-Dachser (2009) hat den Gottesbegriff in Anlehnung an die mathematisch-logische Neubestimmung des Unbewussten durch den chilenischen Psychoanalytiker Matte Blanco als die tiefste Stufe des Unbewussten bestimmt, in dem eine absolute Symmetrie als ein unteilbarer Seinsmodus, erfahrbar als ein in sich ruhender Gott, allgegenwärtig und ewig, zum Ausdruck kommt. Damit lässt sich auch in Zusammenhang bringen, dass eine symbolische Benennung den ungesättigten Elementen das Faszinosum des Unaussprechlichen nehmen würde, was Wilfried Bion, das »O« nannte, Jacques Lacan das »Reale« (nicht zu verwechseln mit der »Realität«). Symbole hingegen fixieren eine Bedeutung, selbst wenn sie sprachlich mehrdeutig bleibt. Im Unterschied zu der unendlichen Fülle synchron ablaufender, parallel prozessierter sensorischer Informationseinheiten (von Bion als »beta«-Elemente bezeichnet), ist ein bildliches oder sprachliches Symbol hingegen bedeutungsmäßig »gesättigt«. Es hätte damit einen Gutteil seines Faszinosums verloren.

»Du sollst Dir kein Bild oder Gleichnis von Gott machen« stellt entsprechend dieser Erkenntnislogik den Versuch dar, das Unerkennbare, das »Ding-an-sich« als Objekt des Begehrens unerkennbar zu lassen. Denn nur dann bleibt gewährleistet, dass die den Gläubigen erfüllende Sehnsucht lebendig bleibt. Jede zu starke bildliche oder sprachliche Konkretisierung würde hingegen das Gefühl, dass etwas Unaussprechliches verloren gegangen ist, nach dem ein Leben lang gesucht werden muss, zerstören.

Diese Überlegungen nähern sich dem an, was zeitgenössische Jungianer mit dem Selbstbegriff ausdrücken. Das Selbst verkörpert die Gesamtheit der phylogenetisch erworbenen kognitiven und affektiven nicht (deklarativ und reflexiv) bewussten Wahrnehmungs- und Informationsverarbeitungssysteme samt deren Ergebnisse, d. h. der konkreten, v. a. der in den ersten Lebensjahren grundgelegten und so bedeutsamen Beziehungserfahrungen, die in unserem Lebensgedächtnis aufbewahrt sind und auf das unser Wahrnehmen und Reflektieren, ohne dass dies uns jedoch bewusst werden kann, permanent zugreifen. Das Führungszentrum der gesamten Psyche liegt somit im unbewussten Bereich. Das Ich, das bislang in einer rationalistischen Überschätzung als das Zentrum der Psyche gegolten hatte, wird nunmehr zu einem Subzentrum. Obrist vergleicht sein Verhältnis zum Selbst mit dem eines Filialleiters zur Hauptgeschäftsleitung. Für Panksepp besteht das SELBST, das er in Großbuchstaben schreibt, als das Gesamt der affektiven Schaltkreise.

9.8 Das Problem, ethisch richtig zu handeln

Woher stammt unsere Fähigkeit, Recht und Unrecht unterscheiden zu können? Wurden uns die Entscheidungskriterien für ethisches Handeln von Gott vermittelt? Oder haben Ethiken ihren Ursprung in der menschlichen Psyche?

In der archaischen Weltsicht gab es keinen Zweifel daran, dass die christliche Ethik als Offenbarung Gottes durch den Heiligen Geist aufzufassen sei. Mit der Überwindung der archaischen Weltsicht durch den Positivismus der Aufklärung wurden ethische Normen hingegen als rational begründbare und soziokulturell gelernte Verhaltensweisen und Einstellungen angenommen. War die »vom Himmel her« begründete Ethik noch gleichsam objektiv begründbar, da universell geltend und von keiner kulturellen Sozialisationspraxis oder individuellen Lerngeschichte abhängig, so öffnete die positivistische Auffassung, alles moralische Verhalten sei gelernt – wie z. B. in der US-amerikanischen Lernpsychologie von Burrhus F. Skinner – einer subjektiven Betrachtungsweise Tür und Tor. Nationalistische und rassistische Einstellungen waren ethisch genau so gut begründbar wie ein radikaler Marktliberalismus oder ein planwirtschaftlicher Sozialismus.

Mit der zweiten Bewusstseinsmutation, die durch die Tiefenpsychologie Freuds eingeleitet wurde, konnte nicht nur die archaische Sichtweise, die »Heraufklappung« bzw. Projektion der ethischen Normen in den Himmel überwunden werden, sondern auch die positivistische Herleitung der Ethik. Es wurde erkannt, dass die ethischen Normen immer schon aus dem menschlichen Unbewussten kommen, »daß die ›übernatürliche objektive Wirklichkeit‹, von der her der archaische Mensch ihre Herkunft begründete, das in den Himmel hinauf projizierte objektive Psychische war« (Obrist, 1988, S. 302).

Diese von der Psychoanalyse grundgelegte Erkenntnis gibt Anlass zur Hoffnung. Denn nun können die verschiedenen ethischen Normen, die in einer bestimmten Kultur sozialisiert wurden, mit den unbewussten arteigenen Programmen abgeglichen und eventuell korrigiert werden. In der positivistischen Sichtweise, beispielsweise im operanten Konditionierungsparadigma von Skinner, ist diese Möglichkeit nicht gegeben, da hier jeglicher Bezug zu unbewusst operierenden arteigenen Dispositionen fehlte. Zwei Beispiele können dies verdeutlichen:

In dem von der Münchner Kinderärztin Johanna Haarer herausgegebenen Erziehungsratgeber *Die deutsche Mutter und ihr erstes* Kind sollten auf ideologische Weise nationalsozialistische (und preußische) Wertvorstellungen und Tugenden schon früh dem Kleinkind vermittelt werden: Eine zu starke Bindung des Kleinkindes an seine Mutter wurde als »äffisch« diffamiert; das Bruststillen auf Verlangen als Verweichlichung bezeichnet; kindlicher Protest sollte übergangen werden, um dem Kind von klein auf Gehorsam beizubringen; der Laufstall galt als obligates Mittel, um die kindliche Anhänglichkeit buchstäblich in Schranken zu halten. Überragende Erziehungsziele waren »Triebkontrolle«, »Bedürfnisaufschub« »Alleinseinkönnen«, »Tüchtigkeit« u. a. m. Während viele Mütter nach diesem als »Bibel der Kindererziehung« geltenden Ratgeber ihr Verhalten ausrichteten und sich immun gegenüber dem kindlichen Protest, der Empörung und Angst machten, lehnten andere Mütter – zumeist hielten sie das Lesen derartiger Ratgeber ohnehin für überflüssig – diese Methoden ab. Sie hatten aufgrund ihrer unbewusst arbeitenden sicheren Bindungsmuster ein Gespür dafür, was ihr Kind an Nähe und liebevoller Bemutterung brauchte.

In der Gegenwart üben Computerspiele auf Kinder und Jugendliche eine ungeheure Faszination aus. Stundenlang sitzen sie vor ihren Playstations und erledigen Angreifer, Bösewichter und außerirdische Wesen. Manche Eltern, deren Familiengespräche ohnehin von Fußball und Autos beherrscht werden, finden daran nichts Außergewöhnliches oder gar Anstößiges. Ihr Kind scheint zumindest beschäftigt zu sein und die Hauptsache ist, dass die Erledigung der schulischen Hausaufgaben darunter nicht allzu sehr leidet.

Andere Eltern wiederum sind der Überzeugung, dass sich ihr Kind mit dem stundenlangen Verweilen in simulierten Welten zunehmend dem eigenen Leben entfremdet und haben mitunter sogar Schuldgefühle, dass sie ihr Kind aufgrund ihres Mangels an Zeit diesen virtuellen technischen Phantasiewelten überlassen. Auch wenn immer wieder zu hören und zu lesen ist, dass Computerspiele die motorische Intelligenz fördern, sind diese Eltern nicht glücklich darüber, dass die elektronisch manipulierbaren »Beziehungen« zur Verkümmerung wirklich erfahrener Beziehungen führen und somit zu einer Schizoidisierung beitragen können. Sie versuchen deshalb, die Zeitspanne für Computerspiele zu begrenzen.

Sicherlich besteht das Wesen der Kultur in einer Erweiterung, ja Universalisierung von genetisch Vorgegebenem. Insofern knüpfen auch Computerspiele, sofern man sie als kulturelles Produkt einschätzt, an arteigene Instinktprogramme an: In früheren Zeiten mussten wir uns gegen Eindringlinge und Feinde wehren, uns gegen alle möglichen Gefahren schützen und zugleich ständig Nahrung erbeuten. Allerdings müssen Übertreibungen solcher biologisch fundierten mentalen Vorgänge kritisch bedacht und in Relation zu anderen Motivations- und Wertesystemen, die ebenfalls zu unserer biologischen Ausstattung gehören, sorgfältig abgewogen werden. So gibt es in jedem von uns von Geburt an ein mächtiges Bedürfnis nach Austausch in lebendigen Beziehungen, nach emotionaler Verbundenheit mit anderen, für uns wichtigen Menschen.

Aus Sicht der psychoanalytischen Kleinkindforscher (s. ▶ Kap. 3) haben Menschen sogar einen »Hunger nach limbischer Resonanz« von anderen Menschen. Von Geburt an benötigen wir bereits für die Regulation grundlegender homöostatischer und physiologischer Prozesse wie Körpertemperatur, Schlafzyklen, Verdauung, den regulierenden Einfluss von aufmerksamen und liebevollen Erwachsenen. Zwar sind Kleinkind und Mutter jeweils für sich ein selbstorganisierendes System, aber der Austausch und die Zusammenarbeit mit einem anderen Bewusstsein schaffen eine größere Kohärenz, Komplexität und Konzentration. Ein Scheitern dieser Verbundenheit hat sehr nachteilige Auswirkungen auf die Stimmungen eines Kindes (Tronick, 2004).

Auch als Erwachsene versuchen wir mehr oder weniger kontinuierlich, Zustände emotionaler Verbundenheit mit anderen, für uns wichtigen Menschen herzustellen. Und selbstverständlich müssen wir uns nicht nur unserer Feinde erwehren, sondern sind zu erstaunlicher Kooperation fähig und können uns auch durchaus altruistisch verhalten, ohne sofort eine Gegenleistung zu erwarten. Was aber läuft in der Psyche ab, wenn ein Kind mutter- und vaterseelenallein stundenlang virtuell mit bösen Mächten kämpft?

Die geistige Engführung durch die Überschätzung des Intellekts und einer positivistischen Wissenschaftsauffassung sowie deren Konsequenzen für die konkrete Lebensführung und das moralische Handeln hat bei nicht wenigen Menschen zur Verkümmerung eines lebendigen Wertebewusstseins geführt.

Wir verstehen nunmehr auch noch besser die Worte des Physikers und Philosophen Stephen Toulmin, der von den »unerkannten und uneingelösten Aufgaben der Moderne« (1994, S. 2) gesprochen hat. Damit brachte er zum Ausdruck, dass die Vorherrschaft des cartesianischen Weltbildes verhindert habe, dass der Humanismus der Renaissancephilosophen Einfluss auf die Gestaltung der Moderne nehmen konnte. Es sei nun höchste Zeit, sich wieder auf die Weisheit der Humanisten des 16. Jahrhunderts zu besinnen. Zwar habe das unter dem Einfluss des Cartesianismus praktizierte Streben nach mathematischer Exaktheit und logischer Strenge Europa und die industrialisierte Welt zu den glänzendsten technischen Erfolgen geführt, doch zur gleichen Zeit auch zum schlimmsten menschlichen Versagen. Damit versuchen wir zurzeit zurechtzukommen.

»Theologie ist Anthropologie«: Bereits vor Freud hatte Ludwig Feuerbach (1841) die Vorstellung von Gott als Projektion der eigenen Innenwelt des Menschen, seiner Sehnsüchte und Abhängigkeiten beschrieben. Aber es ist nicht allein mit dem gedanklichen Durchdringen dieser projektiven Vorgänge getan. Vielmehr bedarf es einer Methode, mit den unbewussten Vorgängen in uns in Kontakt zu kommen. Dazu ist es notwendig, mit unserer dynamischen, unbewusst wirksamen Selbstkonfiguration achtsam umzugehen. Denn diese sendet immer wieder Signale an das höhere Bewusstsein, wenn ein Mensch sich zu weit von seinem unbewussten Zentrum entfernt, in seiner Entwicklung blockiert ist oder sich zu stark von seiner arteigenen »Natur« entfremdet, wie dies in unserer derzeitigen auf Beschleunigung und permanenten Informations- und Warenfluss angelegten Kultur nahezu schon die Regel darstellt. Eine religiöse und spirituelle Haltung im Sinne einer Rückbesinnung auf unsere arteigene Natur ist somit dringlicher denn je und die Abgehetztheit und depressive Unzufriedenheit vieler Menschen in unserer derzeitigen Leistungs- und Konsumgesellschaft legen ein bestürzendes Zeugnis davon ab, wie weit sich viele Menschen von dieser Rückbesinnung entfernt haben. Zwiebel (2013), der die Praxis der Psychoanalyse und die zen-buddhistische Meditation miteinander vergleicht, sieht in beiden Verfahren eine »Praxis der Leidensverminderung und Leidensüberwindung durch Selbsterkenntnis und Selbsttransformation« (S. 17).

9.9 Träume – Botschaften aus dem Unbewussten

Eine Patientin kommt mit einem Traum in die Stunde, der sie sehr stark aufgewühlt hat. Ein Priester habe sie in der Kirche zu vergewaltigen versucht, sie habe es aber unterlassen, zu schreien und um Hilfe zu rufen. Sie habe im Traum ein starkes Schuldgefühl entwickelt.

Nach dem Aufwachen konnte sie sich überhaupt nicht erklären, wieso sie ausgerechnet von einem Priester träumte, warum der Traum sie so stark ergriffen und warum sie im Traum Schuldgefühle empfunden hat.

Der britische Psychoanalytiker Christopher Bollas (2009) vergleicht das Berichten eines Traums mit dem Erleben des griechischen Orakels, bei welchem der Träumer eine rätselhafte Weisheit empfing:

»Die Menschen im Altertum freuten sich aufs Träumen; sie waren davon überzeugt, sie würden von einem göttlichen Wesen heimgesucht werden, das durch den Traum zu ihnen sprach. Man könnte sagen, sie strebten bewusst danach, Nachrichten aus ihrem eigenen Unbewussten zu erlangen.

Gewiss besteht hierin, in der Suche nach einem Traum und im Bewusstsein, dass der Traum eine Weisheit enthält, eine der Gemeinsamkeiten zwischen Psychoanalyse und antiker Orakelkultur. Der Psychoanalytiker und sein Analysand hoffen auf einen Traum, einen inhaltsreichen Traum, der sich als aufschlussreich herausstellen wird. Solche Träume erzeugen Entzücken, sogar Ehrfurcht im Moment ihrer Enthüllung« (2009, S. 29).

Die obige Analysandin, die eine Hingabestörung aufwies, derentwegen ihre Beziehungen zu Männern immer wieder gescheitert waren, konnte mit Hilfe dieses Traums erleben, wie sehr ihre gesamte Lebendigkeit unbewusst immer noch mit dem Körperlichen ihrer Eltern nahezu inzestuös verbunden war, eine Erfahrung, die sie als betont rationale Frau zuvor weit von sich gewiesen hatte. Beruflich eine sehr erfolgreiche Frau, glich sie in ihrem partnerschaftlichen Beziehungsleben eher noch einem Kind, das sich noch nicht als Urheber seiner eigenen Geschichte erleben darf.

Bollas weist darauf hin, dass unser bewusstes Tag-Ich und unser nicht-bewusstes Selbst vor allem mittels der nächtlichen Träume in Beziehung zueinander treten und sich ein Leben lang in »ständiger gegenseitiger Abhängigkeit voneinander befinden« (S. 31). Denn unser bewusstes Erleben ist an unsere nicht-bewusste Lebensorganisation sowie an die vielfältigen existentiell wichtigen und emotional ergreifenden Erfahrungen, die uns im Laufe unseres Lebens bewegten und die ihren Niederschlag in dem Gesamtgefüge dieser Organisation erfuhren, gebunden; zum anderen erhält die nicht-bewusste Lebensorganisation aber auch tagsüber ständig einen Input angesichts wichtiger Eindrücke, die es daraufhin zu integrieren und erneut zu repräsentieren gilt (s. ▶ Kap. 8). Und je intensiver ein analytischer Prozess wird, desto mehr

Interesse entwickelt ein Analysand für sein träumendes Nacht-Selbst und dieses entdeckt, dass sich das Tag-Ich für ihn interessiert und ihm engagiert zuzuhören beginnt.

Ein Patient träumte zu Beginn seiner Analyse einen immer wiederkehrenden Traum: Er stand am Bahnhof, aber den Zug, in den er einsteigen wollte, fand er nicht. Entweder waren die Gleise leer oder die Züge brausten an ihm vorbei. Nachdem die mehrfachen Trennungstraumatisierungen in seiner Kindheit mit ihm durchgearbeitet waren, konnte er nach und nach begreifen, dass diese Bahnhofssituationen sein bisheriges hilfloses Selbst verkörpert hatten, keine Beziehung halten, aber auch auf keine Beziehung aktiv einwirken zu können. Sein Lebensgefühl, durch eigene Tatkraft nichts bewirken und verändern zu können, wich allmählich einem Erleben, nicht mehr nur ein hilfloser Zuschauer der Ereignisse um ihn herum zu sein. Wie der von Bollas beschriebene Mensch des Altertums freute sich dieser Patient zunehmend über jeden Traum, den er erinnern konnte und den er zum Gradmesser seiner Fortschritte auch in der äußeren Welt machte.

Der komplementärmedizinisch denkende und forschende Psychologe Harald Wallach (2011, S. 82 f.) plädiert dafür, nicht nur die Zusammenhänge der äußeren, materiellen Welt immer weiter zu erforschen, sondern auch unsere Bewusstseins-Funktionen zu üben, um einen Zugang zu unserer inneren Welt zu erhalten. Ja, er vertritt sogar die Auffassung, dass wir nicht umhinkommen werden, eine Wissenschaft der inneren Erfahrung zu entwickeln, die bislang aus den herkömmlichen Wissenschaften ausgeklammert blieb. Ohne Übertreibung lässt sich sagen, dass es diese Wissenschaft in Form der Psychoanalyse bereits seit langer Zeit, das heißt, nunmehr seit über einem Jahrhundert gibt. Wir müssen sie nur endlich zur Kenntnis nehmen und begreifen.

Zusammenfassung

In diesem Kapitel wurde aufgezeigt, dass das positivistische Weltbild und die klassische Religionskritik Freuds die intensive religiöse Sehnsucht vieler Menschen selbstverständlich nicht zur Ruhe kommen lassen, da diese Form der einseitigen Aufklärung das spirituelle Bedürfnis des Menschen nach ganzheitlicher Erfahrung unterdrückt. Dies mittels zeitgenössisch psychoanalytischer Einsichten in die Psychodynamik des Religiösen zu erkennen und ihr eine Verwirklichung im Rahmen spiritueller Praxis einzuräumen, wird in den kommenden Jahren von großer Bedeutung und Dringlichkeit sein. Denn der unreflektierte religiöse Fundamentalismus wird weiterhin Gewalt und Terrorismus, die Ausgrenzung Andersgläubiger und zutiefst reaktionäre Auffassungen zur Folge haben, wenn es nicht gelingt, vor allem mittels Bildung und umfassender psychoanalytischer Aufklärung und Selbsterkenntnis das Fixiertsein an den primitiven archaischen Modus der Bewusstseinsevolution zu verändern. Religiöse Gewalt und fundamentalistische Überzeugungen stellen derzeit – neben Armut, Überbevölkerung und Umweltzerstörung – die größten Gefahren für das Überleben der Menschheit dar.

In diesem Kapitel wurde aufgezeigt, dass die zeitgenössische Psychoanalyse die spirituelle Erfahrung in einem Überschreiten des nur rationalen Ichbewusstseins erblickt, in dem ein Vertrautwerden mit unbewussten Vorgängen geübt werden kann. Die Rückbesinnung auf nicht-bewusste Regelungsvorgänge, ihre ungeahnten Möglichkeiten sowie ihre Entgleisungen, wie sie sich anhand der psychodynamischen Inhalte in unseren Träumen manifestieren, stellt eine psychoanalytische Sichtweise von Spiritualität dar. Die reflektierende Zurkenntnisnahme dieser unbewussten Prozesse kann einen herausragenden Beitrag zu einer Weiterentwicklung des menschlichen Bewusstseins führen, der dringend notwendig ist.

Literatur zur vertiefenden Lektüre

Atran, S. (2002). *In gods we trust. The evolutionary landscape of religion.* Oxford, UK: Oxford Universities Press.

Finke, D. (2011). *Ich – Eine Illusion? Bewusstseinskonzepte in Psychoanalyse, Mystik und Neurowissenschaften.* Gießen. Psychosozial.

Lesmeister, R. (2009). *Selbst und Individuation. Facetten von Subjektivität und Intersubjektivität in der Psychoanalyse.* Frankfurt/M.: Brandes & Apsel.

Obrist, W. (2009). *Religiosität ohne Religion.* Stuttgart: Opus Magnum.

Rohde-Dachser, C. (2009). Todestrieb, Gottesvorstellungen und der Wunsch nach Unsterblichkeit. Eine psychoanalytische Studie. *Psyche – Z Psychoanal, 63,* 973–998.

Taylor, C. (2009). *Ein säkulares Zeitalter.* Frankfurt/M.: Suhrkamp.

Wallach, H. (2011). *Spiritualität: Warum wir die Aufklärung weiterführen müssen.* Klein-Jasedow: Drachen-Verlag.

Weischede, G. & Zwiebel, R. (2009). *Neurose und Erleuchtung. Anfängergeist in Zen und Psychoanalyse. Ein Dialog.* Stuttgart: Klett-Cotta.

Fragen zum weiteren Nachdenken

- In diesem Kapitel wird aufgezeigt, dass die klassische psychoanalytische Religionskritik zu sehr der Persönlichkeit Freuds verhaftet war. Welche weiteren Faktoren sollten bei einer zeitgenössischen Religionskritik berücksichtigt werden?
- Welche Gründe könnte es aus psychoanalytischer Sicht dafür geben, dass viele Menschen immer noch an einem archaischen Welt- und Menschenbild festhalten?
- Warum beharren gläubige Menschen so stark darauf, sich »kein Bild oder Gleichnis von Gott« machen zu dürfen?
- Wie lässt sich ein spirituelles Bedürfnis von esoterischen Glaubenshaltungen abgrenzen?
- Inwiefern kann das in diesem Kapitel skizzierte psychoanalytische Verständnis von Spiritualität zu einer Evolution des menschlichen Bewusstseins beitragen?

Fragen zum weiteren Nachdenken

- In diesem Kapitel wird … zeigt, dass die …
- Welche …
- Welche Gründe …
- …
- …

Literatur

Ablon J.S., Levy R.A. & Katzenstein, A. (2006). Beyond brand names of psychotherapy: Identifying empirically supported change processes. *Psychotherapy: Theory, Research, Practice, Training, 43,* 216–231.

Akhtar, S. & Parens, H. (2001). *Does god help? Developmental and clinical aspects of religious belief.* Northvale, NJ: Aronson.

Altmeyer, M. (2013). Die exzentrische Psyche. Zur zeitgenössischen Neigung des Seelenlebens, aus sich herauszugehen und zu zeigen, was in ihm steckt. *Forum der Psychoanalyse, 29,* 1–26.

Aron, L. & Bushra, A. (1998). Mutual regression and altered states. *Journal of the American Psychoanalytic Association, 46,* 389–412.

Baars, B.J. (1986). *The cognitive revolution in psychology.* New York: Guilford.

Baars, B.J. (1996). *In the theater of consciousness: The workspace of the mind.* New York: Oxford University Press.

Bargh, J.A. & Morsella, E. (2008). The unconscious mind. *Perspectives on Psychological Science, 3,* 73–79.

Berns, U. (2006). Das Unbewusste bei Freud – Klinische Theorien und psychoanalytische Praxis. In M.B. Buchholz & G. Gödde (Hrsg.), *Das Unbewusste in der Praxis. Erfahrungen verschiedener Professionen. Band III* (S. 53–76). Gießen: Psychosozial.

Bohleber, W. (1998). Transgenerationelles Trauma. Identifizierung und Geschichtsbewusstsein. In J. Rüsen & J. Straub (Hrsg.) (1998). *Die dunkle Spur der Vergangenheit. Psychoanalytische Zugänge zum Geschichtsbewusstsein. Erinnerung, Geschichte, Identität 2* (S. 256–274). Frankfurt/M.: Suhrkamp.

Böker, H. (2010). *Psychoanalyse im Dialog mit den Nachbarwissenschaften.* Gießen: Psychosozial.

Bollas, C. (1987). *Der Schatten des Objekts. Das ungedachte Bekannte: Zur Psychoanalyse der frühen Entwicklung.* Stuttgart: Klett-Cotta.

Bollas, C.(2009). Die Weisheit des Traums. *Psychoanalyse in Europa, Bulletin, 63,* 24–37.

Brodin, T., Fick, J., Jonnson, M. & Klaminder, J. (2013). Dilute concentrations of a psychiatric drug alter behavior of fish from natural populations. *Science, 339,* No 6121, 814–815.

Bucci, W. (2005). Process research. In E.S. Person, A.M. Cooper & G.O. Gabbard (Eds.), *Textbook of psychoanalysis* (pp. 317–333). Washington, DC: American Psychiatric Publishing.

Campbell, D.T. & Stanley, J.C. (1963). Experimental and quasi-experimental designs for research on teaching. In N.L. Gage (Ed.), *Handbook of research on teaching* (pp.171–246). Chicago: Rand McNally.

Cassirer, E. v. (1923). *Philosophie der symbolischen Formen. Erster Teil: Die Sprache.* Hamburg: Meiner, 2010.

Damasio, A.R. (2000). *Ich fühle, also bin ich. Die Entschlüsselung des Bewusstseins.* München: List.

Dammann, G. (2014). Desobjektalisierung. In W. Mertens (Hrsg.), *Handbuch psychoanalytischer Grundbegriffe.* Stuttgart: Kohlhammer, 4., erweit. u. überarb. Auflage.

Descartes, R. (1619). Meditation II.

Deserno, H. (1999). *Das Jahrhundert der Traumdeutung. Perspektiven psychoanalytischer Traumforschung.* Stuttgart: Klett-Cotta.

Dijksterhuis, A. (2007). *Het slimme onbewuste. Amsterdam Prometheus* (dt.: Das kluge Unbewusste. Stuttgart: Klett-Cotta, 2010).

Dornes, M. (2006). *Die Seele des Kindes. Entstehung und Entwicklung.* Frankfurt/M.: Fischer, 3. Aufl. 2010.

Dornes, M. (2012). *Die Modernisierung der Seele. Kind – Familie – Gesellschaft.* Frankfurt/M.: Fischer.

Eagle, N.M. & Wolitzky, D.L. (2011). Systematic empirical research versus clinical case studies: A valid antagonism? *Journal of the American Psychoanalytic Association, 59,* 791–818.

Eagle, N.M. & Wolitzky, D.L. (2012). Response to commentaries. *Journal of the American Psychoanalytic Association, 60,* 153–168.

Edelman, G. (1989). *The remembered present: A biological theory of consciousness.* New York. Basic Books (dt.: Unser Gehirn – Ein dynamisches System. München: Piper, 1993).

Edelman, G. (1995). *Göttliche Luft, vernichtendes Feuer. Wie der Geist im Gehirn entsteht.* München: Piper.

Ermann, M. (2009). *Psychoanalyse in den Jahren nach Freud. Entwicklungen 1940 bis 1975.* Kohlhammer: Stuttgart.

Ermann, M. (2010). *Psychoanalyse heute. Entwicklungen seit 1975 und aktueller Bestand.* Kohlhammer: Stuttgart.

Feuerbach, L. (1841). Das Wesen des Christentums. In ders., *Sämtliche Werke, Bd.VI.* Stuttgart: Bad Cannstatt, 1960.

Fischer, J. (2012). *Affengesellschaft.* Frankfurt/Main: Suhrkamp.

Fonagy, P. (2008). A genuinely developmental theory of sexual enjoyment and its implications for psychoanalytic technique. *Journal of the American Psychoanalytic Association, 56,* 11–36.

Fonagy, P. (2013). There is room for even more doublethink: The perilous status of psychoanalytic research. *Psychoanalytic Dialogues, 23,* 116–122.

Freud, S. (1895d). *Studien über Hysterie. G.W., Bd. I,* S.75–312.

Freud, S. (1900a). *Die Traumdeutung. G.W., Bd. II/III.*

Freud, S. (1905d). *Drei Abhandlungen zur Sexualtheorie, G.W., Bd.V,* S.27, 33–145.

Freud, S. (1905e). *Bruchstück einer Hysterie-Analyse. G.W., Bd. V,* S.161–286.

Freud, S. (1907b). *Zwangshandlungen und Religionsübungen. G.W., Bd. XII,* S. 129–139.

Freud, S. (1912–13a). *Totem und Tabu. G.W., Bd. IX,* S. 1–194.

Freud, S. (1913j). *Das Interesse an der Psychoanalyse. G.W., Bd. VIII,* S. 389–420.

Freud, S. (1914d). *Zur Geschichte der psychoanalytischen Bewegung. G.W., Bd. X,* S. 43–113.

Freud, S. (1915c). *Triebe und Triebschicksale, G.W., Bd. X,* S. 210–232.

Freud, S. (1917a). *Eine Schwierigkeit der Psychoanalyse. G.W., Bd. XII,* S. 3–12.

Freud, S. (1919a). *Wege der psychoanalytischen Therapie. G.W., Bd. XII,* S. 183–194.

Freud, S. (1920g). *Jenseits des Lustprinzips. G.W., Bd. XIII,* S. 1–69.

Freud, S. (1923b). *Das Ich und das Es. G.W., Bd. XIII,* S. 237–289.

Freud, S. (1926a). *An Romain Rolland. Brief zum 60. Geburtstag. G.W., Bd. XIV,* S. 553.

Freud, S. (1927c). *Die Zukunft einer Illusion. G.W., Bd. XIV,* S. 325–380.

Freud, S. (1930a). *Das Unbehagen in der Kultur. G.W., Bd. XIV,* S. 419–506.

Freud, S. (1933a). *Neue Folge der Vorlesungen zur Einführung in die Psychoanalyse. G.W., Bd. XV.*

Freud, S. (1939a). *Der Mann Moses und die monotheistische Religion. G.W., Bd. XVI,* S. 103–246.

Freud, S. (1925d). *Selbstdarstellung. G.W., Bd. XIV,* 14, S. 31–96.

Gabbard, G.O. & Ogden, T.H. (2009). On becoming a psychoanalyst. *International Journal of Psychoanalysis, 90,* 311–327.

Gekle, H. (1992). Das Arbeitsbündnis ist der Stephansdom. Erkenntnistheoretische Überlegungen bei der Lektüre von Heinrich Desernos »Die Analyse und das Arbeitsbündnis«. *Psyche – Z Psychoanal, 46,* 499–533.

Gergen, K.J. (1971). *The concept of self.* New York: Holt, Rinehart & Winston.

Gerlach, A. (2011). Umbruchssituationen – das Individuum im Transformationsprozess der chinesischen Gesellschaft. *Psyche – Z Psychoanal, 65,* 508–533.

Godfrey-Smith, P. (2003). *Theory and reality: An introduction to the philosophy of science.* Chicago, Ill. University of Chicago Press.

Gödde, G. (1999). *Traditionslinien des »Unbewußten«. Schopenhauer, Nietzsche, Freud.* 2. Aufl. Gießen: Psychosozial, 2009.

Goethe, J.W. v. (1790). Tasso. In *Poetische Werke, Bd. 5,* (S. 611–697). Essen: Phaidon, 1999.

Görnitz,T. & Görnitz, B. (2008). *Die Evolution des Geistigen. Quantenphysik – Bewusstsein – Religion.* Göttingen: Vandenhoeck & Ruprecht.

Green, A. (2000; dt. 2002). Die zentrale phobische Position. *Psyche – Z Psychoanal, 56,* 409–441.

Habermas, J. (1968). *Erkenntnis und Interesse.* Frankfurt a. M.: Suhrkamp.

Hamburger, A. (1998). Narrativ und Gedächtnis. Psychoanalyse im Dialog mit den Neurowissenschaften. In M. Koukkou, M. Leuzinger-Bohleber & W. Mertens (Hrsg.), *Erinnerung von Wirklichkeiten: Psychoanalyse und Neurowissenschaften im Dialog. Bd. 1: Bestandsaufnahme* (S. 223–286), Stuttgart: Verlag Internationale Psychoanalyse.

Hampe, M. (2000). Pluralismus der Erfahrung und Einheit der Vernunft. In M. Hampe und M.S. Lotter (Hg.), »*Die Erfahrungen, die wir machen, sprechen gegen die Erfahrungen, die wir haben*«. *Über Formen der Erfahrung in den Wissenschaften* (S. 27–40). Berlin: Duncker & Humblot.

Hampe, M. (2001). Theorie, Erfahrung, Therapie. Anmerkungen zur philosophischen Beurteilung psychoanalytischer Prozesse. Kommentar zu Leuzinger-Bohleber et al. und Sandell et al. *Psyche – Z Psychoanal, 55*, 328–337.

Hinshelwood, R. D. (2008). Repression and splitting. Towards a method of conceptual comparison. *International Journal of Psychoanalysis, 89*, 503–521. (dt. In A. Mauss-Hanke (Hg.), Ausgewählte Beiträge aus dem International Journal of Psychoanalysis, Bd. 4, 141–169. Gießen: Psychosozial, 2009).

Hoffman, I.Z. (2009). Doublethinking our way to »scientific legitimacy«: The desiccation of human experience. *Journal of the American Psychoanalytic Association, 57*, 1043–1069.

Hoffman, I.Z. (2012). Response to Eagle and Wolitzky. *Journal of the American Psychoanalytic Association, 60*, 105–119.

Holderegger, H. (2002): *Das Glück des verlorenen Kindes. Primäre Lebensorganisation und die Flüchtigkeit des Ich-Bewusstseins.* Stuttgart (Klett-Cotta).

Hörz, S., Mertens, W. & Buchheim, A. (2011). Changes of Attachment Patterns during Psychoanalytic Psychotherapies. Poster beim Winter Meeting der American Psychoanalytic Association (APsaA), New York, 14.01.2011.

Illouz, E. (2009). *Die Errettung der modernen Seele. Therapien, Gefühle und die Kultur der Selbsthilfe.* Frankfurt/M.: Suhrkamp.

Jones, E.E. & Pulos, S.M. (1993). Comparing the process in psychodynamic and cognitive-behavioral therapies. *Journal of Consulting and Clinical Psychology, 61*, 306–316.

Jüngst, P. (2000). *Territorialität und Psychodynamik. Eine Einführung in die Psychogeographie.* Gießen: Psychosozial.

Kächele, H. (1992). Psychoanalytische Therapieforschung 1930–1990. *Psyche – Z Psychoanal, 46*, 259–285.

Kahneman, D. (2011). *Schnelles Denken, langsames Denken.* München: Siedler.

Kandel, E. (2006). *Psychiatrie, Psychoanalyse und die neue Biologie des Geistes.* Frankfurt/M.: Suhrkamp.

Kant, I. (1784). Was ist Aufklärung? *Berliner Blätter für Philosophie.*

Kernberg, O.F. (2001). Object relations, affects, and drives: Toward a new synthesis. *Psychoanalytic Inquiry, 21*, 604–619.

Kihlstrom, J.F. (1987). The cognitive unconscious. *Science, 237*, 1445–1452.

Kihlstrom, J.F. (1990). The psychological unconscious. In L. Pervin (Ed.), *Handbook of personality: Theory and research* (pp. 445–464). New York: Guilford.

Kihlstrom, J.F. (1993). The continuum of consciousness. *Consciousness and Cognition, 2*, 334–354.

Kohut, H. (1971a). *The analysis of the self.* Madison, CT: International Universities Press (dt.: Narzissmus. Frankfurt/M.: Suhrkamp, 1973).

Koukkou, M., Leuzinger-Bohleber, M. & Mertens, W. (Hg.). (1998). *Erinnerung von Wirklichkeiten: Psychoanalyse und Neurowissenschaften im*

Dialog. Bd. 1: Bestandsaufnahme. Stuttgart: Verlag Internationale Psycho-analyse.

Krause, R. (2012). *Allgemeine psychodynamische Behandlungs- und Krank-heitslehre. Grundlagen und Modelle.* Stuttgart: Kohlhammer, 2., vollst. über-arb. u. erweit. Aufl.

Kriegman, D. (1988). Self psychology from the perspective of evolutionary bio-logy: Toward a biological foundation for self psychology. In A. Goldberg (Ed.) *Frontiers in self psychology* (pp. 253–274). Hillsdale, NJ: Analytic Press.

Kriz, J. (2004). Methodologische Aspekte von »Wissenschaftlichkeit« in der Psychotherapieforschung. *Psychotherapie und Sozialwissenschaft. Zeitschrift für Qualitative Forschung, 6, 6–31.*

Küng, H. (1987). *Freud und die Zukunft der Religion.* München: Piper.

Lacan, J. (1978). *Das Seminar Nr. 11. Die vier Grundbegriffe der Psychoana-lyse.* Weinheim: Beltz.

Lakatos, I. (1974). Falsification and the methology of scientific research pro-gramms. In ders. & A. Musgrave (Eds.), *Criticism and the growth of know-ledge.* Cambridge, 1970 (dt.: Kritik und Erkenntnisfortschritt (S. 89–190). Braunschweig: Vieweg.

Laplanche, J. (1988). *Die Allgemeine Verführungstheorie und andere Aufsätze.* Tübingen: Edition Diskord.

Leichsenring, F. & Rabung, S. (2008). The effectiveness of long-term psycho-dynamic psychotherapy: a meta-analysis. *Journal of the American Medical Association, 300,* 1551–1564.

Leichsenring, F & Rabung, S. (2009). The effectiveness of long-term psychody-namic psychotherapy – reply. *Journal of the American Medical Association, 301,* 932–933.

Leichsenring, F & Rabung, S. (2013). Zur Kontroverse um die Wirksamkeit psychodynamischer Therapie. *Zeitschrift für Psychosomatische Medizin und Psychotherapie, 59,* 13–32.

Leuschner, W. (2000). Traumarbeit und Erinnern im Lichte von Dissoziierungs- und Reassoziierungs-Operationen des Vorbewussten. *Psyche – Z Psychoanal, 54,* 699–720.

Leuschner, W. (2008). Verschiebung, Verdichtung. In W. Mertens & B. Wald-vogel (Hrsg.), *Handbuch psychoanalytischer Grundbegriffe.* 3., überarb. und erweit. Auflage (S. 826–829). Stuttgart: Kohlhammer.

Leuschner, W., Hau, S. & Fischmann, T. (1998). Couch im Labor. Experimen-telle Erforschung unbewusster Prozesse im Labor. *Psyche – Z Psychoanal, 52,* 824–849.

Leuschner, W., Hau, S., Brech, E. & Volk, S. (1994). Dissociation and reasso-ciation of subliminally induced stimulus material in drawings of dreams and drawing of waking free imagery. *Dreaming, 4,* 1–27.

Leuzinger-Bohleber, M. und Fischmann, T. (2006). What is conceptual research in psychoanalysis? *International Journal of Psychoanalysis, 87,* 1355–1386.

Leuzinger-Bohleber, M. & Pfeiffer, R. (2002). Remembering a depressive pri-mary object? Memory in the dialogue between psychoanalysis and cognitive science. *International Journal of Psychoanalysis, 83,* 3–33.

Leuzinger-Bohleber, M. & Stuhr, U. (1997). *Psychoanalysen im Rückblick. Methoden, Ergebnisse und Perspektiven der neueren Katamneseforschung.* Gießen: Psychosozial.

Leuzinger-Bohleber, M., Mertens, W. und Koukkou, M. (Hg.) (1998). *Erinnerung von Wirklichkeiten: Psychoanalyse und Neurowissenschaften im Dialog. Bd. 2: Folgerung für die psychoanalytische Praxis.* Stuttgart: Verlag Internationale Psychoanalyse.

Leuzinger-Bohleber, M. et al. (2010). Psychoanalytische und kognitiv-verhaltenstherapeutische Langzeittherapien bei chronischer Depression: Die LAC- Depressionsstudie. *Psyche – Z Psychoanal, 64,* 782–832.

Levin, F.M. & Trevarthen, C. (2001). Subtle is the lord: Concsiousness, the unconscious and their relationship to the executive control network of the brain. *The Annual of Psychoanalysis, 28,* 105–126.

Lichtenstein, H. (1964). *The role of narcissism in the emergence and maintenance of a primary identity.* New York: Universities Press.

Lorenzer, A. (1970). *Sprachzerstörung und Rekonstruktion. Vorarbeiten zu einer Metatheorie der Psychoanalyse.* Frankfurt/M.: Suhrkamp.

Luborsky, L., Singer, B. & Luborsky, L. (1975). Comparative studies of psychotherapies: Is it true that »everyone has won and all must have prizes«? *Archives of General Psychiatry, 32,* 1975, 995–1008.

Mashour, G.A. (2008). Toward a general theory of unconscious processes in psychoanalysis and anesthesiology. *Journal of The American Psychoanalytic Association, 56,* 203–222.

Matte-Blanco, I. (1988). *Thinking, feeling, and being: Clinical reflections on the fundamental antinomy of human beings and world.* London: Routledge.

Meissner, W. (1984). *Psychoanalysis and religious experience.* New Haven, CT: Yale University Press.

Mertens, W. (1975). *Sozialpsychologie des Experiments – Das Experiment als soziale Interaktion.* Hamburg: Hoffmann & Campe.

Mertens, W. (1992). *Kompendium psychoanalytischer Grundbegriffe.* München: Quintessenz; 2., überarb. Aufl. Weinheim: Beltz Psychologie Verlagsunion, 1998.

Mertens, W. (2004). Plädoyer für eine theorie-, modell- und methodenplurale psychoanalytische Forschung – wider einen unfruchtbaren Dogmatismus theoretischer und methodischer Art. *Psychotherapie und Sozialwissenschaft. Zeitschrift für Qualitative Forschung, 6,* 48–66.

Mertens, W. & Waldvogel, B. (Hrsg.) (2008). *Handbuch psychoanalytischer Grundbegriffe.* 3., überarb. u. erweit. Aufl. Stuttgart: Kohlhammer. (4., überarb. und erweit. Auflage 2014).

Mörtl, K. & Lamott, F. (2010). Wie wird Veränderung in der Psychotherapieforschung gemessen? Ein Plädoyer für triangulierende Forschung. *Psychotherapie und Sozialwissenschaft, Zeitschrift für Qualitative Forschung, 12,* 7–28.

Moruzzi, G. & Magoun, H. (1949) Brain stem reticular formation and activation of the EEG. *Electroencephalography and Clinical Neurophysiology, 1,* 455–473.

Moser, U. & Zeppelin, I.v. (1996). *Der geträumte Traum. Wie Träume entstehen und sich verändern.* Stuttgart: Kohlhammer.

Moser, U. (1991). Vom Umgang mit Labyrinthen. Zwischenbilanz der Psychotherapie-Forschung. *Psyche – Z Psychoanal, 45,* 315–334.

Moser, U., Zeppelin, I.v. & Schneider, W. (1969). Computer simulation of a model of neurotic defense processes. *International Journal of Psychoanalysis, 50,* 53–64.

Nietzsche, F. (1873). Unzeitgemäße Betrachtung. Drittes Stück: Schopenhauer als Erzieher. In Colli, G. & Montinari, M. (Hrsg.), *Friedrich Nietzsche. Die Geburt der Tragödie. Unzeitgemäße Betrachtungen. Kritische Studienausgabe* (S. 335–427). München: DTV, 1999.

Nietzsche, F. (1887). Zur Genealogie der Moral. Eine Streitschrift. In Colli, G. & Montinari, M. (Hrsg.), *Friedrich Nietzsche. Jenseits von Gut und Böse. Zur Genealogie der Moral. Kritische Studienausgabe* (S. 245–412). München: DTV, 1999.

Nissen, B. (2010). Plädoyer für eine wissenschaftliche Psychoanalyse. *Psyche – Z Psychoanal, 64,* 602–623.

Noy, P. (1969). A revision of the psychoanalytic theory of the primary process. *International Journal of Psycho-Analysis, 50,* 155–178.

Noy, P. (1979). The psychoanalytic theory of cognitive development. *Psychoanalytic Study of the Child, 34,* 169–215.

Obrist, W. (1988). *Neues Bewusstsein und Religiosität.* Olten: Walter.

Obrist, W. (1999). *Die Natur – Quelle von Ethik und Sinn.* Olten: Walter.

Orlinsky, D. (2008). Die nächsten 10 Jahre Psychotherapieforschung. Eine Kritik des herrschenden Forschungsparadigmas mit Korrekturvorschlägen. *Psychotherapie, Psychosomatik, Medizinische Psychologie, 58,* 359–365.

Paniagua, C. (2009). On: Repression and splitting. Towards a method of conceptual comparison. *International Journal of Psychoanalysis, 90,* 90–91.

Panksepp, J. (1998a). *Affective neuroscience: The foundations of human and animal emotions.* New York: Oxford: University Press.

Panksepp, J. (1998b). The periconscious substrates of consciousness: Affective states and the evolutionary origins of the self. *Journal of Consciousness Studies, 5,* (5–6), 566–582.

Panksepp, J. (2005). Affective consciousness: Core emotional feelings in animals and humans. *Consciousness and Cognition, 14 (1),* 30–80.

Panksepp, J. (2007), Emotional feelings originate below the neocortex: Toward a neurobiology of the soul. Diskussionsbeitrag (S. 101–103) zu Merker, B. (2007). Consciousness without a cerebral cortex: A challenge for neuroscience and medicine. *Behavioral and Brain Sciences, 30 (01),* 63–134.

Panksepp, J. (2009). Brain emotional system and quality of mental life: From animal models of affect to implications for psychotherapeutics. In D. Fosha, D. Siegel & M. Solomon (Eds.) *The healing power of emotion: Affective neuroscience, development and clinical pratice* (pp. 1–27). New York: Norton.

Pinsof, W.M. & Wynne, L.C. (1995). The effectiveness and efficacy of marital and family therapy: Introduction to the special issue. *Journal of Marital and Family Therapy, 21,* 341–343.

Rauschenbach, B. (1996). Von uns selbst aber sprechen wir. Störenfried Subjektivität als Symptom und Methode unserer Zeit. In M. Heinze und S. Priebe (Hrsg.) *Störenfried »Subjektivität«. Subjektivität und Objektivität als Begriffe psychiatrischen Denkens* (S. 15–42).Würzburg: Königshausen & Neumann.

Richter, H.-E. (1963). *Eltern, Kind und Neurose. Die Rolle des Kindes in der Familie.* Stuttgart: Ernst Klett.

Rizzuto, A.M. (1998). *Why Freud did reject god? A psychodynamic interpretation.* New Haven, London: Yale University Press.

Röckerath, K., Strauss, L.V., Leuzinger-Bohleber, M. (Hg.) (2009). *Verletztes Gehirn – Verletztes Ich. Treffpunkte zwischen Psychoanalyse und Neurowissenschaften* (Schriften des Sigmund-Freud-Instituts, Reihe 2: Psychoanalyse im interdisziplinären Dialog, Bd. 10). Göttingen: Vandenhoeck & Ruprecht.

Rohde-Dachser, C. (2009). Todestrieb, Gottesvorstellungen und der Wunsch nach Unsterblichkeit. Eine psychoanalytische Studie. *Psyche – Z Psychoanal, 63,* 973–998.

Rosenblatt, A.D. & Thickstun, J.T. (1994). Intuition and consciousness. *Psychoanalytic Quarterly, 63,* 696–714.

Rüger, B. (1994). Kritische Anmerkungen zu den statistischen Methoden in Grawe, Donati und Bernauer: «Psychotherapie im Wandel. Von der Konfession zur Profession». *Zeitschrift für Psychosomatische Medizin und Psychoanalyse, 40,* 368–383.

Rüger, U. Dahm, A. & Kallinke, D. (2012). *Kommentar Psychotherapie Richtlinien,* 9. Aufl. München: Urban & Fischer.

Schlösser, A.-M. (2011). Ödipus in China? Über einige Schwierigkeiten beim Versuch, die Psychoanalyse zu vermitteln. *Psyche – Z Psychoanal, 65,* 534–545.

Schore, A.N. (2000). Attachment and the regulation of the right brain. *Attachment and Human Development, 2,* 23–47.

Schore, A.N. (2009). Right brain affect regulation: An essential mechanism of development, trauma, dissociation and psychotherapy. In D. Fosha, D. Siegel & M. Solomon (Eds.) *The healing power of emotion: Affective neuroscience, development and clinical practice* (pp. 112–144). New York: Norton.

Schülein, J.A.: (2002). *Die Logik der Psychoanalyse. Eine erkenntnistheoretische Studie.* Gießen: Psychozosial-Verlag.

Schülein, J.A. (2012). »Ewige Jugend« – Warum psychoanalytische Theorie die Probleme hat, die sie hat. Psyche – Z *Psychoanal, 66,* 606–637.

Sell, C. (2012). Die Wissenskultur der Psychoanalyse und ihre Differenz zur kognitiven Verhaltenstherapie. In G. Gödde & M.B. Buchholz (Hrsg). *Der Besen, mit dem die Hexe fliegt. Wissenschaft und Therapeutik des Unbewussten. Band 1: Psychologie als Wissenschaft der Komplementarität* (S. 271–299). Gießen. Psychosozial.

Shedler, J. (2011). Die Wirksamkeit psychodynamischer Psychotherapie. *Psychotherapeut, 56,* 265–277.

Slavin, M.O. & Kriegman, D. (1992). *The adaptive design of the human psyche: Psychoanalysis, evolutionary biology, and the therapeutic process.* New York: Guilford Press.

Solms, M. (2013). Das bewusste Es. *Psyche – Z Psychoanal, 67,* 991–1022.

Solms, M. (2014). Das Unbewusste, unbewusst. In W. Mertens (Hrsg.), *Handbuch psychoanalytischer Grundbegriffe.* 4., überarb. u. erw. Aufl. Stuttgart: Kohlhammer.

Solms, M. & Turnbull, O. (2002). *Das Gehirn und die innere Welt. Neurowissenschaft und Psychoanalyse.* Düsseldorf und Zürich: Patmos.

Solms, M. & Panksepp, J. (2012). The »Id« knows more than the »Ego« admits: Neuropsychoanalytic and primal consciousness perspectives on the interface between affective and cognitive neuroscience. *Brain Sci., 2*(2), 147–175.

Spurling, L.S. (2008). Is there still a place for he concept of ›therapeutic regression‹ in psychoanalysis? *International Journal of Psychoanalysis, 89,* 523–540 (dt.: In A. Mauss-Hanke (Hg.) (2009), Ausgewählte Beiträge aus dem International Journal of Psychoanalysis, Bd. 4, 113–139. Gießen: Psychosozial).

Stark, T. (2005). Die masturbatorische Position und der Ausschluss der Verführung. Eine situationstheoretische Konzeption und ihre technischen Folgen. *Psyche – Z Psychoanal, 59,* 1–32.

Stern, D. (1985). *The interpersonal world of the infant.* New York (dt.: Die Lebenserfahrung des Säuglings. Stuttgart: Klett-Cotta, 1992).

Strenger, C. (2013). Why psychoanalysis must not discard science and human nature. *Psychoanalytic Dialogues, 23,* 197–210.

Tillman, J.G., Clemence, A.J. & Stevens, J.L. (2012). Mixed methods research. Design for pragmatic psychoanalytic studies. *Journal of the American Psychoanalytic Association, 59,* 1023–1040.

Timmermans, B., Schilbach, L., Pasquali, A. & Cleeremans, A. (2012). Higher order thoughts in action: consciousness as an unconscious re-description process. *Philosophical Transactions of the Royal Society Biological Science, 367,* 1412–1423.

Toulmin, S. (1990). *Cosmopolis – The Hidden Agenda of Modernity.* Free Press (dt.: Cosmopolis – Die unerkannten Aufgaben der Moderne. Frankfurt: Suhrkamp, 1994).

Trivers, R. L. (1985). *Social evolution.* Benjamin/Cummings, Menlo Park, CA.

Tronick, E.Z. (2004). Stimmungen des Kindes und die Chronizität depressiver Symptome: Der einzigartige schöpferische Prozess des Zusammenseins führt zu Wohlbefinden oder in die Krankheit. Teil II: Die Entstehung von negativen Stimmungen bei Kleinkindern und Kindern von depressiven Müttern. *Zeitschrift für psychosomatische Medizin und Psychotherapie, 50,* 153–170.

Tuckett, D. (2012). Some reflections on psychoanalytic technique: In need of core concepts or an archaic ritual? *Psychoanalytic Inquiry, 32,* 87–108.

Tuckett, D. et al. (2008). *Psychoanalysis comparable & incomparable. The evolution of a method to describe and compare psychoanalytic approaches.* London: Routledge.

Vivona, J.M. (2012). Between a rock and a hard science: How should psychoanalysis respond to pressures for quantitative evidence of effectiveness? *Journal of the American Psychoanalytic Association, 60,* 121–129.

Wallerstein, R.S. (1994). Psychotherapy research and its implications for a theory of therapeutic change: A forty-year overwiew. *Psychoanalytic Study of the Child, 49*, 120–141.

Wampold, B.E. (2001). *The great psychotherapy debate. Models, method and findings.* Mahwah, New Jersey: Lawrence Erlbaum.

Wangh, M. (1989). Die genetischen Ursprünge der Meinungsverschiedenheit zwischen Freud und Romain Rolland über religiöse Gefühle. *Psyche – Z Psychoanal. 43*, 40–66.

Weischede, G. & Zwiebel, R. (2009). Neurose und Erleuchtung. Anfängergeist in Zen und Psychoanalyse – Ein Dialog. Stuttgart: Klett-Cotta.

Weiskrantz, L. (1997). *Consciousness lost and found: A neuropsychological exploration.* Oxford: Oxford University Press.

Weiss, J. & Sampson, H. (1986). *The psychoanalytic process.* New York: Guilford.

Whitebook, J. (2006). Wissenschaft und Religion: Zur Problematik von Objektivität und Kritik der Psychoanalyse. *Psyche – Z Psychoanal, 60*, 1018–1039.

Wilson, T.D. (2007). *Gestatten, mein Name ist Ich. Das adaptive Unbewusste, eine psychologische Entdeckungsreise.* München: Pendo.

Wundt, W. (1862). *Beiträge zur Theorie der Sinneswahrnehmung.* Leipzig/Heidelberg: Winter'sche Verlagsbuchhandlung.

Zachrisson, A. & Zachrisson, H.D. (2005). Validation of psychoanalytic theories: Towards a conceptualization of references. *International Journal of Psychoanalysis, 86*, 1353–1371.

Zaretzky, E. (2006). *Freuds Jahrhundert. Die Geschichte der Psychoanalyse.* Wien: Paul Zsolnay.

Zepf, S. (2000). Der Freudsche Triebbegriff – Was kann bleiben? *Psychoanalyse – Texte zur Sozialforschung, 4*, 69–87.

Zwiebel, R. (2001). Das Konzept des Inneren Analytikers. *Forum Supervision, 9*, 65–82.

Zwiebel, R. (2009). Das Studium des Selbst, Psychoanalyse und Buddhismus im Dialog. *Psyche – Z Psychoanal, 63*, 999–1028.

Zwiebel, R. (2013). *Was macht einen guten Psychoanalytiker aus? Grundelemente professioneller Psychotherapie.* Stuttgart: Klett-Cotta.

Sachregister

Personenregister

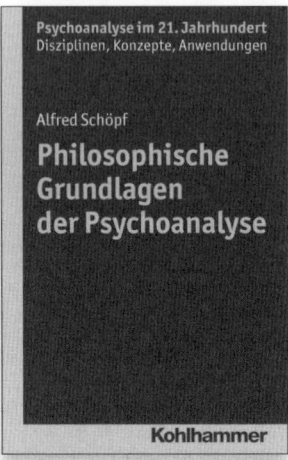

Alfred Schöpf

Philosophische Grundlagen der Psychoanalyse

Ca. 216 Seiten mit
ca. 10 Abb. Kart.
Ca. € 24,90
ISBN 978-3-17-022272-4
Psychoanalyse
im 21. Jahrhundert

Dieses Werk beleuchtet aus philosophischer Sicht die neuere Psychoanalyse, die zwischen der klinisch ausgerichteten Kleinianischen Theorie und der extraklinisch orientierten neueren Säuglingsforschung entstanden ist. Dabei zeigt sich ein therapeutisch und wissenschaftlich fruchtbarer Gegensatz zwischen dem klinisch rekonstruierten Unbewussten des Säuglings nach Melanie Klein und dem in direkter Beobachtung untersuchten Unbewussten nach Daniel Stern. Insbesondere für die psychoanalytische Lehre von der Abwehr zeichnen sich neue Perspektiven ab. Nicht zuletzt wird die Diskussion auch in die Wissenschaftsphilosophie und -geschichte eingeordnet.

Leseproben und weitere Informationen unter www.kohlhammer.de

W. Kohlhammer GmbH
70549 Stuttgart
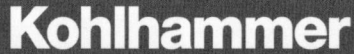

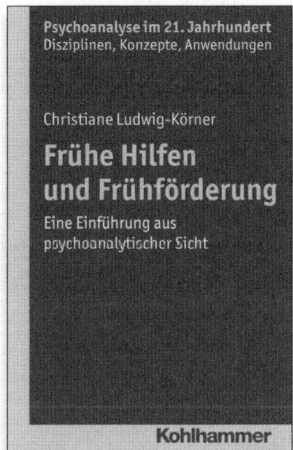
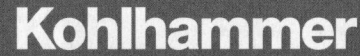

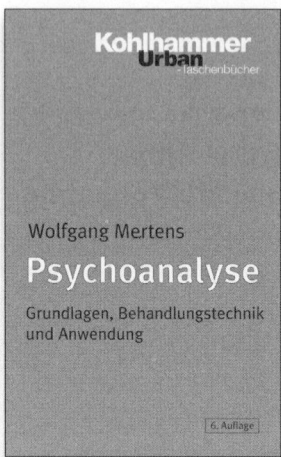
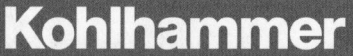